武汉轻工大学 —— 恩施德源硒材料工程科技有限公司
—— 湖北国硒科技发展有限公司
—— 湖北硒粮科技集团有限公司
—— 国家富硒产品质量检验检测中心 (湖北)

学科专项资金资助

硒科学与工程学科
系 列 教 材

硒与人体健康

XI YU RENTI JIANKANG

丛 欣　程水源　主编

胡依黎　李 丽　许 华　朱定祥　副主编

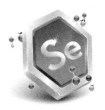

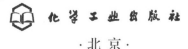

化学工业出版社

·北京·

内容简介

　　硒是人体必需微量元素，200 多年来硒元素与人体健康效应的研究经历了从有毒元素到有益元素、从必需营养元素到功能性营养元素的过程。近年来随着"健康中国 2030"规划纲要的提出和实施，并为适应国内蓬勃发展的富硒产业需求，通过系统收集国内外硒元素与人体健康的科研成果及进展，从研究历史、代谢分布、作用机制、临床效果及标准法规等角度，介绍了硒与人体健康效应的相关性，满足富硒产业人才培养、学科建设及科学普及的需求，并可以作为硒科学与工程这一新兴交叉学科本科及研究生用教材，也可以作为与富硒资源研究及产业发展相关学科本科及研究生用选修教材，同时也可以为硒学科的科研科普工作者、政策决策及产业从业者提供参考。

图书在版编目（CIP）数据

　　硒与人体健康/丛欣，程水源主编 . —北京：化学工业出版社，2024.2 （2025.4重印）
　　ISBN 978-7-122-44475-2

　　Ⅰ.①硒…　Ⅱ.①丛…②程…　Ⅲ.①硒-关系-健康-普及读物　Ⅳ.①R151.2-49

　　中国国家版本馆 CIP 数据核字（2023）第 225308 号

责任编辑：李少华	文字编辑：何　芳
责任校对：李雨晴	装帧设计：张　辉

出版发行：化学工业出版社
　　　　　（北京市东城区青年湖南街 13 号　邮政编码 100011）
印　　装：河北延风印务有限公司
710mm×1000mm　1/16　印张 18¾　字数 360 千字
2025 年 4 月北京第 1 版第 5 次印刷

购书咨询：010-64 18888　　　售后服务：010-64518899
网　　　址：http://www.cip.com.cn
凡购买本书，如有缺损质量问题，本社销售中心负责调换。

定　　价：62.00 元

序

　　原西安医科大学我和莫东旭教授等完成的《硒与大骨节病关系研究》获得了硒研究领域的最高国际科技成果奖——"克劳斯·施瓦茨奖"，使我们深深感到硒元素对人体健康的重要作用！硒元素是世界卫生组织确定的人体必需微量元素，也是1988年中国营养学会推荐的人体每日膳食必需的15种营养素之一。

　　我从事了五十多年硒与健康研究工作。我的研究表明，硒有六大基本作用：抗氧化、清除自由基、抗毒、提高免疫力、保护和修复细胞、参与新陈代谢等。硒元素在促进生长发育、协助防治疾病、协助养生保健、防癌抗癌等方面具有十分重要的作用，硒元素对我们身体保驾护航有着十分重要的意义！因此，必须做好硒与人体健康科学知识的宣传教育和科学普及工作。所以，丛欣博士与程水源教授从关心人民健康出发，怀着强烈的社会责任感编写了《硒与人体健康》这本著作。

　　硒的基础知识及硒与健康和疾病的关系研究资料浩瀚如海，但是缺乏系统和完整的归纳整理与科学总结，硒的基本知识、硒与健康的关系以及硒在疾病防治中的作用亟需进行科学总结并向广大人民群众普及推广！而且关于硒与有关疾病的关系的书籍虽然五花八门，但目前还没有疾病防治中补充硒的指导方针，缺少补硒所适用的各种不同疾病类型及纳入和排除标准、不同疾病的补硒剂量、不同疾病补硒持续时间以及可能出现的副作用等方面的标准和规范，而这正是广大人民群众迫切需要知道的科学知识！

　　习近平总书记对硒与人民健康和发展富硒产业做了六次重要指示。2017年3月习近平总书记在山西省太原市主持召开的《深度贫困地区脱贫攻坚座谈会》上指出："要搞清楚硒为什么会富集？硒是什么？硒有什么作用？"习近平总书记提出的"硒之问"很重要，也非常深刻和及时，是对硒研究的科技工作者提出的要求和希望！丛欣博士与程水源教授及本书的全体作者以习近平新时代中国特色社会主义思想为指导，深入贯彻落实习近平总书记在全国卫生与健康大会上指示的"把人民健康放在优先发展战略地位，努力全方位全周期保障人民健康"的重要讲话精神，以尽量科学回答习近平总书记的"硒之问"为努力方向，认真负责地回答了"硒是什么？"科学合理地回答了"硒有什么作用？"深入细致地研究和总结了硒与多种疾病的关系，全面系统地介绍了硒与这些疾病相关的流行病学调查研究、动物实验、人体内外的细胞学和分子生物学实验、基础与临床研究、硒在这些疾病中的作用机制、硒协助进行防治这些疾病的效果和案例。本书科学地介绍了协助防治疾病的硒的化学形式和剂量的应用与推荐。本书汇集了我国硒的国家标准、行业标准、地方标准和团体标准。本书还汇集了我国硒与健康和疾病关系研究的主要成果及经验。本书同时指出了硒与健康和疾病研究工作中的不足、存在问题、需要补充及进一步研究的问题。

本书注重科学，客观求实、注意实效、全面丰富、内容新颖，使读者方便了解硒协助防治疾病的基本知识及最新研究进展。本书写作深入浅出、语言文字通俗易懂，是丛欣博士与程水源教授及本书全体作者用心血和汗水向广大人民群众、医学和科技工作者、研究生和大学生献的一份厚礼！

因为许多人对硒是什么还不了解，不知道该不该补硒，不生病不补硒，乱补硒，贪便宜补硒，不知道什么是好硒，不知道怎么样补硒。因此，本书的出版十分及时，本书不但适合医学和科研工作者、研究生及大学生学习、参考与借鉴，更是广大人民群众十分渴求的硒与健康的科学知识读本，我十分乐意把本书推荐给广大读者，衷心希望对广大读者在硒协助防治疾病时提供客观、具体、可行的帮助。

王治伦

2023 年 5 月 4 日

（王治伦，国家卫健委微量元素与地方病重点实验室主任、二级教授、博士生导师，享受国务院政府特殊津贴专家，我国著名地方病学专家和硒研究专家，获硒研究最高奖——"克劳斯·施瓦茨奖"。）

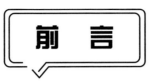

前　言

　　硒是人体必需的微量营养元素，是机体存活、正常生长和功能所必需的。硒元素不能由人体自身合成，只能通过膳食补充摄入。作为"年轻"的必需微量元素，硒元素发现至今仅200多年，硒营养的必需性和功能性也是在预防和治疗硒营养缺乏过程中逐渐获得的。中国是一个缺硒大国，有大半国土面积的土壤处于严重缺硒或缺硒状态且呈点状分布。土壤是植物富集营养的主要介质，土壤缺硒会导致整个食物链的硒营养缺乏，而缺硒已被证明是克山病和大骨节病的主要条件病因。

　　200多年来，硒元素与人体健康效应的研究经历了从有毒元素到有益元素、从必需营养元素到功能性营养素的研究过程。近年来随着硒与健康效应及作用机制研究的深入，硒元素不仅与人体正常免疫功能维持、心脑血管健康、甲状腺健康以及生殖功能健康等关系密切，并且具有抗氧化、清除自由基、抗毒、提高免疫力、修复细胞、帮助新陈代谢等功能。因此，硒有防癌抗癌、抗病毒细菌、保护眼睛、保护心脑血管、参与糖尿病防治、提高红细胞携氧、保护肝脏、抗辐射、拮抗重金属等多种作用，同时硒的摄入量与人体健康又存在"U"形曲线效应。

　　硒与人体健康效应相关性的科学认知与普及，不仅成为了富硒产业高质量发展的刚性需求，更对富硒产业的人才培养、学科建设提出更高要求。但也要看到硒学科作为一门交叉学科，还处于起步阶段，相关系统性论著或教材非常缺乏。

　　武汉轻工大学获批农业农村部"国家富硒农产品加工技术研发专业中心"、教育部"硒科学与工程"交叉学科，并成立"硒科学与工程现代产业学院"。作为"硒科学与工程"学科系列教材之一，编者自接受《硒与人体健康》编写任务以来，深感责任重大，经过编写组收集大量文献资料并归纳整理之后，发现硒与健康效应相关性的复杂性和学科交叉性超出预期，但该领域研究热度和关注度越来越高。因此本书将积极尝试以深入浅出的方式，系统介绍硒元素健康作用认知历程、硒蛋白作用机制、硒形态代谢过程、硒与主要疾病的健康效应以及硒膳食补充标准与评价等。由于水平有限，书中难免疏漏之处，敬请读者不吝指出。

编者
2023 年 7 月

目　录

第一章 绪 论

硒，元素符号 Se，英文名称 selenium，希腊文名称 selene。硒在元素周期表中位于ⅥA主族，属于非金属元素，原子序数 34。硒在工业上可以用作光敏材料、冶金催化等，硒也是人与动物必需的营养元素和对植物有益的营养元素。

第一节 硒发现：从有害到有益

瑞典在采矿和检验方面有着悠久的传统，早在 17 世纪中叶就构建了致力于矿物元素分析的化学实验室，更出现了很多著名的化学家，雅各布·贝采利乌斯（Jakob Berzelius，1779—1848，下简称贝采利乌斯）就是其中一位。贝采利乌斯不仅首创提出以元素符号来代表各种化学元素，更于 1806 年首次提出了"有机化学"（organic chemistry）这个名词，并发现和首次制取了包括硅、硒、钍、锆等在内的多种元素。

千百万年以来硒元素一直隐藏在硫黄和碲中。直到 1817 年，贝采利乌斯才在当时瑞典最大的格里普斯霍尔摩化工厂，从制取硫酸产生的红色污泥中发现了它，最初分析结果认为是碲（元素符号为 Te）酸盐，但贝采利乌斯表示怀疑，并最终于 1818 年确定为"硒"（selenium），希腊文名称 selene，来自月亮女神（Selene），这与以罗马大地女神忒路斯（Tellus）之意命名的碲元素（tellurium，Te）相对应，中文"硒"是其音译。

硒的理化性质比较特殊，从元素周期表分类是非金属元素，但位于第四周期第ⅥA主族的硒元素又具有一定的金属属性，单质硒更具有一定的灰色金属光泽，能导热、导电且电导率会随光照的强弱而产生急剧变化，光照可以迅速提高硒的导电性，因此在很多工业领域硒元素及其化合物是优良的光敏和半导体材料。

　　同时，在化学性质上与同样位于第ⅥA主族的氧元素相比，硒与硫和碲相似，且与硫元素的生物化学性质更相似一些，因此可以通过硫元素的生理过程推测和研究硒元素在动物、植物乃至人体内的作用，并可以形成稳定的共价键结构，这也成为硒元素作为人与动物必需的营养元素和对植物有益的营养元素，进而产生诸多生理功能的化学基础。

　　当然，受制于当时的科学研究条件，在硒元素发现后很长一段时间内，对该元素的研究深度非常有限，不仅系列有机硒化合物的制备研究非常困难，且一直只知道硒是有毒有害元素。20世纪30~70年代，无论是美国、委内瑞拉等高硒区报道和调查发现如恶心、指甲病变、脱发等临床表现，还是中国湖北省恩施州、陕西省紫阳县发现的原因不明的脱发脱甲症现象，经中国预防医学科学院杨光圻教授工作组调查，症状均非常类似，在确定该症状由地方性硒中毒引起的同时，也由此进一步发现了湖北恩施和陕西紫阳是世界高硒地区。

　　随后，杨光圻工作组通过对病区硒中毒患者临床症状分析观察，按照头发、指甲、神经系统等症状程度，将急性、慢性硒中毒进行了系统分类，并通过测定人体全血硒、血浆硒、尿硒、外环境硒，获得了迄今为止唯一详尽的人体硒中毒临床症状与内外硒环境的科学资料，并在此基础上确定了人体硒最大安全摄入量。

　　在科学界对高硒地区症状及地方性硒中毒研究的同时，在很长一段时间内并没有明确发现和认识硒与健康的重要相关性，更没有认识到硒作为一种有益的营养元素是人体不可或缺的。20世纪50年代初，美国生物化学家克劳斯·施瓦茨（Klaus Schwarz）就报道了可以阻止大鼠食饵性肝坏死的活性因子3，当时来源于酵母的活性因子3并未被鉴定出来。直至1957年，克劳斯·施瓦茨首次在《美国化学会杂志》报道该活性因子3就是硒，另两个因子分别为胱氨酸和维生素E。

　　这一发现和报道第一次明确硒元素是营养性肝坏死的重要保护因子，是自1817年硒元素发现以来漫长研究历史进程中，人类认识硒元素生物学功能的首次重大飞跃，更成为颠覆对硒元素从有害到有益认知的重要里程碑。

第二节　硒营养：从有益到必需

营养科学（nutrition science，或营养学）与生理生化、生物学、食品科学等均有着广泛的联系和交叉。19世纪自然科学的三大发现——能量守恒定律、生物进化论、细胞学说，都促使营养学成为生命科学中的重要分支学科。

从中文字义上讲，"营"的含义是谋求，"养"的含义是养生，营养就是谋求养生。近年来营养科学研究已经从食物化学分析、细胞、动物等扩展到临床营养、流行病学调查、行为改变等。关于营养，科学界目前公认的定义是：人体从外界环境摄取食物，经过消化吸收和代谢，用以供给能量，构成修补身体组织，以及调节生理功能的整个过程。其中，必需营养素是一类为机体存活、正常生长和功能所必需，但不能由机体自身合成或合成不足，而必须从食物中获得的营养素。必需营养素都具有一个重要的生物学特性，即缺乏该营养素可造成特异性功能异常或营养缺乏病，甚至机体死亡。

经过营养学家百余年努力，目前已经明确的人体必需营养素有42种，并根据人体的需要量或体内含量又分为宏量营养素（如蛋白质、脂类、碳水化合物）和微量营养素（包括矿物质和维生素），其中矿物质又可以分为常量元素和微量元素。研究表明人体对这42种营养素中的任何一种都不能缺乏，否则将会影响相关的生理功能或出现营养缺乏病。

硒元素作为一类人体重要的必需营养元素，与从有害元素到有益元素的发现过程类似，硒元素被认为是必需营养元素也经历了漫长的认知过程，与很多必需营养素一样，很多研究也是从预防和治疗营养缺乏引起的疾病过程中逐渐获得的。

1957年，克劳斯·施瓦茨首次报道硒元素是营养性肝坏死重要的保护因子，并提出硒是生命的必需微量元素，随后越来越多的研究关注硒营养缺乏引起的疾病以及硒元素作为生物体有益的营养元素。硒可以预防家禽和牲畜中各种与低硒和低维生素E有关疾病的报道也不断发表，如鸡渗出性素质病、猪肝坏死、猪桑葚心病、羊白肌病、小鼠肝肾坏死。

1966 年，第一届"硒与生物学和医学国际讨论会"（International Symposium on Selenium in Biology and Medicine）在美国俄勒冈州召开，这是人类历史上第一个以单一元素作为议题的国际研讨会，由俄勒冈州立大学主办，会议主题是硒能预防家禽和牲畜中各种与低硒和低维生素 E 有关的疾病，硒是动物必需微量元素的基础之一，会上首次明确提出了硒是动物必需营养素的证据。随后，"硒与生物学和医学国际讨论会"又举行了多届，中国科学家主持了其中第三届和第六届会议。

1973 年是硒营养研究又一个重要的里程碑式的年份，当年世界卫生组织（World Health Organization，WHO）专家委员会将硒元素确定为动物所必需的微量元素。同年，美国科学家 John Rotruck 等在自然杂志上报道了硒是重要的抗氧化酶——谷胱甘肽过氧化物酶（下简称 GPx）分子的重要组成部分，从而揭示了硒的第一个生物活性形式。还是在 1973 年，德国的科学家 Flohe L. 纯化获得了牛血红细胞的 GPx，并发现 GPx 是由 4 个相同的亚单位构成的四聚体酶，每个亚单元含有 1 个硒原子（即酶催化活性中心）。

20 世纪 80 年代初到 90 年代，经过我国科学家徐光禄、杨光圻等课题组在典型低硒的克山病地区和典型高硒的湖北恩施地区，对于硒元素基础摄入量及安全性的研究工作，明确了缺硒引起克山病，补硒可有效预防克山病，该研究为确定硒是人体必需微量元素奠定了可靠的基础，同时人体硒需要量和安全摄入量研究为世界各国制订硒的膳食参考摄入量提供了可信依据。

1988 年 10 月，中国营养学会修订"每日膳食中营养素供给量"，将硒列为 15 种每日膳食营养素之一，成人硒基础摄入量为 $50\mu g/d$。1989 年，美国依据中国硒生理需要量值推荐了成人每日膳食硒供给量。

此后，中国科学家关于缺硒引起克山病、补硒能够有效预防克山病的科研成果为硒元素是人体必需微量元素奠定了基础。1990 年，联合国粮食及农业组织、世界卫生组织、国际原子能机构的人体营养专家委员会将硒明确列入"人体必需的微量元素"并于 1996 年正式公布。同年，世界卫生组织以中国人体最低需要量值和生理硒需要量值为基础，推荐了人体的基本需要量和储备需要量。

鉴于中国科学家在硒营养研究领域的卓越贡献，"硒与生物学和医学国际讨论会"的第三届和第六届分别在中国北京举办，中国科学家徐光禄、杨光圻、莫东旭、王治伦、于树玉等课题组获得了施瓦茨奖，这是硒科学领域为纪念 1978 年逝世的克劳斯·施瓦茨所设立的。

随着硒作为人与动物必需营养元素逐步被证实，尤其是 John Rotruck 及 Flohé L. 等关于硒是谷胱甘肽过氧化物酶活性中心的研究成果，进一步推动了人体硒酶的相关研究，在随后一段时间内先后发现了二十余种人体内起重要作用的含硒酶（硒蛋白）。

1986 年英国 I. Chambers 与 P. R. Harrison 等和德国 F. Zinoni 与 A. Böck 等在研究小鼠和大肠埃希菌含硒酶时，分别发现蛋白质合成时通常为终端密码子的 TGA（mRNA 上为 UGA）同时也是硒代半胱氨酸的密码子，由此确立了硒代半胱氨酸是第 21 个遗传编码氨基酸的地位。1987 年，美国科学家 Yang J. G. 和中国科学家杨建国等分离纯化硒蛋白 P，1988 年德国科学家 Leinfelder W. 等报道了大肠埃希菌中硒代半胱氨酸共翻译掺入硒蛋白的合成途径，为动物体内硒蛋白表达和调节研究打下基础。

1999 年，国际生物化学和分子生物学会（IUBMB）和国际纯化学和应用化学会（IUPAC）联合生化命名委员会正式命名硒代半胱氨酸为 selenocysteine，三字母符为 Sec，单字母符为 U。这些硒基础研究的突破点，进一步推动了硒生理生化作用在健康效应研究过程中生物化学和分子生物学的学科发展。

第三节 硒功能：从营养到健康

随着科学研究和营养认知水平的提升，人类对硒元素的研究大致可以分为三个阶段：从 19 世纪中叶硒元素发现到 20 世纪 70 年代，主要研究地方性硒毒性；20 世纪 50 年代开始尤其是 70 年代后期，主要研究硒元素作为必需营养元素的作用；20 世纪 90 年代开始，随着分子生物学等学科崛起，科学界开始关注硒的生理作用和分子机制，比如从基因组学、蛋白组学、代谢组学等方面揭示硒蛋白等在疾病过程中的作用机制。

从膳食营养研究角度，人们摄入的食物千差万别，而且不同地区、不同种族居民的饮食习惯差异很大。自从营养学家发现食物中一些关键必需营养素是保障人体健康的决定性因素之后，探讨和研究人体健康状况与营养素摄入量就成为营养学研究的主要内容。对于两者之间关系的研究经历了三个阶段：①研究营养素需要量以预防营养缺乏；②研究营养素毒副作用以防止健康危害；③研究营养素摄入量与非传染性慢病发生发展的关系以降低慢病的发生危险。

此外由于营养素需要量涉及人体自身及摄入食物两方面的多个因素，因此还有以下多个影响因素需要在研究中予以考虑：①不同个体的差异；②营养素吸收率；③营养素前体物质摄入量；④营养素之间相互影响；⑤个体的遗传缺陷；⑥疾病、药物、生活方式等的影响等。与大多数必需营养素功能研究类似，硒元素的认知过程也是从预防和治疗硒营养缺乏病的过程中逐步获得的。人体内不能合成硒，其摄入完全依靠从食物等外界摄取。

硒元素虽然在自然界中广泛存在，但分布极不均匀。L. Winkel 等研究表明，地壳中的硒在经过火山运动、岩石风化、水岩作用、大气沉降和雨水淋溶等，进入土壤、大气、水后经过生物作用转化为生命物质，或进入食物链，通过挥发、排泄返回环境，或在生物死后以残体回归土壤被矿化分解，重新参与地表的硒物质循环，这一过程被称为硒的地球生物化学循环（图1-1）。

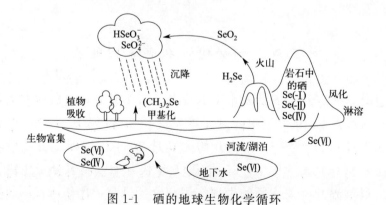

图 1-1　硒的地球生物化学循环

20世纪50～70年代我国曾经暴发了大面积地方性疾病——克山病和大骨节病等。以克山病为例，早在1935年就在黑龙江省克山县发现，后在东北、华北、西北、西南等地都有发现，由于长期病因不明，导致病死率极高，且缺乏针对性的治疗方法。直至20世纪70年代，中国科学院谭建安、李继云教授等发现克山病分布很有规律，其分布地域形成一条由东北到西南、涵盖15个省和自治区的长带，又称"病带"，其两侧即西北地区和东南地区为"非病带"。病带的分布与低硒地带相一致，而在低硒带内，一般硒较高的地区形成非病区，在硒较低的地区则发生克山病，中国预防医学科学院杨光圻和原西安医科大学徐光禄教授等通过补硒有效预防了克山病。同样，作为地方性疾病的大骨节病的发病带也与主要缺硒带重叠，我国著名地方病专家、原西安医科大学王治伦教授通过补硒有效预防了大骨节病。中国医学科学院于树玉教授发现肝癌的发病率也与缺硒有关，补硒也能降低人群肝炎和肝癌的发病率。

自20世纪70年代起，国内外大量流行病学研究显示，人体硒营养水平与肿瘤发生率呈现负相关，确立了硒对于肿瘤的防治作用。1991年，我国著名营养学于树玉教授报道了硒元素可以有效降低肝癌风险。在历经数年对江苏启东的肝癌高发区流行病学调查中发现，肝癌高发区的居民血液中的硒含量均低于肝癌低发区，肝癌的发生率与硒水平呈负相关。通过在江苏省启东市13万居民中进行补硒预防肝癌证实，补硒可使肝癌发生率下降38.5%；使有肝癌家族史者发病率下降50%。

陈君石、于树玉教授等的研究还发现，除了肝癌，人体血硒水平与胃癌、食管癌这些中国高发肿瘤的发病率都呈现负相关性。通过对硒抑制癌细胞增殖机制进行深入的研究，发现硒有选择地抑制肝癌亚细胞器线粒体的结构与功能，限制其氧化磷酸化产生ATP，抑制线粒体结合的己糖激酶，从而使有氧酵解明显下降，证明硒阻断能量供应是其抑制肝癌细胞增殖的机制之一。

在中国科学家的努力下，通过补硒这一单因子技术不仅证实了硒与克山病等地方性疾病息息相关，更证实了补硒有明确的预防肝癌作用，且阐明了其作用机制，这些研究属世界首创。与此同时，R. J. Shamberger及G. N. Schrauzer等科学家多次发表环境硒水平与癌症死亡率呈现明显负相关，以及硒摄入量与癌症死亡率呈负相关，其中包括结直肠癌、前列腺癌、乳腺癌等的研究成果。这些流行病学的研究成果极大地促使了硒元素具有防治某些肿瘤作用的论断，也推动硒的健康效应临床研究进入黄金期。

自 1996 年起，美国亚利桑那癌症研究中心 L. C. Clark 等相继报道了经过十余年的临床研究，通过硒的营养补充和干预可以有效降低包括前列腺癌、肺癌、直肠癌等的总发生率和总死亡率，这一里程碑式的研究，进一步提升了硒在肿瘤临床防治及作用机制等方面的研究热度。如著名的PRECISE 实验和 SELECT 实验，不仅分别有数万名受试者参与，更被称为"硒将改变世界"的实验。

在硒营养干预与肿瘤防治相关性研究备受瞩目的同时，硒与病毒相关性及抗病毒作用研究也相继开展。1997 年起，E. W. Taylor 及张劲松等相继报道了包括艾滋病病毒、肝炎病毒、埃博拉病毒、流感病毒、SARS 病毒和新冠病毒与硒及硒蛋白的相关性研究，并指出一些由病毒引起的疾病患者体内硒水平均很低，补硒有利于抑制病毒复制，并可以直接作用于病毒。

从硒食品安全相关法规角度，中国营养学家的研究成果不仅奠定了国际多个硒摄入量的标准，更直接促进了硒成为人体必需的微量元素，与此同时就食品安全国家标准而言，也经历了从有害到有益、从有益到必需、从营养到健康的发展过程和交替演进。虽然 1988 年 10 月，中国营养学会修订"每日膳食中营养素供给量"，将硒列为 15 种每日膳食营养素之一，但在 2012 年以前，硒元素一直是食品污染物的主要指标之一。直至 2011 年，卫生部决定取消食品安全国家标准《食品中污染物限量》（GB 2762—2005）中的硒指标，而已经完成公示的《食品安全国家标准　预包装食品营养标签通则》（GB 28050—2011）征求意见稿，新增硒元素的功能声称用语：硒有抗氧化作用，硒有助于维持免疫系统的正常生理功能。于 2023 年正式实施的《食品安全国家标准　较大婴儿配方食品》（GB 10766—2021），要求强制添加硒。这些都说明经过漫长的科研积累，硒元素对健康普遍有益已经成为共识。

总结与展望

　　硒作为人与动物必需的营养元素，以及植物有益营养元素的属性已经明确，硒的健康效应相关性包括但不限于：硒对营养缺乏肝坏死的保护、地方性硒缺乏疾病、抗氧化及正常免疫功能维持、防治肿瘤及辅助恢复、抵抗病毒及疲劳恢复、心脑血管健康改善、认知改善与情绪调节、促进生殖健康、肠道健康调节等多个领域。

　　随着硒蛋白结构、功能、分子机制的研究不断深入，越来越多与硒生理生化相关的作用机制被揭示。硒研究蓬勃发展的领域是对硒蛋白在人类健康和疾病中的功能性及调控机制不断得到深入而持续的解析，硒作为"生命火种"的神秘面纱正逐步揭开，硒与人体健康效应研究将在富硒产业蓬勃发展的过程中扮演越来越重要的角色。

◇ 参考文献

[1] Trofast J. The discovery of cerium, selenium, silicon, zirconium and thorium [M]. Lund，2016.

[2] 黄开勋，徐辉碧. 硒的化学、生物化学及其在生命科学中的应用 [M]. 2版. 武汉：华中科技大学出版社，2009.

[3] 夏弈明. 中国人体硒营养研究回顾 [J]. 营养学报，2011，33（4）：329-334.

[4] 杨光圻，周瑞华，孙淑庄，等. 人的地方性硒中毒和环境及人体硒水平 [J]. 营养学报，1982，4（2）：81-89.

[5] 程静毅，梅紫青. 陕西紫阳县硒中毒区初步调查报告 [J]. 陕西农业科学，1980（6）：17-19，29.

[6] Yang G Q，Zhou R. Further observations on the human maximum safe dietary intake in a seleniferous area of China [J]. Journal of Trace Elements and Electrolytes in Health and Disease，1995，8（3-4）：159-165.

[7] Schwarz，K. A hitherto unrecognized factor against dietary necrotic liver degeneration in American yeast（factor3）[J]. Proceedings of the Society for Experimental Biology & Medicine Society for Experimental Biology & Medicine，1951，78（3）：852.

[8] Schwarz K，Foltz C M. Selenium as an integral part of factor-3 aganist dietary necrotic liver degeneration [J]. Journal of the American Chemical Society，1957，79（12）：

200-214.

[9] 杨月欣，葛可佑. 中国营养科学全书［M］. 2版. 北京：人民卫生出版社，2017.

[10] 杨晓光. 微量元素与健康［J］. 中国地方病防治杂志，2003，18（2）：4.

[11] Schwarz K，Bieri J G，Briggs G M，et al. Prevention of exudative diathesis in chicks by factor 3 and selenium ［J］. Proceedings of the Society for Experimental Biology & Medicine Society for Experimental Biology & Medicine，1957，95（4）：621.

[12] Patterson E L，Milstrey R，Stokstad E. Effect of selenium in preventing exudative diathesis in chicks ［J］. Proc Soc Exp Biol Med，1957，95（4）：617-620.

[13] Eggert R G，Patterson E，Akers WT. The role of vitamin E and selenium in the nutrition of the pig［J］. J Anim Sci，1957，16：1037.

[14] Livia P. A study of vitamin E deficiency in pigs fed a torula yeast diet ［D］. Minneapolis：Univerity. of Minnesota，1958.

[15] Muth O H，Oldfield J E，Schubert J R，et al. White muscle disease（myopathy）in lambs and calves. Ⅲ. Effects of selenium and vitamin E on lambs ［J］. American Journal of Veterinary Research，1958，132（5）：211-214.

[16] Hogue D E，Proctor J F，Warner R G，et al. Relation of selenium，vitamin E and an unidentified factor to muscular dystrophy（stiff-lamb or white-muscle disease）in the lamb ［J］. Journal of Animal Science，1962（1）：25-29.

[17] Dewitt W B，Schwarz K. Multiple dietary necrotic degeneration in the mouse ［J］. Cellular and Molecular Life Sciences，1958，14（1）：28-30.

[18] 黄冰霞，支添添，赵志刚，等. 硒元素与人类健康［J］. 宜春学院学报，2019，41（9）：95-101.

[19] Rotruck J T，Pope A L，Ganther H E，et al. Selenium：biochemical role as a component of glutathione peroxidase ［J］. Science，1973，179（4073）：588-590.

[20] Flohe L，Günzler W A，Schock H H. Glutathione peroxidase：a selenoenzyme ［J］. Febs Letters，1973，32（1）：132-134.

[21] 秦俊法. 中国硒研究历史回顾（上）［J］. 广东微量元素科学，2014，21（11）：44-57.

[22] 秦俊法. 中国硒研究历史回顾（下）［J］. 广东微量元素科学，2014，21（12）：36-51.

[23] 中国生理科学会第三届全国营养学术会议暨营养学会成立大会修订. 每日膳食中营养素供给量 ［J］. 营养学报，1981（4）：185-191.

[24] Chambers I，Frampton J，Goldfarb P，et al. The structure of the mouse glutathione peroxidase gene：the selenocysteine in the active site is encoded by the 'termination' codon，TGA. ［J］. Embo Journal，1986，5（6）：1221-1227.

[25] Zinoni F，Birkmann A，Stadtman T C，et al. Nucleotide sequence and expression of the selenocysteine-containing polypeptide of formate dehydrogenase（formate-hydrogen-lyase-

linked) from Escherichia coli〔J〕. Proceedings of the National Academy of Sciences，1986，83（13）：4650-4654.

[26] Yang J G，Morrison-Plummer J，Burk R F. Purification and quantitation of a rat plasma selenoprotein distinct from glutathione peroxidase using monoclonal antibodies〔J〕. Journal of Biological Chemistry，1987，262（27）：13372-13375.

[27] Leinfelder W，Forchhammer K，Zinoni F，et al. Escherichia coli genes whose products are involved in selenium metabolism〔J〕. Journal of Bacteriology，1988，170（2）：540-546.

[28] Fairweather-Tait S J，Bao Y，Broadley M R，et al. Selenium in human health and disease〔J〕. Antioxidants & Redox Signaling，2011，14（7）：1337-1383.

[29] Winkel L，Johnson C A，Lenz M，et al. Environmental selenium research：from microscopic processes to global understanding〔J〕. Environmental Science & Technology，2012，46（2）：571-579.

[30] 徐光禄. 预防克山病发病以及缺硒和克山病的关系〔J〕. 西安交通大学学报（医学版），1987（3）：329-333.

[31] 王治伦，王如. 大骨节病的防治〔M〕. 北京：中国环境科学出版社，1999.

[32] 王治伦，丁德修，吕社民，等. 大骨节病新发病例的流行病学调查分析〔J〕. 西安医科大学学报，1993：14.

[33] Keshan disease research group of the Chinese academy of medical science. Epidemiologic studies on the etiologic relationship of selenium and Keshan disease〔J〕. Chin Med J，1979，92.

[34] 李海蓉，杨林生，谭见安，等. 我国地理环境硒缺乏与健康研究进展〔J〕. 生物技术进展，2017，7（5）：381-386.

[35] Stone R. A medical mystery in middle China〔J〕. Science，2009，324（5933）：1378-1381.

[36] 李文广，黄启生，柳标，等. 硒盐预防原发性肝癌前瞻观察六年〔J〕. 癌症，1993（2）：108-110.

[37] Yu S Y，Zhu Y J，Li W G，et al. A preliminary report on the intervention trials of primary liver cancer in high-risk populations with nutritional supplementation of selenium in China〔J〕. Biological Trace Element Research，1991，29（3）：289-294.

[38] Shamberger R J，Frost D V. Possible protective effect of selenium against human cancer〔J〕. Canadian Medical Association Journal，1969，100（14）：682.

[39] Shamberger R J. Relationship of selenium to cancer. I. inhibitory effect of selenium on carcinogenesis〔J〕. JNCI J Natl Cancer Inst，1970，44（4）：931-936.

[40] Shamberger R J. Selenium in the environment〔J〕. Science of the Total Environment，1981，17（1）：59-74.

[41]　Schrauzer G N. Selenium in nutritional cancer prophylaxis: an update [J]. Oncology, 1984: 240-245.

[42]　Schrauzer G N. Selenium. Mechanistic aspects of anticarcinogenic action [J]. Biol Trace Elem Res, 1992, 33 (1-3): 51-62.

[43]　Clark L C, Combs G F, Turnbull B W, et al. Effects of Selenium Supplementation for Cancer Prevention in Patients With Carcinoma of the Skin: A Randomized Controlled Trial [J]. Jama, 1996, 276 (24): 1957-1963.

[44]　Combs G F, Clark L C. Reduction of cancer risk with an oral supplement of selenium [J]. Biomedical and Environmental Sciences, 1997, 20 (3): 227-234.

[45]　Davis C, Tsuji P A, Milner J A. Selenoproteins and Cancer Prevention [J]. Annual Review of Nutrition, 2012, 32 (1): 73-95.

[46]　Cai X L, Wang C, Yu W, et al. Selenium exposure and cancer risk: an updated meta analysis and meta-regression [J]. Scientifc Reports, 2016, 6: 19213.

[47]　Taylor E W, Nadimpalli R G, Ramanathan C S. Genomic structures of viral agents in relation to the biosynthesis of selenoproteins [J]. Biological Trace Element Research, 1997, 56 (1): 63.

[48]　Taylor E W, Cox A G, Zhao L, et al. Nutrition, HIV, and drug abuse: the molecular basis of a unique role for selenium [J]. J Acquir Immune Defic Syndr, 2000, 25 (Suppl 1): S53.

[49]　Zhang J, Saad R, Taylor E W, et al. Selenium and selenoproteins in viral infection with potential relevance to COVID-19 [J]. Redox Biology, 2020, 37: 101715.

[50]　Moghaddam A, Heller R A, Sun Q, et al. Selenium deficiency is associated with mortality risk from COVID-19 [J]. Nutrients, 2020, 12 (7).

[51]　许锋, 程水源. 硒生理生化——植物篇 [M]. 北京: 中国农业出版社, 2021.

[52]　Rayman M P. Selenium and human health [J]. The Lancet, 2012, 379 (9822): 1256-1268.

[53]　Santhosh K B, Priyadarsini K I. Selenium nutrition: How important is it? [J]. Biomedicine & Preventive Nutrition, 2014, 4 (2): 333-341.

[54]　Irina I, Carsten B, Sabine S, et al. Selenium utilization by GPX4 is required to prevent hydroperoxide-induced ferroptosis [J]. Cell, 2018: 409-422.

[55]　Yao Y, Chen Z A, Zhang H, et al. Selenium-GPX4 axis protects follicular helper T cells from ferroptosis [J]. Nat Immunol, 2021, 22 (9): 1127-1139.

第二章 硒储存、代谢与调控

导语

硒作为人体必需的微量元素，对硒需求和稳态的理解取决于对储存形态及代谢方式的了解。硒从食物来源摄取，在肠道被吸收，转运至肝脏进行代谢，并运输和分配到身体各组织中发挥不同功能。人体硒化合物（又称硒化物）的主要代谢形式为 Sec，可与肽链结合形成（含）硒蛋白。硒与蛋白质结合的方式有两种：一是通过离子键，以易解离的形式与蛋白质非特异性结合，此类化合物称为含硒蛋白质（selenium-containing protein）；二是通过共价键以硒代蛋氨酸（selenomethionine，SeMet）或硒代半胱氨酸（selenocysteine，SeCys/Sec）的形式与蛋白质结合或作为其组成氨基酸，此类蛋白质称为硒蛋白（selenoprotein）。目前已确认人体中硒蛋白有 25 种，主要分为两大类：一类存在于细胞质基质中，参与氧化还原反应；另一类主要位于内质网和高尔基体上，参与新合成蛋白的加工。其中有两种硒蛋白直接参与硒自身的代谢过程：硒磷酸合成酶-2（selenophosphate synthetase，SPS2）和硒蛋白 P（SelP，SELENOP），其中硒磷酸合成酶-2 以硒化物和三磷酸腺苷（ATP）为底物，催化合成为单硒磷酸，这是合成硒代半胱氨酸的一个重要步骤，而 SelP 负责将硒从肝脏运输到其他组织。当然，还有许多硒蛋白的生化功能仍有待确认。

硒的吸收、运输、分布和在硒蛋白生物合成中的使用已经得到了广泛的研究，本章将简要概述膳食硒的吸收、运输和分配到组织的过程及存储形态，探讨硒蛋白降解机制以及硒代半胱氨酸分解作为向新的硒蛋白合成提供硒化物的重要步骤，这是硒蛋白降解后可能发生的循环过程。

第一节 硒在组织中的储存与代谢

一、不同形态硒摄取及代谢

硒代蛋氨酸（SeMet）、硒代半胱氨酸（SeCys）、硒甲基硒代半胱氨酸（Se-methylselenocysteine，SeMC）、亚硒酸盐（selenite）和硒酸盐（selenate）这几种硒的化学形式几乎占了膳食中所有硒的形态，所有这些形态均可直接被机体吸收，且都具有较高的生物利用度。不同形态的硒经肠道吸收后，进入血液中，通过门静脉循环运送至肝脏，在肝脏进行下一步代谢，其过程如图 2-1 所示。

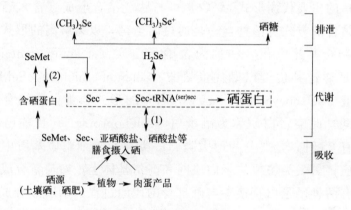

图 2-1 含硒化合物在人体内的代谢

来源于植物的 SeMet 可直接用于含硒蛋白质的合成（1，SeMet 循环）；从 SeMet 和其他化合物释放的 Se 参与 Sec 合成，随后产生含 Sec 的硒蛋白（2，硒蛋白循环）；SeMet 可通过转硫途径转化成 Sec。H_2Se 是产生 Sec-tRNA$^{(Ser)Sec}$ 的中间产物之一。过量的硒以三甲基硒离子 $[(CH_3)_3Se^+]$ 的形式通过尿液排出体外，或以二甲基硒 $[(CH_3)_2Se]$ 的形式通过呼吸道排出体外。硒也存在于尿液的硒糖中，但硒糖是否参与初级尿液中硒的再循环仍然未知（引自 Minich，2022）

1. 硒代蛋氨酸
硒代蛋氨酸（SeMet）是人体膳食和动物饲料中硒的主要化学形式之

一。SeMet 在植物和一些真菌中通过硫同化途径合成，可非特异性地取代蛋氨酸（methionine，Met）掺入其蛋白质中。植物中 90％的硒为 SeMet，剩下的大部分以其他硫化合物的硒类似物的形式存在。

SeMet 被人体摄入后，通过肠道蛋氨酸转运体被吸收，并转运至体内的蛋氨酸池中，储存于蛋氨酸池中的 SeMet 有两种去向（图 2-2）。

去向一：是被蛋氨酸特异性氨酰 tRNA 合成酶识别，代替 Met 掺入新生多肽链，分布于全身血液和组织中含 Met 的蛋白质中。这一过程不受硒状态的调节，但取决于 SeMet 的可用性。高浓度 SeMet 的存在常导致该氨基酸在新合成的蛋白质（例如人血清白蛋白）中的含量显著升高，然而尽管这种方式产生了更多的含 SeMet 的蛋白质，并不会引起明显的生物学效应。蛋白质中 SeMet 唯一已知的生物学功能是充当一个不受调节的硒储备库，在 SeMet 库周转期间，硒可自由进入特定的硒化合物代谢途径参与反应。因此，在暴露于低硒环境时，在有限时间内，非调节硒池中的 SeMet 被动员用于硒蛋白生物合成，从而确保正常生理功能。

去向二：是在通过蛋氨酸循环和转硫途径在肝脏或肾脏中代谢，产生SeCys。SeMet 在转化为 SeCys 之前，无法用于合成功能性硒蛋白。SeCys 处于特定的硒代谢途径的入口位置，硒代半胱氨酸裂解酶将其与其硫类似物半胱氨酸区分开来，并将其分解为硒化物和丙氨酸。在组织匀浆中未曾检测到游离的 SeCys 存在，表明其在组织中的浓度非常低。因此，高活性的 SeCys 保持在非常低的水平，而低活性的 SeMet 则被以 Met 的形式代谢掉。有研究表明肝脏中的 γ-裂解酶可作用于 SeMet 并产生甲基硒醇，但需要进一步的证据支持。含 SeMet 的蛋白质在降解后释放的 SeMet 将进入游离蛋氨酸池，并转入特定的可调节硒池中进一步代谢。

2. 硒代半胱氨酸

硒代半胱氨酸（SeCys）是植物在产生 SeMet 时的反向转硫途径的中间产物。它在植物蛋白质中的含量远远低于 SeMet。游离半胱氨酸可能无法达到有效结合到半胱氨酸 tRNA 所需的浓度，并且一旦并入蛋白质，会因改变蛋白质的结构和构象而使这些蛋白质受损，并导致其降解，引起中毒症状。一些罕见的硒积累植物如堇叶碎米荠等可通过将硒代半胱氨酸甲基化来解毒，因甲基化产生的硒甲基硒代半胱氨酸不能与蛋白质结合，

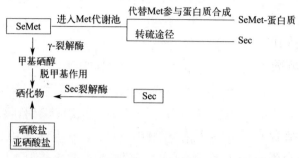

图 2-2　膳食中几种主要硒形态的初始代谢

对植物毒性低。

SeCys 是人与动物硒蛋白中硒的形态，以硒代氨基酸残基形式成为硒酶的活性中心，所以它通常存在于含有动物产品的膳食中。目前对其吸收方式还不甚了解，但其氧化形式——硒代胱氨酸（selenocystine，SeCys2）可抑制胱氨酸的吸收，并被二元酸和中性氨基酸的肠道转运体吸收到培养细胞。肠黏膜上皮细胞摄取硒代胱氨酸的过程尚未见报道，但它很可能被还原并进入这些细胞中特定的硒代谢池。

除膳食吸收外，SeCys 还可由细胞内硒蛋白降解产生。由硒代半胱氨酸 β-裂解酶分解代谢，释放还原形式的硒即硒化物。摄入的硒酸盐和亚硒酸盐也被代谢为硒化物。硒化物可以通过酶转化为硒磷酸（即硒蛋白合成中硒代半胱氨酸的前体）进入合成代谢途径，也可以转化为排泄形式，或者被修饰以运输出细胞。

3. 亚硒酸盐和硒酸盐

无机硒形态的硒营养摄入主要有两种形式即亚硒酸盐和硒酸盐，二者的吸收代谢特征略有区别。两者都能被机体有效吸收，其中硒酸盐主要以 Na^+ 依赖的硫酸盐转运系统进行主动吸收，而亚硒酸盐是通过肠壁被动吸收。由于饮食成分的影响，亚硒酸盐的吸收率在 $50\%\sim90\%$ 的范围内变化，而硒酸盐的吸收几乎是 100%。然而，被吸收后的硒酸盐必须还原为亚硒酸盐后才能进一步代谢，而在此过程中大量的硒酸盐通过尿液流失，这使得硒在亚硒酸盐和硒酸盐中的生物利用度大致相当。

在体内，亚硒酸盐通过硫氧还蛋白还原酶（thioredoxin reductase，

TrxR）或与谷胱甘肽（glutathione，GSH）反应被还原为硒化物。因此，摄取生理剂量的亚硒酸盐会在肠黏膜细胞中被还原，而不会以亚硒酸盐的形式存在于身体其他部位。

此外，亚硒酸盐可与蛋白质结合成为"硒结合蛋白"。研究者在注射 $19\mu g$ 硒（以 ^{75}Se 标记的亚硒酸盐）的小鼠肝细胞溶胶中鉴定到这种蛋白质的存在，硒结合蛋白中所含硒的量远高于硒代谢池中硒的量，可能与大量硒的非生理结合有关。对拟南芥（*Arabidopsis thaliana*）中与哺乳动物 56kDa 硒结合蛋白的同源蛋白的结构分析结果显示，硒可以通过亚硒酸盐形式与两个半胱氨酸残基相结合。当亚硒酸盐和硫醇同时存在时，二者可在体外以一种硒的非酶类型的结合方式形成硒的三硫化物。然而，硒结合蛋白是否与毒性较低条件下的硒代谢有关，需要进一步研究确认。

二、硒排泄与稳态调节

1. 硒排泄对机体硒稳态的调节

人体内存在两个硒库：非调节的硒代蛋氨酸库（仅含 SeMet 形式的硒）和可调节的（特定）硒库（包含硒蛋白和少量代谢物形式的硒），二者几乎占了体内所有的硒。实验表明：在仅喂食无机硒的小鼠中，为保证可调节硒库的供应，随着硒摄入量的增加，全身硒水平急剧上升，直到硒蛋白表达达到最大值后，硒水平上升迅速趋于停止，这也再次证明可调节硒库中硒的强限制性和非存储性。

人体内硒的稳态是通过调节免疫排斥来实现的。研究表明一旦膳食摄入的硒足以用于硒蛋白的合成，摄入多余的硒几乎完全被排泄掉，仅极少量的硒用于全身硒水平的增加。硒经由肾脏的排泄量约 60%，肠道的排泄量约为 35%，另有约 5% 是通过汗液或唾液排泄的。在生理条件下，尿硒和粪硒排泄是调节硒含量的主要手段，其中尿液中硒的排泄形式为三甲基硒离子和硒糖，而粪便中发现的唯一形式是硒糖。在高硒摄入水平下，将二甲基硒化物转化为三甲基硒的酶饱和使得二甲基硒化物被积累，并通过呼吸系统和汗液排出。因此，三种代谢产物的产生及其通过尿液、粪便和呼吸的释放可以最大限度地减少硒在可调节库外的积累。

2. 肝脏对硒排泄的调节

肝脏富含硒元素，是硒在肠道吸收后遇到的第一个器官，也是全身硒稳态调控的关键部位。由于转硫途径在肝脏中比在其他组织中更为活跃，使肝脏成为将硒蛋氨酸库中的硒转入特定硒库的主要器官。

肝脏中硒化物有两个主要的去向：一种是滞留在体内，进入硒蛋白合成途径；另一种是转化成小分子形式，作为代谢产物被排泄掉。硒化物在这两种去向中的分配决定了体内硒的含量和排泄量。目前肝脏中硒化物分配到滞留和排泄过程的机制尚不清楚，研究者推测这种机制可能是被动的，并且与 SPS2 接受硒化物的能力有关。一旦这种能力达到饱和，排泄的硒代谢物将增加。实验证明在缺硒条件下，硒摄入的少量增加会影响体内硒的分布，但不会影响硒的实际排泄量。相比而言，硒蛋白合成途径比排泄代谢产物途径对硒化物具有更高的亲和力。因此推测，只有在硒蛋白合成途径接近全活性后，硒化物才用于合成排泄的代谢产物。

三、硒的运输及组织分布

1. 硒蛋白 P 与硒的组织分布

将硒在滞留和排泄之间进行分配后，肝脏合成的 SelP 被分泌到血浆中，作为载体将硒输送到外周组织。肝脏是全身硒稳态调控的关键部位，以小鼠为例，全身约 29％的硒存在于肝脏中，而约 50％的肝脏硒存在于硒蛋白 GPx1 中，因此在富硒小鼠体内 15％的可调节硒库中的硒贮存于肝脏 GPx1 中。当硒摄入不足时，肝脏 GPx1 急剧下降，释放硒以合成包括 SelP 在内的其他硒蛋白，并以 SelP 形式供应其他组织。研究发现，全身 *SELENOP* 基因敲除小鼠表现出运动协调性丧失和生存能力低下，在断奶后平均存活时间约 15 天；通过饮食补充硒（0.1mg/kg）后，可以提高存活率，以及避免神经和生殖损伤。然而即使补充硒，与野生型小鼠相比，SelP 基因敲除小鼠的睾丸和大脑中的硒含量仍严重降低，肾脏中硒含量中度降低，而肝脏或心脏中硒含量没有明显变化。这些结果表明 SelP 是睾丸、大脑以及肾脏硒的主要供应者。此外，当靶向敲除肝脏 SelP 时也能观察到相似的组织硒损失现象。硒的优先固存导致硒分布呈现"组织层次性"，这种层次性还延伸到细胞内机制，即根据功能重要性合成不同种类的硒蛋白。

硒在机体内的分布是不均衡的。在健康人群中，肝脏和肾脏中的硒浓度最高，其次是脾脏、胰腺、心脏、大脑、肺、骨骼和骨骼肌。当考虑总体重时，人体硒的 25%～50%存在于骨骼肌中，16%存在于骨骼中，7%～10%存在于血液中，4%存在于肾脏中。此外，某些组织如大脑和睾丸，在总硒含量中所占比例通常高于其他组织，尤其是在硒供应不足时，这两个器官将优先贮存硒，因为两者正常功能的维持都依赖于稳定的硒供应。有研究表明，富硒和缺硒条件下小鼠组织间硒分布有差异，虽然硒缺乏个体的全身硒含量仅为对照个体的 12%，但减少的全身硒库会从肝脏转移到其他组织如脑和睾丸中。

硒在组织中的分布差异可能是由于组织对 SelP 的摄取能力不同所致。SelP 是一种糖蛋白，在小鼠、大鼠和人类中其 C 端结构域由 9 个 Sec 残基组成，另 1 个 Sec 残基位于氧化还原活性结构域的 N 端区域。目前已在大鼠中鉴定出四种 SelP 的异构体形式，包括一种具有 10 个 Sec 残基的全长形式和分别在第二、第三和第七个 Sec 残基终止的较短的异构体形式。在人类血浆 SelP 中，至少存在约 60kDa（全长）和 50kDa（截断型）的两种变体形式。其中全长形式 SelP 通常被认为是人体组织的硒转运蛋白，而截断型 SelP 被认为参与氧化还原反应或信号传递过程。

进一步研究证明，硒摄取的差异机制与组织中 SelP 的异构类型有关，SelP 序列中的 C 端富含 Sec 的结构区域（SelP Δ240～361）是组织硒摄取所必需的，是向某些需要硒组织（如大脑和睾丸）供应硒的关键。此外，只有一个 Sec 残基的截断 SelP 却足以实现肾脏硒的供应。

2. 肝外组织对硒的吸收和储存

SelP 是肝外组织硒的主要供应者。SelP 有两个受体即载脂蛋白 E 受体-2（apoER2）和巨蛋白（megalin），二者均为低密度脂蛋白受体家族成员，可与 SelP 结合并促进其内吞和吸收。这两种受体在体内的分布不同，具有不同的 SelP 结合特性，故而在 SelP 生理功能中起着不同的作用。

apoER2 仅可与全长形式的 SelP 相互作用，以提高硒的吸收效率，从而介导体循环对 SelP 的摄取。研究表明，产生和输出富硒精子的睾丸具有 apoER2 mRNA 的高表达特性；骨髓和胎盘中硒蛋白含量丰富，apoER2 表达量也较高；大脑、肌肉和其他组织中 apoER2 表达处于中等水平；肝脏和肾脏中 apoER2 mRNA 表达量最小，两者都可通过其他方式获得硒。SelP 与 apoER2 结合是向全身组织供应硒的关键步骤，在很大程度上决定了该元素的"组织层次"。

megalin 存在于肾近曲小管（PCT）细胞的顶端表面，负责从肾小球滤液中回收蛋白质和其他配体，在大脑和其他一些组织中也有表达。在 megalin 敲除（megalin$^{-/-}$）小鼠的 PCT 细胞中检测不到 SelP 的存在，表明该基因介导了肾小球滤液中 SelP 的摄取。这种摄取方式可为 GPx3 的合成提供硒，同时防止尿液中 SelP 形式的硒丢失。此外，megalin 在大脑硒代谢中可能也发挥了作用。目前 megalin 与 SelP 结合的分子过程的细节尚未报道，SelP-megalin 的相互作用方式及生理意义还需要进一步研究。

SelP 为需要硒的组织提供足够的硒，以维持其活力和功能。然而，机体中可能也存在另一些非 SelP 转运的硒摄取方式。研究人员以 SelP 敲除的小鼠为实验对象发现，当喂食低硒饮食时，这些小鼠死于神经功能障碍；当喂食中高度硒饮食时，尽管仍会表现一些脑部病症，雄性则表现为不育，但它们仍是可存活的，并且没有明显的神经功能障碍。表明非 SelP 依赖的摄取方式可以为机体提供有限数量的硒。研究人员推测，当硒供应充足时，硒的运输可能是以一种小分子形式作为载体的，比如硒糖。硒糖是硒的主要排泄形式，但它也具有适度的生物利用度。当然，尚待鉴定的其他硒形式也不能排除为硒元素的小分子运输形式。

3. 具有特殊硒维持机制的器官

大脑和睾丸具有获取和维持硒的能力，这两个器官与体循环之间都有屏障，可创造一种离散的内部环境，有助于器官组织内部硒的保持。此外 SelP 是乳汁中的主要硒形式，以此实现母婴之间硒的转移，这对生殖成功有重要意义。目前已知的具有硒获取和维持能力的器官主要有以下几个。

（1）大脑 在缺硒条件下，大脑比其他组织都能更好地保留硒。apoER2 存在于血脑屏障和脑神经元上，该蛋白介导的 SelP 内吞对脑内硒的保留至关重要。以小鼠为例，在低硒饮食条件下，敲除 SelP 或 apoER2 会显著降低其脑硒含量，并遭受严重的神经损伤。apoER2-SelP 间的相互作用，一个是通过血脑屏障运输硒，另一个是在神经元中浓缩脑硒，是维持神经元硒供应的关键，从而避免神经元发生退化。

（2）睾丸　睾丸中的 apoER2 表达非常高，并且集中在支持细胞中，这些细胞形成血睾屏障，并从体循环中吸收营养，转移到生殖细胞。支持细胞通过 apoER2 介导的内吞作用吸收 SelP。在发育晚期，支持细胞中摄取的 SelP 转移到精细胞中，维持硒在睾丸中的保留，有助于精子形成。

（3）卵黄囊和胎盘　在妊娠早期，小鼠体内的母胎硒通过卵黄囊转移，然后通过胎盘转移。卵黄囊从子宫液中吸收 SelP 和 GPx3。这种摄取不依赖于 apoER2 或 megalin，似乎是通过大量胞饮作用实现的，这可能是 GPx3 作为硒转运蛋白的唯一报道实例。胎盘通过 apoER2 介导的内吞作用从母体循环吸收 SelP。通过这些方式，卵黄囊和胎盘吸收母体细胞外的硒蛋白以保障胎儿硒的供应。可能存在第三种母婴硒转移途径，涉及硒糖或其他小分子硒，在硒充足的条件下发挥作用。

第二节　硒的细胞内代谢与利用

SelP 被输送到细胞内之后，可通过细胞内循环降解，释放其 Sec 残基，作为硒池用于维持新的硒蛋白合成，因此研究硒在细胞内的代谢过程对了解硒蛋白的降解与合成具有重要意义。

一、硒蛋白的降解与利用

硒可以通过细胞内循环调节硒蛋白降解和维持硒蛋白合成，该循环的关键是通过溶酶体或内质网（endoplasmic reticulum，ER）介导的泛素降解途径使硒蛋白水解，同时将 SeCys 释放出来用于后续代谢。

内质网（ER）是蛋白质合成和运输的场所，它还可以通过对内质网内稳态变化积累的未折叠或错误折叠蛋白质的摄取和降解参与蛋白质的质量控制，确保只有适当折叠的蛋白质和蛋白质复合物能被传递到细胞环境。内质网相关蛋白降解（ER-associated protein degradation，ERAD）是一种由未折叠蛋白反应（unfolded protein response，UPR）激活的机制。被 ERAD 途径识别后，错误折叠的蛋白质被反向转运到细胞质，多泛素化，并被蛋白酶体降解。泛素-蛋白酶体系统（ubiquitin-proteasome system，UPS）广泛存在于真核生物中，是精细的特异性的蛋白质降解系统。它由泛素、26S 蛋白酶体、多种酶（如 E1、E2、E3、去泛素酶）构成。泛素（ubiquitin，Ub）是一种序列保守的小分子蛋白，蛋白质与泛素结合后，被蛋白酶体以 ATP 依赖的方式降解。E1、E2 酶分别称为泛素活化酶和泛素载体酶，使泛素通过 Ub-腺苷酸中间产物形成 E2-Ub 巯基酯；泛素连接酶 E3 负责连接泛素和特异性的底物，这样泛素化的底物可以被 26S 蛋白酶体降解为若干肽段，释放氨基酸供细胞循环。

现已证明，定位于内质网膜上的两种硒蛋白即硒蛋白 K 和硒蛋白 S，参与了内质网介导的硒蛋白降解过程。硒蛋白 S 作为跨膜复合体的一员参与 ERAD 途径，将错误折叠的蛋白质转移到细胞质。此外，硒蛋白 S 和硒蛋白 K 的泛素化受过氧化物酶体增殖物激活受体（peroxisome prolifer-ators-activated receptor-γ，PPARγ）介导，而 2 型碘甲状腺原氨酸脱碘酶的泛素化具有底物依赖性。

溶酶体被广泛认为是细胞内途径的末端细胞器，通过液泡 H^+-ATP 酶维持其 pH 值在 $4.5 \sim 5.5$，为蛋白质水解所需的水解酶活性创造最理想的环境。溶酶体介导的降解因各种原因而发生，包括病原体的清除、细胞器的降解以及通过受体介导的内吞、自噬和吞噬过程中大分子的消化吸收。研究表明，SelP 的蛋白水解是由溶酶体介导的。SelP 与受体结合后的内吞很可能是紧随着早期 SelP 的内涵体与溶酶体的融合作用后发生的。如果受体为 apoER2，SelP 的内吞则可能通过网格蛋白依赖机制进行。合适的溶酶体酸性条件对于 SelP 的降解以及随后 Sec 残基作为硒源的利用至关重要，但其中复杂的分子机制目前仍不明晰，需要做进一步研究。

二、硒代半胱氨酸的分解与利用

SelP 被输送到细胞内后，可以通过内涵体与溶酶体融合而降解，释放其 Sec 残基用于合成新的硒蛋白。因此，SelP 以及其他硒蛋白降解后释放的 Sec 残基可作为硒池，用于回收和合成硒蛋白。然而，蛋白质中的硒代氨基酸残基是由丝氨酸（serine，Ser）上的羟基氧被硒取代而来，而非来自 Sec。因此，通过硒蛋白降解形成的 Sec 残基不能直接并入硒蛋白中，需要首先分解成硒化物才能进一步合成新的硒蛋白，该分解过程由硒代半胱氨酸裂解酶（selenocysteine lyase，SCLY）负责催化完成的。

SCLY 是一个 5′-磷酸吡哆醛依赖型酶，它能特异性作用于 Sec 并将其降解成 L-丙氨酸和硒化物。在机体不同的组织如肝、肾、胰腺、肾上腺、心脏、肺、睾丸、大脑、胸腺、脾脏以及肌肉中都可以检测到 SCLY 的活性，以 SelP 作为硒供体来源的组织中表达最多，如肝脏、肾脏和睾丸；与此相反，在血液和脂肪组织中几乎检测不到 SCLY 的活性。在培养细胞中靶向敲除 SCLY 或在缺硒小鼠中敲除 SCLY 都会降低硒蛋白表达，这意味着 SCLY 介导的硒化合物的产生是新硒蛋白合成的主要硒来源。

富含 Sec 的 SelP 可以与 SCLY 协同工作。但与 SelP 基因敲除小鼠相比，小鼠 SCLY 的全身缺失不会导致不育或神经障碍。有趣的是，喂食缺硒饮食的全身 SCLY 敲除小鼠变得肥胖，伴有葡萄糖不耐受和高胰岛素血症，且肝脏 GPx1、硒蛋白 S 和血浆 SelP 严重下降。

SCLY 对于在缺硒条件下维持硒蛋白的合成至关重要。当喂食非严重缺硒的饮食时，SCLY 敲除小鼠是可存活的。然而，由于硒转运蛋白 SelP 的敲除而导致大脑中硒缺乏的小鼠，在 SCLY 同时被敲除时，会发生严重的神经损伤并死亡。因此，SCLY 可能通过促进硒的再利用，以保护缺硒条件下的脑神经元。SCLY 还可以将体内游离硒代半胱氨酸水平保持在较低水平，最大限度地减少不必要的副反应。

三、硒蛋白的合成及调控

硒蛋白的合成是一个复杂的过程，虽然其基本分子成分已被鉴定，但其调节机制尚未完全明晰。如图 2-3 所示，前述 Sec 是从 Ser 起始的，SPS2 通过消耗 ATP 激活硒化物生成硒磷酸（selenophosphate，SePhp），为合成 Sec 提供活性硒供体。同时 Ser 在硒代半胱氨丝氨酰-tRNA 合成酶（SerS）催化下，与硒代半胱氨酸 tRNA（tRNA$^{[Ser]Sec}$）结合，形成 Ser-tRNA$^{[Ser]Sec}$ 二元复合物；最后，SePhp 和 Ser-tRNA$^{[Ser]Sec}$ 在特异性激酶和硒代半胱氨酸合成酶催化下，Ser 上羟基氧被硒取代，生成 Sec-tRNA$^{[Ser]Sec}$。tRNA$^{[Ser]Sec}$ 读取密码子 UGA，UGA 通常是终止密码子，但在特定的顺式作用元件和反式作用因子（包括 SECIS 结合蛋白-2 和 Sec 特异性平移延伸因子）作用下翻译，将 Sec 整合到氨基酸序列中形成硒蛋白。

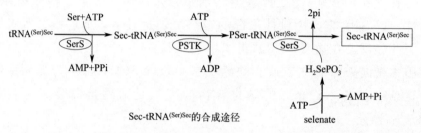

Sec-tRNA$^{(Ser)Sec}$的合成途径

图 2-3　真核生物中硒代半胱氨酸（Sec）的生物合成途径

硒蛋白的 mRNA 具有其他 mRNA 不具备的两个特性：一个是开放阅读框（ORF）中的 UGA，另一个是 3′非翻译区（3′UTR）中的特殊茎环结构。茎环结构称为 Sec 插入序列（selenocysteine insertion sequence，SECIS）元件。SECIS 元件的缺失或其修饰将导致 UGA 作为终止密码子发挥作用。所有 SECIS 元件都有几个相同属性，但在其他方面各硒蛋白间有所不同，而这些差异会影响反式作用因子与它们的结合，从而影响翻译效率。在真核生物中，有两种特定的蛋白质因子有助于 Sec 在 UGA 的插入：与 SECIS 元件结合的硒代半胱氨酸结合蛋白 2（selenocysteine insertion sequence-binding protein 2，SBP2）和与 Sec-tRNA$^{[Ser]Sec}$ 结合的硒代半胱氨酸延伸因子（eEFsec：eukaryotic elongation factor，selenocysteine-TRNA specific）（图 2-4）。这些蛋白质相互结合并形成复合物，将 Sec-tRNA$^{[Ser]Sec}$ 段传递到核糖体，将 Sec 结合到生长的多肽链中。

硒蛋白合成需要三种独特的反式作用因子。tRNA$^{[Ser]Sec}$ 具有 UGA 的反密码子。它最初携带 Ser，然后由 O-磷酸丝氨酸-tRNA$^{[Ser]Sec}$ 激酶磷酸

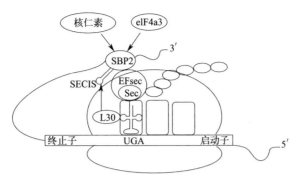

图 2-4　Sec 整合到氨基酸序列形成硒蛋白的过程

化；使用单硒磷酸作为硒供体，磷酸丝氨酸连接到 tRNA$^{[Ser]Sec}$ 上，并通过硒代半胱氨酸合酶转化为 Sec。因此，Sec 是从 Ser 合成的，同时它连接到 tRNA$^{[Ser]Sec}$，消除了对游离硒代半胱氨酸库的需要。tRNA$^{[Ser]Sec}$ 具典型的三叶草结构，是迄今为止所发现的最大 tRNA 之一。tRNA$^{[Ser]Sec}$ 以两种亚型存在。亚型之间的差异是高度修饰的尿苷在 34 位的甲基化，即反密码子的摆动位置。硒缺乏时，非甲基化修饰的亚型占主导地位，当硒供应正常时，甲基化亚型占主导地位。每种亚型都有利于将 Sec 插入某些硒蛋白，有助于硒蛋白层次结构的形成。此外，尽管 tRNA$^{[Ser]Sec}$ 与 Ser 的 tRNA（tRNA^{Ser}）都能与 Ser 相结合形成 Ser-tRNA 复合物，但二者在组成和结构上有较大差异。

　　Sec-tRNA$^{[Ser]Sec}$ 结合另一种必需的反式作用因子，即特异性延伸因子 EFsec。EFsec 与第三种必需的反式作用因子 SECIS 结合蛋白 2（SBP2）结合。除了结合 EFsec 外，SBP2 还具有 SECIS 元件和核糖体的结合位点。因此，必需的反式作用因子与硒元素有关。

　　两种非必需的反式作用因子，eIF4a3 和核仁素（nucleolin），可与某些 SECIS 元件结合，增加 nucleolin 或降低 eIF4a3 各自硒蛋白的翻译效率。硒的有效性可以调节 eIF4a3 与 SECIS 元件的结合状态，这是硒状态促进层次结构形成的方式之一。

　　核糖体分析表明，硒缺乏对某些硒蛋白 mRNA 中 UGA 的通读抑制作用大于其他蛋白，这提供了体内证据，证明硒状态影响 Sec 插入许多硒蛋白的效率。因此，两种生理过程即硒蛋白 mRNA 水平的调节和 Sec 插入效率的调节决定了硒蛋白的层次结构。每一个调控过程似乎都有许多输入因素，增加了层次结构的机械复杂性。必须注意的是，除硒缺乏外的其他生理条件，如急性期反应和氧化应激，也会影响硒蛋白的合成。硒缺乏与这种生理干扰相结合可能会改变硒蛋白的层次结构。

第三节　人体硒的代谢与调控

人体内硒代谢会受到不同层次的调控，以维持重要的硒蛋白功能，同时避免毒性作用的产生。研究表明不同硒形态的代谢调控带来的安全效应不同，在细胞水平及全身水平的代谢调控对健康效应都会产生作用，其研究也受到包括膳食硒摄入量、组织硒含量、硒蛋白功能和硒降解排泄等诸多因素影响。

一、不同硒形式代谢与安全性

硒是多种生理功能所必需的，但摄入过量会导致毒性，这种相互矛盾使得硒作为营养补充剂在应用于缺硒人群和癌症患者时仍存在很大争议。研究人员认为这种影响不仅取决于硒的剂量和基线状态，而且取决于硒的形态以及不同硒形式在不同器官中的特异的代谢方式。

无脊椎动物秀丽隐杆线虫（*Cenorhabditis elegans*，*C. elegans*）是一种体形微小、结构简单、生命周期短的模式生物，常被用于药物筛选和毒理学研究。有研究者以 *C. elegans* 为实验对象，研究了不同硒形式的细胞毒性和生物利用度及其在体内的最终代谢产物。他们发现，在暴露于 SeMet 的蠕虫中，鉴定出的代谢产物为 Se-腺苷硒蛋氨酸（AdoSeMet）和 Se-腺苷硒同型半胱氨酸（AdoSeHcy），而暴露于 MeSeCys 的蠕虫产生 Se-甲基硒谷胱甘肽（MeSeGSH）和 γ-谷氨酰-硒甲基硒半胱氨酸（γ-Glu-MeSeCys）；同时有机硒比无机硒具有更高的生物利用度，但对秀丽隐杆线虫的毒性更小。此前在针对斑马鱼幼鱼的研究中，有机硒（SeMet 和 MeSeCys）处理在体内积累硒的能力远大于无机硒（亚硒酸盐和硒酸盐）处理，且有机硒表现出了比无机硒种类更高的毒性。由此可见，两种不同的模式动物在应对硒毒性防御时可能涉及不同的机制。

目前已有许多关于不同硒形式的生物利用度和安全性的体外研究报道。在三种人类细胞系：肝癌（HepG2）、尿路上皮（UROtsa）和星形细胞瘤（CCF-STTG-1）的细胞培养过程中，采用五种不同硒形式进行处理，其中，UROtsa 对硒毒性最为敏感，其次为 HepG2 细胞，而 CCF-STTG-1 细胞对硒处理表现最强的抗性。在所有三种细胞系中，不同硒形式的处理效果表现差异明显，其中亚硒酸盐在低浓度下可诱导产生明显的毒性反应，而 MeSeCys 和 SeMet 在高浓度下也表现不利影响。相比之下，尿代谢物硒糖 1（甲基-2-乙酰氨基-2-脱氧-1-硒-β-D-半乳糖苷）和三甲基硒（TMSe）在使用浓度高达 $1000\mu mol/L$ 时均未表现细胞活力的干扰。这些差异不能用 UROtsa 细胞的细胞生物利用度数据来解释，因为亚硒酸盐孵育后的细胞的总硒含量，比高生物可利用度和毒性较小的 SeMet 要低得多。对培养细胞的水溶性部分的物种形成研究表明，亚硒酸盐作为毒性最大的物质具有强烈的转化，毒性较低的 MeSeCys 和 SeMet 仅部分发生了转化，而无毒的尿液代谢物 TMSe 和硒糖 1 表现非常有限的代谢变化。这些观察结果也再次证实了 TMSe 和硒糖 1 是机体硒代谢的解毒和排泄代谢物。

二、硒代谢调节及营养评估

根据组织硒水平估计人体全身硒含量的范围从少于 5mg 到超过 20mg。这一广泛的范围可能归因于硒摄入量的变化、非调节的硒蛋氨酸库中硒的含量变化以及这种外推缺乏固有的精度。通过对富硒小鼠研究表明，特定（调节）硒库的硒含量是离散的；它在人体中可能也是离散的。将 30g 小鼠 $5.9\mu g$ 硒含量外推至 70kg 人体，得出的值为 14mg。根据补充硒对受试者血浆 SelP 浓度的影响（用作调节池中全身硒的生物标志物），计算得出体重 70kg 人体的特定硒池中估计含有 12mg 硒，基于这些估计，体重为 70kg 的硒补充者中可调节（特定的）硒库可能含有 10~15mg 硒。该个体全身硒总含量会更高，因为它还包括高度可变的未调节的 SeMet。

目前硒营养状况的评估仍然是一个有争议的问题，因为其分布取决于几个因素，如组织层次系统、食物来源的生物利用度、膳食摄入量、健康状况和硒蛋白中存在的遗传多态性等。总的来说，硒状态涉及膳食硒摄入量、组织中硒含量、硒功能和硒的排泄。目前最常用的生物标志物包括：①全血、血浆、血清、红细胞或尿液中的总硒浓度；②血浆（GPx3）、红细胞（GPx1）、全血（总 GPx）中 GPx 的活性；③血浆 SelP 水平；④指（趾）甲、毛发等。

血浆中循环的硒主要由细胞外硒蛋白 GPx3 和 SelP、非特异性结合 SeMet 的含硒蛋白，以及与谷胱甘肽或白蛋白结合的不同硒种类组成。最常用的生物标志物是血浆硒浓度。血浆硒的水平主要取决于基线供应量：在初始硒供应量不足的情况下（根据美国 RDA，硒的供应量低于 $55\mu g/d$），任何添加的硒种类均进入可用的硒池中，血浆硒水平随着可用硒池中硒的增加而升高；在已得到充分硒供应的个体中，血浆硒水平取决于消耗的硒种类。对人体而言全血硒并不是最好的生物标志物，因为它不能反映硒的生物学功能。

SelP 是硒转运到外周组织的主要载体，占血浆硒总量的 $40\%\sim60\%$。因此，SelP 与血浆硒呈线性关系，其浓度的测量被认为是评价硒状态最确定的生物标志物，但它不存在参考值。它只能反映直到满足硒蛋白合成的需要前硒的摄入量。大约 $80\sim90\mu g/L$ 血浆或血清的硒浓度被认为是最大硒蛋白表达所必需的。当血浆硒浓度约为 $120\mu g/L$ 时，SelP 达到平台期。小鼠 90% 以上的血浆 SelP 在肝脏中合成。作为硒调节的中枢器官，肝脏牺牲自身的硒，为肝外组织提供 SelP 形式的硒元素。因此，从理论上讲，血浆 SelP 浓度将反映肝脏中特定硒库的硒含量，进而反映身体其他部位的硒含量。

值得注意的是硒生物标志物的选择取决于测试人群的硒水平。在血浆硒浓度较低（$<60mg/L$）的人群中，有更多的生物标志物可供选择，因为硒蛋白没有达到其最大活性。在这种情况下，血浆硒、红细胞 GPx1 活性、血浆 GPx3 活性和血浆 SelP 浓度都是较好的选择。而对于高硒暴露的人群，适合的指示性的生物标志物是血浆硒浓度，因为所有硒蛋白在血

浆硒浓度为 $150\mu g/L$ 时达到平台期，即便如此，随着硒摄入量增加，其血浆硒含量仍会持续增加。这些观察结果与调节性和非调节硒库供应硒的 SeMet 一致。

三、硒的代谢调控与健康效应

人体内硒的代谢分配可分为两个层次。一个是细胞水平，以此调控硒蛋白的合成；另一个是全身水平，硒通过肝脏分泌 SelP 运输到其他组织，经 SelP 受体被细胞吸收。当硒摄入允许时，这些分配过程保持所有硒蛋白达到最适表达水平。当摄入的硒高于最佳硒蛋白合成所需的量时，硒被纳入排泄代谢产物并释放出体外。同时，每种水平的硒分配都形成了一个层次：一个是细胞内的硒蛋白，另一个是身体内的组织。这些水平的分配协同作用，形成了硒蛋白的全身层次结构。例如，在硒缺乏时，肝脏 GPx1 下调，因此可以维持 SelP 合成，将硒运输到大脑；在大脑内，SelP 被神经元摄取，以允许 GPx4 更充分地表达，GPx4 在细胞硒蛋白层次中处于最高层次。因此，维持对个体最有价值的硒蛋白（如脑神经元 GPx4）的策略似乎是改变受调节的全身硒库，以维持这些特定硒蛋白的合成。

研究者进行了大量的动物实验，以探究硒的调节机制与健康相关性。小鼠单纯严重缺硒会导致雄性不育，但没有观察到其他临床影响。然而，在 SelP 或 apoER2 缺失导致硒转运中断的小鼠中，轻度硒缺乏会导致致命的脑损伤。几种硒蛋白的敲除具有明显的临床表型，表明在野生型小鼠中为保证其合成供应足量的硒是非常重要的，这意味着在单纯缺硒的情况下，可以通过全身硒蛋白层次结构进行硒调控与分配，提供硒蛋白合成所需的硒。

结语与展望

硒代谢水平在人体内受到不同层面的调节，以维持重要的硒蛋白功能，同时避免毒性作用的产生。当硒受到限制时，细胞利用硒合成对其最重要的硒蛋白，在细胞中形成硒蛋白层次结构。肝脏是硒调节的中枢器官，产生分泌型硒来调节全身的硒。它通过减少排泄并分泌 SelP 到血浆中而牺牲其细胞内硒蛋白来应对硒缺乏。血浆 SelP 分布于与 SelP 受体 apoER2 表达相关的组织，形成硒的组织层次结构。N 端 SelP 形式在肾近端小管被另一种受体 megalin 吸收。因此，受调节的全身硒库转移到需要的细胞，然后转移到其中的重要硒蛋白，以在需要的地方提供硒，从而形成一个全身硒蛋白层次结构。硒的分配是根据整个身体的层级进行的，这是细胞和组织层次间共同作用的结果。

尽管人们针对不同来源的硒形式在机体内的代谢过程、生物利用率及安全性评价等展开了大量的研究，但目前尚有许多过程是未阐释清楚的。与实验动物相比，人类的硒代谢调节研究更为困难，部分原因是人类饮食中的 SeMet 含量较多，要经过较长时间才能将硒代蛋氨酸池消耗掉，而实验动物饮食中可以排除 SeMet 的摄入。此外在人类日常生活中，不受监管的成分会引入噪声，使硒浓度的解释变得困难。

◇ 参考文献

[1] Avissar N，Ornt D B，Yagil Y，et al. Human kidney proximal tubules are the main source of plasma glutathione peroxidase [J]. Am. J. Physiol，1994，266：C367-375.

[2] Burk R F，Hill K E，Motley A K，et al. Selenoprotein P and apolipoprotein Ereceptor-2 interact at the blood-brain barrier and also within the brain to maintain an essential selenium pool that protects against neurodegeneration [J]. FASEB J，2014 28：3579-3588.

[3] Burk R F，Hill K E. Regulation of Selenium Metabolism and Transport [J]. Annu Rev Nutr，2015，35：109-134.

[4] Burk R F，Hill K E. Selenoprotein P-expression，functions，and roles in mammals. Biochim Biophys [J]. Acta，2009，1790 (11)：1441-1447.

[5] Burk R F，Olson G E，Hill K E，et al. Maternal-fetal transfer of selenium in the mouse [J]. FASEB J，2013，27：3249-3256.

[6] Combs G F Jr. Biomarkers of selenium status [J]. Nutrients，2015，31，7 (4)：2209-2236.

[7] Dolgova N V，Hackett M J，MacDonald T C，et al. Distribution of selenium in zebrafish larvae after exposure to organic and inorganic selenium forms [J]. Metallomics. 2016，8 (3)：305-312.

[8] Donadio J L S，Duarte G B S，Borel P，et al. The influence of nutrigenetics on biomark-

ers of selenium nutritional status [J]. Nutr Rev, 2021, 79 (11): 1259-1273.

[9]　Esaki N, Nakamura T, Tanaka H, et al. Selenocysteine lyase, a novel enzyme that specifically acts on selenocysteine. Mammalian distribution and purification and properties of pig liver enzyme [J]. J Biol Chem , 1982, 257 (8): 4386-4391.

[10]　Evans S O, Jacobson G M, Goodman H J B, et al. Comparative Safety and Pharmacokinetic Evaluation of Three Oral Selenium Compounds in Cancer Patients [J]. Biol Trace Elem Res, 2019, 189 (2): 395-404.

[11]　Ha H Y, Alfulaij N, Berry M J, et al. From Selenium Absorption to Selenoprotein Degradation [J]. Biol Trace Elem Res, 2019, 192 (1): 26-37.

[12]　Hill K E, Zhou J, Austin L M, et al. The selenium-rich C-terminal domain of mouse selenoprotein P is necessary for supply of selenium to brain and testis but not for maintenance of whole-body selenium [J]. J Biol Chem, 2007, 282: 10972-10980.

[13]　Howard M T, Carlson B A, Anderson C B, et al. Translational redefinition of UGA codons is regulated by selenium availability [J]. J Biol Chem, 2013, 288: 19401-19413.

[14]　Kurokawa S, Hill K E, McDonald W H, et al. Long isoform mouse selenoprotein P (Sepp1) supplies rat myoblast L8 cells with selenium via endocytosis mediated by heparin binding properties and apolipoprotein E receptor-2 (ApoER2) [J]. J Biol Chem, 2012, 287 (34): 28717-28726.

[15]　Kurokawa S, Takehashi M, Tanaka H, et al. Mammalian selenocysteine lyase is involved in selenoprotein biosynthesis [J]. J Nutr Sci Vit, 2011, 57: 298-305.

[16]　Labunskyy V M, Hatfield D L, Gladyshev V N. Selenoproteins: molecular pathways and physiological roles. Physiol [J]. Rev, 2014, 94: 739-777.

[17]　Lazard M, Dauplais M, Blanquet S, et al. Recent advances in the mechanism of selenoamino acids toxicity in eukaryotic cells [J]. BioMol Concepts, 2017, 8 (2): 93-104.

[18]　Lee J H, Jang J K, Ko K Y, et al. Degradation of selenoprotein S and selenoprotein K through PPARγ-mediated ubiquitination is required for adipocyte differentiation [J]. Cell Death Differ, 2019, 26 (6): 1007-1023.

[19]　Marschall T A, Bornhorst J, Kuehnelt D, et al. Differing cytotoxicity and bioavailability of selenite, methylselenocysteine, selenomethionine, selenosugar 1 and trimethylselenonium ion and their underlying metabolic transformations in human cells [J]. Mol Nutr Food Res, 2016, 60 (12): 2622-2632.

[20]　Minich W B. Selenium Metabolism and Biosynthesis of Selenoproteins in the Human Body [J]. Biochemistry (Mosc), 2022, 87 (Suppl 1): S168.

[21]　Olson G E, Winfrey V P, Hill K E, et al. Megalin mediates selenoprotein P uptake by kidney proximal tubule epithelial cells [J]. J Biol Chem, 2008, 283: 6854-6860.

[22] Olson G E, Winfrey V P, Nagdas S K, et al. Apolipoprotein E receptor-2 (ApoER2) mediates selenium uptake from selenoprotein P by the mouse testis [J]. J Biol Chem, 2007, 282 (16): 12290-12297.

[23] Rao S, Yu T, Cong X, et al. Transcriptome, proteome, and metabolome reveal the mechanism of tolerance to selenate toxicity in Cardamine violifolia [J]. J Hazard Mater, 2021, 406: 124283.

[24] Rohn I, Marschall T A, Kroepfl N, et al. Selenium species-dependent toxicity, bioavailability and metabolic transformations in Caenorhabditis elegans [J]. Metallomics, 2018, 10 (6): 818-827.

[25] Schrauzer G N. Selenomethionine: a review of its nutritional significance, metabolism and toxicity [J]. J Nutr, 2000, 130 (7): 1653-1656.

[26] Schweizer U, Schomburg L, Khrle J. Selenoprotein P and Selenium Distribution in Mammals [M]. Berlin: Springer International Publishing, 2016.

[27] Seale L A, Hashimoto A C, Kurokawa S, et al. Disruption of the selenocysteine lyase-mediated selenium recycling pathway leads to metabolic syndrome in mice [J]. Mol Cell Biol, 2012, 32 (20): 4141-4154.

[28] Shen H M, Yang C F, Liu J, et al. Dual role of glutathione in selenite-induced oxidative stress and apoptosis in human hepatoma cells [J]. Free Radic Biol Med, 2000, 28 (7): 1115-1124.

[29] Tarze A, Dauplais M, Grigoras I, et al. Extracellular production of hydrogen selenide accounts for thiol-assisted toxicity of selenite against Saccharomyces cerevisiae [J]. J Biol Chem, 2007, 282 (12): 8759-8767.

[30] Vendeland S C, Deagen J T, Butler J A, et al. Uptake of selenite, selenomethionine and selenate by brush border membrane vesicles isolated from rat small intestine [J]. Biometals, 1994, 7 (4): 305-312.

[31] Weiss Sachdev S, Sunde RA. Selenium regulation of transcript abundance and translational efficiency of glutathione peroxidase-1 and -4 in rat liver [J]. Biochem J, 2001, 357 (Pt 3): 851-858.

[32] Wolffram S, Grenacher B, Scharrer E. Transport of selenate and sulphate across the intestinal brush-border membrane of pig jejunum by two commonmechanism [J]. Q J Exp Physiol, 1998, 73 (1): 103-111.

[33] Zachara B A, Pawluk H, Bloch-Boguslawska E, et al. Tissue level, distribution, and total body selenium content in healthy and diseased humans in Poland [J]. Arch Environ Health, 2001, 56 (5): 461-466.

[34] Lee M J, Yaffe M B. Protein regulation in signal transduction [M] //In: Cantley LC. Signal

Transduction - Principles，Pathways，and Processes. NY：Cold Spring Harbor Laboratory Press，2014：30-50.

[35] Chiu-Ugalde J，Theilig F，Behrends T，et al. Mutation of megalin leads to urinary loss of selenoprotein P and selenium deficiency in serum，liver，kidneys and brain [J]. Biochem J，2010，431（1）：103-111.

第三章　硒蛋白功能与作用机制

导语

　　硒进入机体后，与体内氨基酸以共价键结合形成硒蛋白来发挥其生物学活性。基因组测序与生物信息学的发展，使有效识别含硒代半胱氨酸蛋白编码的完全基因组测序得以实现。目前，科学界已得到包括人类在内的多种生物硒蛋白基因组信息，其中含有 25 个已知的人类硒蛋白基因信息。这就很自然地产生了一系列科学家们感兴趣的问题：人体内的硒蛋白有哪些种类？它们的生理作用是什么？这些生理作用有共性或者较大差异吗？

　　本章概述了人类已知硒蛋白和重要的已知硒蛋白家族的基本情况，通过对这些蛋白的组织细胞分布、催化机制、生物学功能和作用机制等的阐述，以期绘制一张较为完整的人类硒蛋白组信息网络。

第一节　硒蛋白的定义与种类

　　自 1957 年发现硒的重要性以来，硒具有生物活性的化学形式的问题一直引起人们极大的兴趣。这个问题似乎在 1973 年得到了解决，当时谷胱甘肽过氧化物酶（glutathione peroxidase，GPx 或 GSH-Px）被确定为硒酶，硒和酶反应之间的联系被确定。GPx 催化过氧化物的还原，因此是细胞抗氧化防御系统的一部分。GPx 中的生物学作用也可以解释硒缺乏的部分效应但非全部，说明硒可能有进一步的生物活性形式。这一发现在 1983 年关于大鼠硒形态分布的研究中得到了证实，即生物体中大约 2/3 的硒不与 GPx 结合，而包含在其他化合物中。

一、硒蛋白概念与分类

随着在细菌和哺乳动物细胞中，负责将硒以 Sec 的形式掺入特定蛋白质的密码子被发现，表明硒蛋白可能是以这种方式表达的。随后，通过给大鼠和小鼠注射 ^{75}Se-盐在体内进行标记，并通过色谱或凝胶电泳分离后从示踪剂分布得到含硒蛋白，研究者获得了存在大量含硒蛋白的信息。这些硒蛋白在组织和亚细胞组分中的分布不同，表明它们参与了不同的硒代谢途径，并可能参与不同的细胞内生物学过程。当硒摄入不足时，部分硒蛋白会优先供应硒元素，而 GPx 的供应层级排名最后，同样表明生物学上存在多种其他的重要硒蛋白。

目前已知的含硒蛋白可分为三类：包含硒的非特异性结合蛋白、特异性硒结合蛋白，以及以遗传编码 Sec 的形式含有硒的特异性硒蛋白。此外，硒还在一些蛋白质中被检测到，但尚未得到其结合形式的信息。硒的非特异性结合蛋白主要产生于存在 SeMet 的情况下。有一定比例的蛋白质在合成过程中，SeMet 会以非特异性的方式直接沉积在蛋白质中取代 Met。蛋白的含硒量随 SeMet 摄入量的增加而非特异性的增加。特异性硒结合蛋白指的是特定的蛋白质，其中硒元素特异性结合在蛋白质分子上。如在小鼠肝脏中检测到的两个蛋白质，分别为 14kDa 和 56kDa。这些蛋白质中硒的化学形式尚不清楚，但从基因编码区域中不存在负责 Sec 掺入的 TGA 密码子以及这两种蛋白质的水平不依赖于膳食硒供应的研究结果来看，硒元素与这些蛋白质的结合具有专一性。以遗传编码 Sec 的形式含有硒的特异性蛋白是在人体和动物中发挥生理作用的主要含硒蛋白。摄入正常量的硒酸盐、亚硒酸盐或 Sec 后，几乎所有的硒元素都可以用来合成以遗传编码 Sec 的形式含有硒的特异性蛋白。本章内容介绍和讨论的含硒蛋白属于以 TGA 密码子遗传编码 Sec 的形式掺入硒的特异性硒蛋白，又称硒蛋白，它们是在人体中发挥生物活性和生理作用的重要蛋白。

二、人体硒蛋白的种类

迄今在原核生物与真核生物中发现的硒蛋白家族已逾 52 个，其中在人体中已发现 25 个编码含硒蛋白的基因，对应着 25 种人体硒蛋白。这些硒蛋白包括 5 种谷胱甘肽过氧化物酶（GPx 或 GSH-Px）、3 种硫氧还蛋白还原酶（thioredoxin reductase，TrxR）、3 种碘甲腺氨酸脱碘酶（iodothyronine deiodinase，DIO）、硒磷酸合成酶 2（selenium phosphorylates synthetase 2，SPS2）、硒蛋白 P（selenoprotein P，SelP）、硒蛋白 K（selenoprotein K，SelK）、硒蛋白 R（selenoprotein R，SelR）、硒蛋白 W（selenoprotein W，SelW）、硒蛋白 15（15kD selenoprotein，Sep15 或 SelF）、硒蛋白 N（selenoprotein N，SelN）、硒蛋白 M（selenoprotein M，SelM）、硒蛋白 S（selenoprotein S，SelS）、硒蛋白 H（selenoprotein H，SelH）、硒蛋白 I（selenoprotein I，SelI）、硒蛋白 O（selenoprotein O，SelO）、硒蛋白 T（selenoprotein T，SelT）、硒蛋白 V（selenoprotein V，SelV）。

这 25 种硒蛋白在人体中执行多种生物学功能（图 3-1），包括抗氧化作用、运输和储存硒、氧化还原信号、甲状腺激素代谢和蛋白质折叠等。

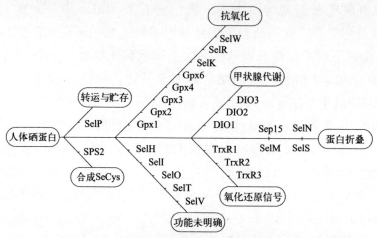

图 3-1　硒蛋白的基本分类和基础功能

这些硒蛋白在抗氧化防御和代谢等生理过程中发挥重要作用，五种类型的 GPx 在几种氢过氧化物的去除中发挥重要作用，三种类型的 TrxR 在氧化还原调节中发挥重要作用，三种 DIO 在甲状腺激素的调节中发挥重要作用，SPS2 则在 Sec 合成中发挥重要作用。

第二节　谷胱甘肽过氧化物酶

谷胱甘肽过氧化物酶 (glutathione peroxidase，GSH-Px 或 GPx)，是机体内广泛存在的一类重要蛋白，也是最早被鉴定的硒蛋白家族。目前在人类中已鉴定的 GPx 家族硒蛋白有 5 种：GPx1、GPx2、GPx3、GPx4 和 GPx6。一般认为，它在细胞内能清除有害的过氧化物代谢产物，能催化 GSH 变为氧化型谷胱甘肽 (oxidized glutathione，GSSG)，使有毒的过氧化物还原成无毒的羟基化合物，同时促进 H_2O_2 的分解，阻断脂质过氧化连锁反应，从而起到保护细胞膜结构和功能完整的作用。

一、谷胱甘肽过氧化物酶类型

目前人体谷胱甘肽过氧化物酶 GPx 家族中研究较为深入的有 5 个成员：细胞内谷胱甘肽过氧化物酶 (GPx1)、胃肠谷胱甘肽过氧化物酶 (GPx2)、细胞外谷胱甘肽过氧化物酶 (GPx3)、磷脂氢谷胱甘肽过氧化物酶 (GPx4)、嗅上皮及胚胎组织谷胱甘肽过氧化物酶 (GPx6)，它们都易被 GSH 还原，同时也可以被其他的还原型底物还原。

GPx1 是最丰富的、无处不在的亚型，是一种在各种类型细胞中均有表达的胞质硒蛋白，被认为是哺乳动物体内的一种主要的抗氧化蛋白。GPx1 基因定位于染色体 3p21.3，包含两个外显子。其活性主要由肝脏中的硒水平调节。以往科研成果对血管内皮细胞 GPx1 的表达及酶活性的研究较多。同超氧化物歧化酶和过氧化氢酶一样，GPx1 可以作为抗氧化酶还原过氧化氢和有机氢过氧化物，生成水和相应的醇。其在抗氧化活性和保护机体细胞膜及其他器官细胞成分免受氧化损伤方面发挥重要作用。

GPx2 与 GPx1 同源性最接近，主要分布于胃肠道，在肝脏中也有发现，但在其他组织中尚未见 GPx2 存在的报道。GPx2 与 GPx1 在还原过氧化物时的底物相同，都可以还原过氧化氢及脂肪酸氢过氧化物，但不能还原磷脂氢过氧化物。目前，有关哺乳动物 GPx2 功能的研究还不是很多，但可以确定的是 GPx2 在胃肠道抗氧化防御系统中起到重要的作用，其在胃肠道的上皮细胞中吸收脂肪过氧化物代谢物。因此，GPx2 在预防和控制胃肠道肿瘤中发挥着举足轻重的作用。

GPx3 在血浆中的含量仅次于 SelP。其免疫组化特征明显，是一种与 GPx1 和 GPx2 类似的分泌型糖蛋白，由 23kDa 的亚基组成的糖基化四聚体，GPx3 是一种具有抗氧化性质的胞外含硒 GPx，是 GPx 家族中唯一一个在细胞外存在的亚型，其基因定位于 5 号染色体上，包含 5 个外显子。GPx3 能够催化还原正常代谢过程中或氧化损伤后产生的过氧化氢及脂质氢过氧化物等的活性氧类物质。尽管 GPx3 存在于大多数细胞类型中，但成熟的蛋白通常由肾小管上皮细胞和肾小囊的壁层上皮细胞底外侧分泌。此外，通过对小鼠肾脏及无肾个人和肾损伤患者的临床观察，与健康受试者相比，患者组血浆中 GPx3 活性明显处于较低的水平。另有研究证实，GPx3 缺乏与心血管疾病的密切关系。

GPx4 是以磷脂氢过氧化物作为催化底物的一种谷胱甘肽过氧化物酶，它能够直接对磷脂和胆固醇氢过氧化物进行还原。GPx 家族中，仅 GPx4 表现出对于膜脂过氧化氢产物的清除能力。1985 年，GPx4 被证实为硒蛋白。与其他的 GPx 不同的是，GPx4 是约为 20kDa 的单体蛋白。将 GPx4 序列经过 BLAST（basic local alignment search tool，生物大分子序列比对搜索工具）分析发现，其序列与 GPx1 之间存在 30%～40% 的同源性。GPx4 分为胞质型、线粒体型和核型三类，不同类型的 GPx4 分布在哺乳动物不同组织细胞中，如细胞质、线粒体和细胞核中。比较胞质型和线粒体型 GPx4，一种由 197 个氨基酸编码，另一种由 170 个氨基酸编码。两者的差异在于 N 端，前者多出的 27 个氨基酸序列是线粒体的靶向目标序列，可以直接靶向定位线粒体，说明 GPx4 对于维护线粒体功能免受氧化损伤具有重要作用。有研究指出，在硒缺乏的情况下能够明显观察到线粒体不稳定，由此推测 GPx4 既作为一种结构蛋白，又同时发挥抗氧化的作用。GPx4是一种可溶性蛋白，可以通过氧化过程进行交叉连接代谢磷脂氢过氧化物。在动物中，硒的水平与雄性的生育能力相关，雄性的低生育能力可能与氧化环境损伤精子有关。在硒缺乏的动物体中，GPx4的减弱可能引起典型的精子损伤。GPx4除了具有保护细胞膜免受氧化环境损伤外，还能够在一定程度上控制脂质氢过氧化物的代谢。此外，GPx4可通过减少胸苷过氧化物修复DNA损伤。

GPx6是GPx家族中第5个含硒蛋白，只在胚胎组织和成人嗅上皮细胞中表达，因此被称为嗅上皮及胚胎组织GPx。其特殊之处在于，人体内的GPx6是一类含硒蛋白，但在啮齿类动物中因相应的Sec被半胱氨酸（cysteine，Cys）取代而成为非含硒蛋白。自发现以来，还未确认GPx6的功能或其与疾病的关系，目前只能推测其在表达量最高的细胞中发挥抗氧化作用。

二、谷胱甘肽过氧化物酶的结构

人体GPx家族中，仅GPx4为单体蛋白，其余成员均为四聚体结构（图3-2）。每个亚基大小为19～25kDa，每个亚基均含有一个Sec残基。目前，在GPx家族中，仅有牛GPx1和人GPx3这两个酶的晶体结构得到详细解析，获得了较为详尽的结构信息。对不同的GPx进行3D结构分析后可知，尽管部分GPx家族成员的一级序列同源性不高，但其结构却保持高度保守，呈现出了典型的硫氧还蛋白折叠现象，其中包括了外围若干α-螺旋和中心位置若干β-折叠。其活性中心的Sec处于α2-螺旋的N端，并且与色氨酸（tryptophan，Trp）和谷氨酰胺（glutamine，Gln）共同组成了催化三联体结构。该结构处于蛋白表面的平坦区域，并且在GPx的家族成员中有着高度的保守性。其中Trp和Gln的亚氨基和酰胺基与Sec（Cys）的硒氢基（巯基）间的距离也保持在氢键范围之内，起到了稳定且活化硒氢基（巯基）的作用，十分有利于对氢过氧化物的亲核进攻。Scheerer等人对非含硒GPx4催化三联体结构中不同氨基酸残基的突变实验证实了其催化反应必不可少的作用。2008年Tosatto等人对果蝇GPx晶体结构的研究，发现天冬酰胺（asparagine，Asn）在不同GPx蛋白中保守存在，并且是维持 GPx 活性功能的一个关键氨基酸，提出 GPx 催化的中心应为四聚体结构。

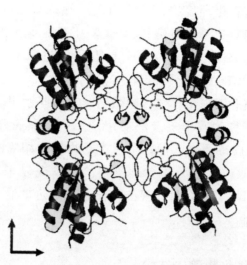

图 3-2　人类 GPx1 的晶体结构，分子结构为 Sec

四聚体中的齐聚环（oligomerization loop）和功能螺旋（functional helix）两处结构会随着 GPx 的不同而变化。齐聚环位于 GPx 活性中心对面，处在 α3-螺旋和 β6-折叠之间。齐聚环在不同 GPx 结构中变异性最高，共存在三个变异体。最短的变异体与 GPx 单体蛋白的形成有关，是从 α3-螺旋转角处伸展出后形成一个不规则卷曲结构；第二种变异体在植物 GPx 中发现，其不规则卷曲结构从 α3-螺旋处通过一个独特的"GxxG"模式向前伸展并形成了一个摆角；第三种变异体具有高度保守性，且主要存在于四聚体 GPx 的结构中。该结构存在两个无规则的伸长、扁平结构，且相接着一个 α-螺旋，可使相邻的两个单体形成一平坦交界面。其中一个侧链可以延伸到另一个单体的中央空腔中，从而紧密连接两个亚基。为了稳定另外两个单体则需要中央 α-螺旋的通过，进而形成四聚体结构。功能螺旋按定位可分为两类：第一类存在于所有的同源二聚体和单体 GPx 中，它平行于活性位点，并通过氢键起到微弱的稳定作用。其作用为保护某些蛋白中的 Cys，从而在分子内形成了二硫键，使蛋白可以与 Trx 作用，并防止过氧化损伤的发生；第二类只存在于四聚体 GPx 结构中。其螺旋中轴向蛋白交界面倾斜，并使用了两条链间的盐桥所形成的复杂结构而将另一个单体锁定。其骨架部分则通过"—PGGG—"基序在 α-螺旋后方形成了一段较小的发卡结构，并与蛋白的其他部分形成特定氢键和疏水键稳定该结构。此种结构可使 GPx 形成同源四聚体结构，并利用空间位置限制还原底物与 GPx 的活性中心进行氧化还原反应。

三、谷胱甘肽过氧化物酶催化动力学

GPx 的催化反应为多底物反应，其底物包括氢过氧化物以及硫醇等。通过动力学对多底物反应的研究表明，GPx 的催化反应主要存在两种反应机制即乒乓机制（ping-pong mechanism）和顺序机制（order mechanism），此外还可能有随机催化机制（图 3-3）。

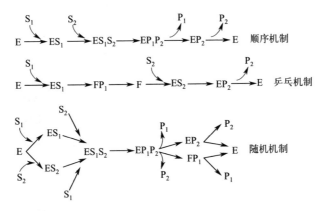

图 3-3　多底物酶催化机制

E 为酶；S 为底物；P 为产物；F 为中间体

1. 乒乓机制

Flohé 等人在 20 世纪 70 年代初研究了牛血红细胞 GPx1 的催化机制，认为 GPx1 催化 GSH 还原氢过氧化物为乒乓机制。Tappel 和 Ursini 等分别研究了 GPx3 和 GPx4 的动力学机制，得出了同样的结论。乒乓机制的催化循环是从酶的还原态硒醇（selenol，E-SeH）开始的，经过氢过氧化物氧化形成了次硒酸（selenenic acid，E-SeOH）形式以后，E-SeOH 再被 GSH 还原成硒酰硫化物（selenenyl sulfide，E-SeSG），最后经另一分子的 GSH 还原成初态 E-SeH。

当反应中的氢过氧化物过量时，酶活性中心位置的硒原子将会以亚硒酸的形式存在。在整个催化循环过程中，反应最快的一步是 E-SeH 被 ROOH 氧化。实际上，活性中心的 Sec 位于蛋白质疏水凹区较暴露处，这使得各种类型的氢过氧化物都易于接近它，并被快速氧化，这也是 GPx 对各种类型氢过氧化物并不表现出底物专一性的原因。所以，E-SeSG 转化成为 E-SeH 的反应成了限速步骤。天然 GPx 的催化动力学符合 Dalziel 方程。

2. 顺序机制

顺序机制是 Carsol 小组在 1997 年提出的 GPx 催化机制。该机制阐述 GPx1 的催化动力学应为有序顺序机制而不是乒乓机制。顺序机制指在产物释放之前，各种底物均需要与酶结合，形成酶-底物多元复合物。据底物与酶结合的过程，顺序机制又可分为有序顺序机制和随机顺序机制。有序顺序机制认为不同的底物与酶的结合有着严格顺序，酶需要先与 A 底物结合之后才可与 B 底物、C 底物等结合；随机顺序机制的底物与酶的结合顺序是可以随机的，酶可随机先与 A 底物或 B 底物结合。

Carsol 等人认为，Flohé 等用 Lieweaver-Burk 作图法得到的一组平行线是由于其在实验过程中使用的 GSH 浓度范围偏窄（2～4mmol/L），而 Carsol 等在实验过程中所选取的 GSH 浓度拓宽为 2.5～12.5mmol/L，因此得到了一组相交的线。此外，已知反应产物 GSSG 将在最后一步释放，而并非在结合所有底物之前。因此，此现象并不符合乒乓机制。再者，即使得到了一组平行线也并不表示一定符合乒乓机制。实际上，根据 Cleland 规则，在反应过程中酶和底物的结合为不可逆步骤，那么有序顺序机制通过 Lieweaver-Burk 作图中也将呈现出一组平行线。对比 Flohé 等人总结出的反应速度方程与普通乒乓机制的方程并不相同。

四、谷胱甘肽过氧化物酶生物学活性

GPx1 是第一个被发现的哺乳动物硒蛋白，分布广泛，在硒充足的情况下，在所有细胞都有一定程度的表达，尤其在产生大量过氧化物的组织，主要还原可溶性的氢过氧化物和一些有机氢过氧化物（氢过氧化脂肪酸），对磷脂氢过氧化物没有作用。GPx1 的功能主要建立在促进氢过氧化物分解并减少其有害作用的基础上，这可以包括阻断细胞信号转导即抑制核因子 κB（nuclear factor kappa-B，NF-κB）的激活、抑制凋亡和控制 HIV 感染等。NF-κB 作为一种核蛋白因子，参与多种细胞因子的转录调控，生成的细胞因子在加重某些疾病过程的同时又可以激活 NF-κB，两者互为消长，对机体造成严重的损伤。氢过氧化物参与这一过程的发生，而 GPx1 可通过降解氢过氧化物阻断此过程，对疾病的转归起积极作用。凋亡是指细胞的程序化死亡过程，大量实验表明活性氧参与了凋亡过程中细胞内信号转导的全过程，可诱导凋亡，故 GPx1 活性的增高将减少氢过氧化物的含量，从而抑制凋亡发生。HIV 的复制依赖 NF-κB 的激活，GPx1 可阻抑后者的活化，因此可限制病毒的复制。但 HIV 感染细胞的死亡是以凋亡的方式进行的，GPx1 抑制感染细胞的凋亡不利于病毒的清除，所以 GPx1 对 HIV 感染有双重作用。

GPx2 在人肠胃和肝脏中表达，这种分布决定它可能作为抵制过氧化物吸收的第一道防线。与 GPx1 的作用底物相似，它也可以还原氢过氧化物、有机氢过氧化物和脂肪酸氢过氧化物。迄今为止，胃肠道是唯一可以表达四种含硒 GPx 的器官，它们构筑了防御食物中过氧化物吸收的坚实屏障，其中 GPx2 在这方面仍是中坚力量。它的作用不仅限于食物中的过氧化物，对肝脏中外源性物质氧化代谢产生的过氧化物也起作用。除了屏障作用，GPx2 还可以抑制氢过氧化物的致突变作用，因此可能对胃肠道肿瘤的发生起预防作用。

GPx3 是一种糖基化的硒蛋白，除了与 GPx1 共同的底物，它还可以作用于胆固醇氢过氧化物和磷脂氢过氧化物。GPx3 主要在肾脏产生，它的生成部位多在细胞膜处，决定它的功能之一是抗氧化屏障。另外它还可以通过调节细胞外过氧化物浓度，调控宿主的防御反应。因为正常状态下无活性的脂氧酶可被激活的巨噬细胞活化，通过释放趋化因子和炎症介质而放大巨噬细胞的效应，导致剧烈的炎症反应。这一过程可因脂氧酶的失活而受到抑制，而 GPx3 是履行这一功能的最佳选择。所以说 GPx3 可能是宿主防御反应的主要调节因子。另外 GPx3 对硒水平较敏感，可以作为衡量体内硒状态的指标。

GPx4 是第一个已知的直接作用于磷脂氢过氧化物的酶，它的分布也很有特点，存在于红细胞外的所有组织中，但在各组织中它的活性均低于GPx1，唯独在睾丸中例外。在鼠的睾丸中，它的活性是肝脏的 15 倍，是心脏的 25 倍。GPx4 在睾丸中的大量分布提示它与男性生殖有密切关系。GPx4 有与 GPx1 类似的抗氢过氧化物的作用，包括阻断细胞信号转导（即指抑制 NF-κB 的激活）和预防动脉粥样硬化。动脉粥样硬化可能是与氧化应激有关的病理过程。目前关于其发病机制有两种学说即"损伤反应"和"脂质浸润"，其中后者主要是由于血液中低密度脂蛋白（low-density lipoprotein，LDL）浓度增加，被巨噬细胞和平滑肌细胞氧化吸收，形成泡沫细胞和粥样斑块，因此氧化的 LDL 可能担当动脉粥样硬化发生过程的重要角色。LDL 的氧化过程非常复杂，GPx4 和 GPx2 从几个途径加以调控，抑制 LDL 的氧化，一定程度地预防动脉粥样硬化的发生。随着研究的深入，人们已发现它的功能越来越多。尤其在硒缺乏时，GPx4 仍保持较好的稳定性，在生殖系统和内分泌系统的含量和活性几乎不受影响，这提示了 GPx4 不仅有抗氧化功能，在调节氧化还原、性成熟和分化方面也有重要作用。以上从基础研究领域，从细胞、分子水平阐述了 GPx4 的作用。从医学角度，许多疾病的患者体内均存在 GPx4 活性和含量的改变，提示它与这些疾病之间的潜在联系。

GPx6 在嗅上皮和胚胎发育中发现，在嗅球、纹状体和额叶大脑皮质中高表达。在哺乳动物中枢神经系统进行的合成致死筛选发现，年龄调节的 GPx6 基因是亨廷顿突变毒性的调节因子，其过表达可显著缓解与亨廷顿病小鼠模型相关的行为和分子表型。

第三节　硫氧还蛋白还原酶

硫氧还蛋白系统被认为是细胞中的主要抗氧化系统之一，硫氧还蛋白还原酶（thioredoxin reductase，TrxR）是硫氧还蛋白系统的重要成员，硫氧还蛋白系统由 NADPH、硫氧还蛋白（thioredoxin，Trx）和 TrxR

组成。1996年，TrxR从人类肺腺癌细胞和T细胞中纯化得到。哺乳动物硒蛋白TrxR是一类NADPH依赖的吡啶核苷酸二硫化物氧化还原酶，通过还原生理底物Trx，维护细胞氧化还原平衡、支撑细胞生长和调控细胞凋亡等。TrxR共有三种同工酶，分别是细胞质型TrxR1、线粒体型TrxR2和睾丸组织特异性TrxR3。在哺乳动物中，TrxR1和TrxR2结构较为相似，多为活性二聚体，TrxR的功能基本上依靠胞质TrxR1/Trx1和线粒体TrxR2/Trx2同工酶来行使。

一、硫氧还蛋白还原酶的结构

基于蛋白序列比对发现，人类的TrxR3和TrxR1有70％的同源性，TrxR1和TrxR2有52％～53％的同源性。在TrxR的三种同工酶中，保守的功能元件包括黄素腺嘌呤二核苷酸FAD结合结构域、NADPH结合结构域、中心结构域、界面结构域以及N端具有氧化还原活性的Cys对和C端氧化还原活性的Cys/Sec对（图3-4）。TrxR的晶体结构表明C端氧化还原中心位于酶的表面，而N端氧化还原中心在酶的内部，因而大多数Trx系统抑制剂是靶向TrxR的C端氧化还原中心的小分子。在进化过程中，N端的FAD结合域中，Cys-Val-Asn-Val-Gly-Cys中Cys残基之间的氨基酸序列发生了变化。C端序列基序Gly-Cys-Sec-Gly在哺乳动物中高度保守。

TrxR是以头尾相接的二聚形式存在的，还原当量在两个单体之间的传递对于TrxR发挥其还原催化功能具有重要意义。每个单体都类似于FAD依赖的谷胱甘肽还原酶（glutathione reductase，GR），其具有两个主要的结构域：N端结构域（残基1～367）包含一分子结合的FAD、NADPH结合亚结构域（残基164～269）和含有两个Cys残基的活性位点（$C^{59}VNVGC^{64}$）；C端结构域包含一个Sec残基，其位于C端的倒数第二个位置末端的$GC^{497}U^{498}G$，对于TrxR的还原催化活性至关重要。由于U^{498}处于C端的柔性位置，且其较低的pK_a值使得其具有很高的亲核性，所以，Sec残基是一个具有很高反应活性的位点。来源于NADPH的电子由TrxR传向其底物（例如Trx）涉及电子在TrxR两个亚基之间的精确传递：还原当量首先从 NADPH 转移至 FAD，生成的 $FADH_2$ 再还原 N 端—Cys^{59}—Cys^{64}—之间的二硫键，随后处于还原态的 —Cys^{59}（—SH）—Cys^{64}（—SH）—再去还原另一个亚基上处于 C 端活性位点的硒硫键（由—Cys^{497}—Sec^{498}—组成）；最终，具有还原活性的 TrxR 将电子转移给 Trx—S_2 得到还原态的 Trx—$(SH)_2$，这对于细胞维持其氧化还原平衡态非常重要。

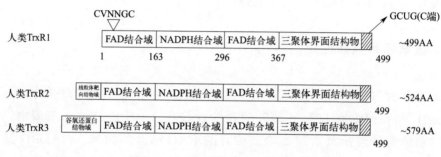

图 3-4　人类 TrxR 的结构域模型

二、硫氧还蛋白还原酶催化动力学

哺乳动物 TrxR 的主要催化机制已经被广泛研究，其通过酶结合的 FAD 将电子从 NADPH 转移至氧化的 N 端二硫键序列，还原的二硫醇将这些电子与另一个亚基的 C 端活性位点中的谷胱甘肽硒基硫醚进行交换，形成还原的硒硫醇序列，从而有助于 Trx 和 $5,5'$-二硫代双（2-硝基苯甲酸）DNTB 等大多数底物的还原。包含醌在内的多种底物并不需要完整的 Sec 残基，它们可以通过 N 端的 C59/C64 二硫醇序列直接进行还原。

研究 TrxR 介导的催化作用对于充分理解潜在的作用机制至关重要。目前这方面的主要研究工作包括：活性位点的 Sec、柔性 C 端尾部的结构、TrxR/底物界面或活性位点附近的关键氨基酸的功能以及催化过程中的电子流等（图 3-5）。最新研究表明 TrxR1 中的 C 端氨基酸 407~422 形成了一个"引导条"结构以限制 C 端的运动，并促进电子从二硫醇 N 端转移至谷胱甘肽硒基硫醚序列的 C 端。这种排列促进了依赖 Sec 的催化，同时限制通过 N 端直接还原底物。相比之下，TrxR2 缺乏这种"引导条"，其允许更多地进入 N 端活性位点，进而促进了替代的催化机制，使酶对于 Sec 残基的依赖减少，同时影响其底物的特异性。

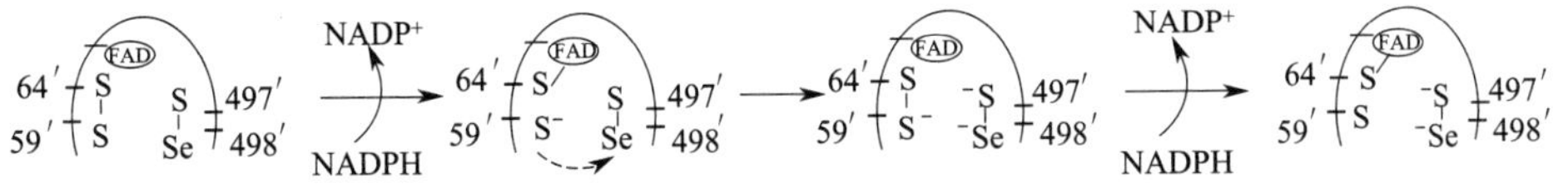

图 3-5　TrxR 的电子转移机制

三、硫氧还蛋白还原酶生物学活性

迄今为止，硫氧还蛋白系统作为细胞中主要抗氧化系统之一，主要集中在其作为 Trx 还原剂的作用上。TrxR 是否具有非 Trx 还原介导的生物学功能还需要进一步研究才能确定。硫氧还蛋白系统的主要功能概括为：清除自由基，参与 DNA 的合成，调控转录因子的活性，抑制细胞的凋亡，影响蛋白质的折叠等。

氧化还原调控对于细胞发挥正常的生理功能至关重要，比如保持酶的活性、基因的选择性表达、DNA 合成以及细胞周期的调控。有研究表明，TrxR 在角质细胞和黑色素细胞表面大量表达，可以为细胞提供第一道防线，抵御紫外线照射产生的自由基。Trx 系统还具有还原底物蛋白中二硫键、调控多种抗氧化酶及抗氧化剂的能力。过氧化物酶、谷胱甘肽过氧化物酶和过氧化氢酶是机体内重要的清除 H_2O_2 的酶体系，而这几个蛋白都会受到 Trx1 系统的调控。除此之外，TrxR1 具有广泛的底物特异性，除了催化 Trx1 还原外，还能够催化多种底物的还原，包括脂质过氧化物、H_2O_2、硫辛酸、辅酶 Q、维生素 C、维生素 E 等。TrxR1 对 H_2O_2 的 K_m 值是 2.5mmol/L，因此只有在 H_2O_2 含量很高的时候 TrxR1 才会发挥直接清除 H_2O_2 的作用。尽管 TrxR1 不能直接还原 GSSG，但是还原型的 Trx1 可以有效地还原 GSSG，生成还原型的谷胱甘肽 GSH，而 GSH 是 GPx 以及谷氧还蛋白的电子供给体，Trx 对 GSSG 的还原作用使得谷氧还蛋白系统和硫氧还蛋白系统两大系统联系起来。因为 Trx 系统的这种作用，使得它比谷氧还蛋白系统更为重要，两者共同维持着体内的氧化还原平衡。

核糖核苷酸还原酶（ribonucleotide reductase，RNR）是 DNA 合成和修复过程中的关键酶，催化 $2'$-脱氧核糖核苷酸的从头合成。Trx 系统可以还原 RNR，使其关键的巯基维持还原状态，保证 RNR 的活性，从而保证 DNA 的合成和修复正常进行。Trx 系统调控转录因子的活性主要体现在还原型的 Trx1 能够还原转录因子中的二硫键成巯基，这对于转录因子与 DNA 的结合至关重要。

第四节　碘甲腺氨酸脱碘酶

甲状腺是人体非常重要的腺体，属于内分泌器官。甲状腺激素是一类含碘的酪氨酸衍生物，由甲状腺滤泡上皮细胞合成与分泌。甲状腺激素可分为 3 种即甲状腺素（T_4）、$3,3',5$-三碘甲腺原氨酸（T_3）和 $3,3',5'$-甲腺原氨酸反 T_3（rT_3）。脱碘是调节甲状腺激素生物活性的特别方式，通过在外环上脱碘，T_4 转化为有生物活性的 T_3，或内环上脱碘而成为无生物活性的代谢产物 rT_3。倘若继续内环脱碘，T_3 可转变为无生物活性的 $3,3'$-二碘甲腺原氨酸（NULL，$3'$-T_2），rT_3 的外环脱碘也得到相同的产物。少量碘甲腺氨酸硫酸盐迅速脱碘通过胆汁、尿排出或进入血液。这种以 T_4、T_3、rT_3 及碘甲腺氨酸硫酸盐为基质的脱碘过程由三种碘甲腺氨酸脱碘酶，即Ⅰ型（DIO1）、Ⅱ型（DIO2）和Ⅲ型（DIO3）所催化。

这三种碘甲腺氨酸脱碘酶（DIO）是同属硒蛋白家族，DIO1 分布于肝脏、肾脏、甲状腺和脑垂体，它的功能是将 T_4 转化为 T_3。DIO2 存在于不能利用血液循环中 T_3 的组织，它的功能是将不能利用外周循环中 T_3 的组织中的 T_4 转化为 T_3。DIO3 分布于脑、皮肤和胎盘中，可将 T_4 转为 rT_3，并可将 T_3 转为二碘甲腺原氨酸，在甲状腺激素合成与代谢过程中起着重要的作用。

DIO 酶系的活性会受到硒的影响，其中 DIO1 影响最大。硒存在于 DIO1 的活性中心，以硒代半胱氨酸的形式参与 DIO 蛋白质肽链的组成，对 DIO 功能的发挥具有重要作用。因此，DIO 是维护正常甲状腺功能的先决条件。当机体缺少硒，DIO 的活性或表达量受到影响，会导致甲状腺激素代谢的异常，即血浆中促甲状腺激素（thyroid stimulating hormone，TSH）升高、T$_4$ 升高，T$_3$ 下降。而当硒和碘两者同时缺乏时，血浆中的 TSH 和 T$_4$ 浓度升高更加明显。

一、碘甲腺氨酸脱碘酶的结构

DIO 具有约 250 个氨基酸催化亚基的同源蛋白，翻译中 Sec 都由密码子 UGA 编码，Sec 残基存在于其活性中心。需要指出的是，这三种脱碘酶都属于 Trx 家族，具有相似的结构组织。DIO 是由 27kDa 的亚基组成的同源二聚体，是需要硫醇作为辅助因子的整合膜蛋白，尽管催化活性可能只需要一个单体。DIO 的疏水跨膜区位于 N 端结构域，它们的活性位点面向细胞质，其核心序列在所有已知的脱碘酶中都非常保守。位于蛋白质 C 端的第二个高度保守的氨基酸区域包含两个组氨酸残基，对同源二聚体的形成很重要。催化中心的 Sec 残基在脱碘酶活性中起着重要作用。用 Cys 取代 Sec 会导致催化活性下降 2 个或 3 个数量级，而用 Leu 或 Ala 取代后则完全丧失催化活性。由于缺乏可溶的、具有催化活性的蛋白质用于结晶，因此关于脱碘酶的三维构象的信息有限，但与硫氧还蛋白超家族的其他成员相比，脱碘酶序列的疏水聚类分析提出了一个通用模型：由一个氨基端锚定片段、一个短的铰链区域和一个含硫氧还蛋白折叠的球状结构域组成的蛋白质。

二、碘甲腺氨酸脱碘酶催化动力学

所有 3 个脱碘酶在结构上的相似，如都有 Sec 和保守序列，提示由这些酶所催化的脱碘可能有相同机制，但是 DIO1 对丙基硫氧嘧啶（PTU）、碘乙酸盐（IAc）和胶体金等物质的敏感性又大大高于 DIO2 和 DIO3，这似乎否认了它们的相似性。DIO 表现出的催化动力学类型也不同：DIO1 为乒乓机制，而 DIO2、DIO3 表现的是顺序机制，其催化过程为"酶-基质-辅助因子复合物"形式。这些明显的差异可能是由于 DIO2 和 DIO3 里的含硒基团的反应活性远低于 DIO1。这也能解释 DIO2 和 DIO3 对碘甲腺氨酸脱碘的转化数量大大低于 DIO1 这个现象。

三、碘甲腺氨酸脱碘酶生物学活性

DIO1 催化各种碘甲腺氨酸衍生物的化学反应，尤其是碘甲腺氨酸硫酸盐的外环脱碘和（或）内环脱碘的反应过程。在辅助因子二硫苏糖醇存在的情况下，DIO1 具有高 K_m 和 V_{max} 值。对于非硫酸脂化的碘甲腺氨酸，rT_3 是亲和性更好的底物，它的外环脱碘速度远快于任何其他碘甲腺氨酸的脱碘速度。所以，DIO1 脱碘是清除 rT_3 的主要途径。T_4 被 DIO1 催化成 T_3，是循环 T_3 的主要来源。同时 DIO1 亦可使 T_4 脱碘成 rT_3，再使 rT_3 转化成 T_2。在甲亢时，肝脏和肾脏的 DIO1 活性会增加，甲减时则降低，DIO1 的活性受 T_3 在翻译前水平的反馈调节。

DIO1 对 IAc 高度敏感，IAc 竞争性地与底物作用而使 DIO1 失活。PTU 对 DIO1 有很强的抑制作用，PTU 与辅助因子竞争性的结合而抑制 DIO1 的活性。DIO1 的脱碘是一种需要二硫苏糖醇作辅助因子的乒乓动力学反应，其催化机制包括将碘（I^+）转移到酶活性中心的—SH 反应基团。DIO1 的催化中心—Sec 残基被 IAc 作用为降解形式（SeH），而碘化硒（SeI）形式则为 PTU 灭活作用的靶结构。若将 Sec 转为 Cys，在脱碘过程中其活性将减少至原来的 1% 左右。

DIO2 在大鼠和人有不同的表达范围，但共同之处在于，在中枢神经系统、垂体前叶腺体、棕色脂肪组织和胎盘内都有 DIO2 mRNA 的转录。近期发现 DIO2 在人的甲状腺、心肌和骨骼肌里也有表达。在神经胶质细胞培养中，DIO2 可被各种因子诱导。在大鼠脑组织，DIO2 表达于神经细胞，特别是神经末梢。DIO2 在人类组织的分布比大鼠广，尤其是在心肌和骨骼肌，提示 DIO2 在人类所起的作用比对大鼠更加重要。DIO2 只有外环脱碘活性，K_m 和 V_{max} 值均低，对 T_4 的作用略大于 T_3。组织中的 T_3 主要是由 DIO2 从所在组织中的 T_4 转化，其余小部分是从血浆 T_3 转运而来。新生大鼠的血浆中和受到突然冷刺激的成年大鼠的棕色脂肪组织中也聚集有由 DIO2 产生的 T_3。DIO2 的活性通常在甲减时增加，甲亢时则降低。

DIO3 主要分布在脑部，以及胎盘、胎儿脑、胎儿肠组织和 1 月龄以内的婴儿皮肤中。虽然 DIO3 的亚细胞分布尚未作分析，但是在微粒体中的 DIO3 的活性很高。DIO3 只有内环脱碘活性，T_4 和 T_3 可受其催化而失活。用大鼠脂肪细胞作为模型，DIO3 的转录水平会因表皮生长因子（epidermal growth factor，EGF）、酸性或碱性成纤维细胞生长因子（aF-GF 或 bFGF）的诱导而增加。总之，DIO3 的功能是调节细胞内的 T_3 水平，其在胎盘和胎儿组织中的作用是保护发育中的组织避免暴露于高浓度的活性甲状腺激素。对于成人，DIO3 的重要作用是清除血浆 T_3 和产生 rT_3。在脑和皮肤，甲亢时其活性增加，甲减时其活性降低。目前对其深入的调节机制所知尚少。

第五节　内质网驻留硒蛋白

内质网是真核细胞内重要的细胞器，内质网应激是导致细胞凋亡的重要机制之一。目前报道有 7 种蛋白质被确定为内质网驻留硒蛋白，包括 DIO2、SelK、SelS、Sep15、SelM、SelN 和 SelT。它们与内质网上蛋白质折叠的质量控制、错误折叠蛋白由内质网到细胞质的逆向转运以及钙平衡的调节有关。本节主要介绍除 DIO2 以外的内质网驻留硒蛋白，包括 SelK、SelS、Sep15、SelM、SelN 和 SelT。

一、硒蛋白 K

人类硒蛋白 K（SelK）是一个小分子硒蛋白（11kDa，94AA），最早是在 2003 年被 Kryukov 等通过生物信息学的方法在人类基因组中发现的。SelK 属于Ⅲ型跨膜蛋白，包含一个短的位于内质网腔的 N 端序列（～20AA）、一个跨膜区域、一个 C 端胞质序列，在 C 端末尾第二或第三位点含有 Sec。SelK 分布于内质网膜和细胞质膜上。SelK 的细胞质端没有明显的二级结构，但是含有非常丰富的甘氨酸（16%）、脯氨酸（15%）和带正电的赖氨酸、精氨酸和组氨酸（22%）。这种非结构化且带正电荷的多肽可能易于结合表面带负电荷的蛋白质，但目前还没有发现 SelK 结合蛋白。通过分析 SelK 序列，没有发现 N 端信号序列和 C 端内质网停滞序列（Lys—Asp—Glu—Leu—COO—，即 KDEL 信号序列），因此推测 N 端跨膜区可能对于 SelK 靶向内质网膜和其停驻于内质网起着重要作用。RNA 印迹（Northern blotting）分析显示 SelK mRNA 在人体的多种组织（心脏、脑、胎盘、肺、肝、骨骼肌、肾脏和胰脏）中都有表达，心脏、骨骼肌和胰腺中的表达尤其高。

研究显示，SelK 主要通过参与调节氧化应激反应、参与调节内质网应激反应、参与内质网相关蛋白降解和影响 T 淋巴细胞活化中的钙离子流等来发挥其生物学活性。体外过表达 SelK 可以降低心肌细胞中活性氧（reactive oxygen species，ROS）的水平，并且可以抵抗过氧化氢诱导的细胞毒性。内质网应激试剂处理后的肝细胞，SelK 的表达受到明显调节，且通过 RNA 干扰 SelK 后，细胞凋亡会显著加重。

ERAD 是真核细胞蛋白质质量控制的重要途径，它可以识别并程序性降解错误折叠的蛋白，清除无功能蛋白在内质网中的积累，同时也避免了这些蛋白可能对细胞造成的伤害。ERAD 是一个多步骤过程，涉及许多蛋白，主要包括：①在内质网腔识别错误折叠的蛋白；②通过一个通道使错误折叠的蛋白从内质网腔转移到细胞质中；③蛋白质从内质网移出并被带到细胞质蛋白酶体中被降解。生化分析显示，SelK 与 ERAD 复合物有相互作用，SelK 与可溶性的 ERAD 的糖基化底物共沉淀，并且参与它们的降解。SelK 基因含有一个内质网应激反应功能元件，在内质网内错误折叠的蛋白增加会上调 SelK 的表达。寡糖转移酶和一种内质网分子伴侣——钙连接蛋白，可结合 SelK。糖基化的 SelK 也被检测到，这反映了 SelK 与寡糖转移酶复合物有关。这些均表明 SelK 可通过作用于糖基化的错误折叠的蛋白参与内质网相关蛋白降解。此外，SelK 敲除之后的小鼠，在 T 细胞、中性粒细胞及巨噬细胞中受体介导的钙流减弱，并且影响钙依赖的相关功能，表明 SelK 作为内质网蛋白，对 T 细胞活化时的钙流起重要作用。

二、硒蛋白 S

2002 年，Walder 等在 2 型糖尿病模型大鼠 *P. obesus* 肝中发现一种对于 2 型糖尿病和炎症具有重要作用的蛋白质，将之命名为 Tanis。后来，Kryukov 等通过生物信息学的方法从人类基因组中发现了一种新的硒蛋白即 SelS。通过同源性比对发现，*SelS* 基因中编码 Sec 的 TGA 密码子在 *Tanis* 基因中被错译为终止密码子，实际上大鼠 *Tanis* 基因和人类 *SelS* 基因均是编码 SelS 的同源物。

硒蛋白 S（SelS，也称为 SEPS1、Tanis、VIMP 或 SELENOS）是一个单跨膜蛋白（21kDa，189AA），含有一个短的位于内质网腔的 N 端序列和位于细胞质的含 Sec 的 C 端序列（～132AA）。Sec 残基位于人 SelS 氨基酸序列的第 188 位。Northern Blot 表明，SelS 在生物体内有着广泛的组织分布，如肝脏、骨骼肌、脂肪、下丘脑等组织中均有其特征表达。SelS 与 SelK 具有相似性，同样位于细胞的内质网膜和质膜上。SelS 的细胞质端含有一个螺线状结构（氨基酸序列的第 52～122 位），这一结构很可能起到使 SelS 与其他蛋白质结合的作用。C 端螺线状结构的下游区没有明显的二级结构，但是含有非常丰富的甘氨酸（21%）、脯氨酸（10%）和带正电的氨基酸精氨酸（19%），这种非结构化的带正电荷的多肽可能易于结合表面带负电荷的蛋白质。与 SelK 一样，SelS 序列中也没有找到 N 端信号序列和 C 端内质网停滞序列。

SelS 是 ERAD 途径中的一个重要部分。内质网中的错误折叠蛋白质需要通过 ERAD 途径使蛋白质被逆向转运到细胞质中，再由泛素蛋白酶降解途径进行降解，其中内质网膜上的一个转运复合体在这一过程中起着重要作用。Derlin-1 是一个内质网跨膜蛋白，可能介导蛋白质的逆向转运；p97 ATP 酶位于内质网膜的细胞质侧，可识别多聚泛素，而 SelS 可能是这两者的中间作用物。SelS 的 C 端的螺线状结构域能与细胞溶质中的 p97 ATP 酶复合体相互作用，并将 p97 ATP 酶诱导至它的内质网膜上的受体 Derlin-1 处。因此，SelS 被认为在未折叠与错误折叠蛋白从内质网向细胞质的逆向转移过程中起着十分重要的作用。

SelS 不仅是 ERAD 途径的一个重要组成部分，还有研究表明 SelS 对于 2 型糖尿病有着重要作用。SelS 在很多大鼠和小鼠组织中都有表达，2 型糖尿病大鼠中 *SelS* 基因在肝脏、脂肪组织和骨骼肌中的表达比正常大鼠低，但在禁食糖尿病大鼠中 *SelS* 基因的表达与正常大鼠相比显著性增加。SelS 与炎症的关系与 SelS 的启动子区有关。人类的 SelS 启动子区域中含有两个可以与核转录因子 NF-κB 结合的位点，促炎症细胞因子 IL-1β 及 TNF-α 能显著激活 HepG2 细胞中 SelS 的启动子活性，提高其基因和蛋白质表达水平。因而，SelS 很可能是 NF-κB 的一个新的靶基因。近来研究表明启动子多态现象可增加致炎细胞因子的表达，很多临床的研究表明 SelS 的启动子多态现象与冠状动脉性心脏病、缺血性发作、先兆子痫和胃癌有关。

三、硒蛋白 15

硒蛋白 15 是最早被发现的硒蛋白之一，可在多个组织中表达，其中在脑、肺、睾丸、肝脏、甲状腺和肾脏中表达量最高，其表达受膳食硒的调控。Sep15 的确切作用目前仍然是未知的。然而，基于其在内质网中的定位以及与 UDP-葡萄糖的相互作用，有人提出其可能参与内质网中糖蛋白折叠的质量控制。最近的结构测定研究表明，Sep15 是硫氧还蛋白样折叠超家族蛋白的成员，与 ER 蛋白二硫化物异构酶高度同源，并包含一个含 Sec 的氧化还原活性基序 "—CXU—"。这些数据证明 Sep15 可能是一个二硫键异构酶，参与 ER 中二硫键的形成。Sep15 也在调节细胞凋亡中发挥作用，在恶性间皮瘤细胞系中，亚硒酸诱导的凋亡依赖于 Sep15 的存在，但暂无相关的机制报道。Sep15 基因位于与恶性肿瘤相关的杂合性（LOH）频繁缺失区域（1p31），提示其具有潜在的肿瘤抑制功能。

四、硒蛋白 M

人体 SelM（16kDa，145AA）与 Sep15 有 31％ 的序列相同，均具有硫氧还蛋白折叠，且都属于同一个 Trx 超家族。Sep15 与 SelM 均编码一个 N 端信号序列，这一信号序列当蛋白质转运至内质网时会被切割，同时，Sep15 与 SelM 都含有包括 Sec 残基的氧化还原活性基序（Sep15 为 —CXU—，SelM 为 —CXXU—），这提示其具有氧化还原功能。在小鼠中，SelM 在心脏、肺、肾脏、子宫和胎盘等各种组织中中度表达，在甲状腺和大脑中高度表达。

五、硒蛋白 N

SelN（66kDa，590AA）又称为 SEPN1 或 SepN，在组织中广泛表达，是一个内质网单跨膜蛋白，N 端位于细胞质中相对来说较短，而大部分蛋白区域（其中包括蛋白活性位点）位于内质网腔。Sec 残基位于 SelN 氨基酸序列的第 458 位，位于—CUGS—氧化还原基序中。蛋白质印迹（Western blotting）分析表明 SelN 在人的肝脏、脑、心脏、横膈膜、骨骼肌和胃中均有表达，且胎儿中比成人中的表达水平要高。

SelN 是迄今为止唯一与疾病直接相关的硒蛋白，与其他硒蛋白不同的是，它的表征始于一种已知的功能丧失表型。多个研究表明 SelN 基因突变与肌肉功能紊乱有关，现在一直认为 SelN 与疾病有着密切的关系。与 SEPN1 有关的肌病的患者特征一般为脊柱侧凸、颈部无力、脊柱强直、严重的呼吸功能障碍和肌肉强度弱。研究以上患者的 SelN 基因发现 SelN 编码区有多处发生点突变。这些突变导致了 Sec 插入效果的减弱，从而降低了 SelN 的翻译效率，显著减少了 SelN 的表达量。SelN 被认为是肌肉中钙平衡的氧化还原调节因子。SelN 不仅在肌肉中有表达，在别的很多组织中同样有表达（如肝脏、胃、心脏等），但是其他组织中 SelN 的生物功能还需要进一步研究。

六、硒蛋白 T

SelT 属于具有硫氧还蛋白样折叠的蛋白质家族，主要在内分泌、胰腺和甲状腺以及睾丸中表达。在人体中，SelT 是一个具有 195AA 的分子质量为 22kDa 的硒蛋白。SelT 的硫氧还蛋白样催化区具有两部分硫氧还蛋白折叠——βαβ 和 ββα，这两个硫氧还蛋白折叠被一个螺旋状的插入序列和位于 βαβ 序列的—CXXU—基序所开。SelT 定位于内质网，其分布并不依赖于 N 端序列，而位于两个硫氧还蛋白折叠之间的一个疏水区

（位于氨基酸序列的 87～102 位），对于 SelT 靶向于内质网具有重要作用，这一疏水区还可能具有维持 SelT 与内质网膜结合的作用。

SelT 在内质网中作用的研究表明，该蛋白参与调节 Ca^{2+} 稳态与调节内质网应激，参与调节 β 细胞的功能和葡萄糖稳态。SelT 的过表达和 Ca^{2+}-ATP 酶的细胞处理会刺激细胞中的 Ca^{2+} 释放。通过垂体腺苷酸环化酶激活肽（pituitary adenylate cyclase activating polypeptide，PACAP）刺激 SelT 的表达，是 PACAP 诱导 PC12 细胞（鼠嗜铬细胞瘤细胞）细胞分化过程中长期释放胞内 Ca^{2+} 所必需的。在 AtT20 内分泌细胞（小鼠促皮质激素细胞）中的研究表明，SelT 对内质网应激诱导物衣霉素和 DTT 引起的内质网应激起保护剂作用。SelT 活性的降低导致这些细胞对内质网应激诱导物的敏感性增强，其活力分别降低 37％ 和 31％，这也导致编码 CHOP、BIP、ATF4 和 Xbp-1 的基因表达显著增加。有人认为这会导致内质网中错误折叠蛋白的积累，从而导致 ERAD 功能障碍。

第六节　其他重要的硒蛋白

一、硒蛋白 P

硒蛋白 P（SELENOP，SelP）是血浆中的主要硒蛋白，大约含有血浆中 50％ 的硒，硒蛋白 P 缩写 SelP 中的 "P" 表示其存在于血浆中。SelP 主要在肝脏合成，以糖基化的形式由肝脏分泌到血浆中，但 SelP 在所有组织中都有表达。SelP 与其他硒蛋白不同，因其蛋白质分子中包含多个 Sec 残基。大多数硒蛋白有一个 Sec 残基，而 SelP 有 10 个，这使其具有多种生物学功能。在硒状态评估方面，血浆 SelP 是比之前使用的 GPx3 更准确的硒饱和水平标志物。SelP 从 1973 年发现至今，已发现其具有许多功能，主要为转运硒的作用、重金属拮抗作用、抗氧化作用与神经细胞保护作用。

SelP 的主要作用被认为是将硒运送到机体各处组织中，这已经在使用 SelP 敲除小鼠模型的几项研究中得到了明确的证实。SelP 敲除会使得硒在包括大脑、睾丸和胎儿在内的多个组织中的分布减少，导致相应的神经缺陷，如轴突增大和变性、臀部突触传递的改变、空间学习受损以及雄性小鼠的生长缺陷和不孕。这表明 SelP 在向各种组织供应硒方面发挥着重要作用。需要指出的是，SelP 敲除小鼠在甲状腺激素轴上没有表现出任何缺陷，DIO 的表达不受影响，这表明甲状腺系统不依赖 SelP 提供硒。

除了硒的转运，SelP 还可能作为重金属螯合剂，可能是通过形成无毒的硒-金属络合物，从而防止神经毒性和防止过氧硝酸盐介导的氧化和硝化作用。由于 SelP 在体外可以直接还原磷脂氢过氧化物，因此 SelP 也具有抗氧化的功能。有研究证明，SelP 可以保护内皮细胞和星形胶质细胞免受氧化损伤，还可以抑制 LDL 的氧化。

SelP 和疾病之间的任何明确联系尚未被报道。一些证据表明，在非过敏性肝病中 SelP 水平降低，但这可能是肝功能受损的结果。据报道，SelP 在前列腺癌和结直肠癌中的表达下调，而氧化应激诱导的肾癌模型显示 SelP 水平升高。SelP 与其磷脂过氧化物酶活性一起被认为在硒蛋白介导的氧化还原稳态中发挥核心作用。因此，低血浆 SelP 会扰乱这种氧化还原平衡。另一方面，最近的研究表明，血浆 SelP 升高与人类疾病有关，SelP 升高不仅是某些疾病进展的结果，而且具有深刻的因果关系和（或）促进作用。这些研究表明 SelP 除了作为预测或诊断的生物标志物外，还具有作为药物治疗靶点的潜力。

二、硒蛋白 W

硒蛋白 W（SelW）是 Whanger 通过标记放射性硒，并经过多步纯化从羊组织中鉴定出的一种硒蛋白（10kDa）。因为 SelW 与动物白肌病的密切关系因此被命名为硒蛋白 W。SelW 由 85～88 个氨基酸组成，Sec 位于 13 位（Sec13）并在第 10 位氨基酸处为 Cys（Cys10）。多种生物 SelW 序列已经被克隆并验证，包括人、大鼠、小鼠、猴子、猪、羊、斑马鱼、鸡等。通过比对不同物种的 SelW 氨基酸序列及分子结构，研究人员发现 SelW 氨基酸序列的保守性高达 83%，表明 SelW 基因物种起源的相似性以及 SelW 在各物种间进化的稳定性。而其保守的结构也表明 SelW 在不同物种中可能具有相似的性质与功能。SelW 在机体和细胞内广泛表达与分布，其表达含量对硒水平十分敏感。大量的研究表明 SelW 在多种机体、组织、细胞中具有抗氧化与钙调控的生物学作用。

三、硒蛋白 R

硒蛋白 R（SelR）又称蛋氨酸-R-亚砜还原酶（Msr）B1（MsrB1），是 Msr 家族蛋白中的一员，能够催化蛋氨酸亚砜的还原。随着 ROS 的增加，Met 会发生氧化，这会导致蛋白质损伤，如果没有修复，则会导致蛋白质功能的丧失。在体内，蛋氨酸亚砜以蛋氨酸-S-亚砜和蛋氨酸-R-亚砜的异构体混合物形式存在。SelR 被证明可以特异性地减少 R-异构体，Sec 残基对酶的活性至关重要。SelR 也通过四个 Cys 残基与锌结合参与亚砜的催化还原。SelR 主要位于细胞核和细胞质中。因此，SelR 是一种氧化还原活性蛋白，具有特定的酶促功能，是氧化损伤蛋白修复所必需的。SelR 和含有 Cys 的异构体被证明是晶状体细胞活力所必需的，它们在晶状体细胞中的沉默导致氧化应激诱导的细胞死亡增加，这表明它们在晶状体细胞功能、抵抗氧化应激方面很重要，并可能在白内障形成中发挥作用。研究表明，导致 Msr 活性下降的突变与氧化应激抵抗力的下降和最大寿命的缩短有关。相反，Msr 活性的升高可引起氧化应激抗性的增加和寿命的显著增加。因此，SelR 可能是硒传递抗衰老特性的硒蛋白之一，由于其在大脑中的高水平表达，它也可能在神经系统疾病中发挥重要作用。

四、其他

硒磷酸合成酶 SPS2 是一种参与 Sec 生物合成的硒蛋白，它自身的合成也需要硒蛋白。SPS2 催化硒化物转化为磷酸硒，磷酸硒是形成 Sec 的硒供体。研究还表明，SPS2 对亚硒矿衍生的亚硒化物具有优先的底物活性，而不是 Sec。尽管目前对 SPS2 的生理作用知之甚少，但它显然是 Sec 生物合成机制的一个重要组成部分。

硒蛋白 H（SelH，122AA），与多数硒蛋白一样属于类硫氧还蛋白家族，其—CXXU—基序位于第 41～44 位残基之间。硒蛋白 H 的 N 端包含 RKRK 核靶向和 AT-hook DNA 小凹槽结合单元，证实了其核仁定位和转录激活功能。此外，硒蛋白 H 在转录起始位点附近含有金属响应元件，其表达受金属或 H_2O_2 暴露影响。

硒蛋白 I（SelI）是一种最近进化出来的脊椎动物特有的硒蛋白，广泛表达于全身。这种预测的膜硒蛋白没有已知的功能。硒蛋白 I 属于两个不同的蛋白质家族：以氧化还原反应性 Sec 残基为特征的硒蛋白家族和包含高度保守的胞苷二磷酸（CDP）-醇磷酸转移酶基的脂质磷酸转移酶家族。硒蛋白 I 可催化内质网膜内 Kennedy 通路的 CDP-乙醇胺分支的第三个反应，这使硒蛋白 I 在硒蛋白中非常不同。

硒蛋白 V（SelV）只在睾丸中表达，它的作用机制尚未明确。

硒蛋白 O（SelO）则是一种广泛分布的蛋白质，在动物、细菌、酵母和植物中都有同源蛋白，但只有脊椎动物的 SelO 同源体中才有 Sec，其他同源 SelO 的 Sec 被 Cys 取代，其功能尚不清楚。

总结与展望

目前，人类的 25 种硒蛋白中有些生物学功能已经研究得比较清楚，如 GPx、TrxR、Msrs 和 DIO；有些硒蛋白已知其部分生物学功能，如 SelH、SelI、SelM、SelN、SelS、SelT、SelW 和 Sep15；但有些硒蛋白研究得比较少，生物学功能还不是很清楚，如 SelO 和 SelV。从生物学角度，这些硒蛋白大多数是氧化还原酶，因为它们的活性中心都有 Sec，这一氨基酸与氧化还原功能密切相关。Sec 是一个高活性的残基，它与 Cys 相比具有较低的 pK_a 值（5.2∶8.3），且在生理学 pH 下是一个更好的亲核基团。此外，这些硒蛋白中很多具有硫氧还蛋白类似的折叠（例如 SelH、SelT、SelV、SelW、SelM 和 Sep15）。硫氧还蛋白折叠的空间拓扑结构为一个四股反平行 β-折叠夹在两个 α-螺旋之间形成一个 αβα 二级结构，同时活性位点具有保守的—CXXC—或—CXXS/T—基序。硫氧还蛋白折叠是许多氧化还原酶，例如硫氧还蛋白、谷氧还蛋白和蛋白质二硫化物异构酶的特征，这些酶与调控多种氧化还原过程有关。

由于人类已知硒蛋白的生物学功能及作用机制还有待进一步研究，因此绘制一张完整的人类硒蛋白组信息网络还需进一步努力和探索。

◇ 参考文献

[1] Rotruck J T，Pope A L，Ganther H E，et al. Selenium-biochemical role as a component of glutathione peroxidase [J]. Science, 1973, 179: 588-590.

[2] Behne D，Wolters W. Distribution of selenium and glutathione-peroxidase in the rat [J]. Journal of Nutrition, 1983, 113: 456-461.

[3] Chambers I，Frampton J，Goldfarb P，et al. The structure of the mouse glutathione-peroxidase gene-the selenocysteine in the active-site is encoded by the termination codon, TGA [J]. Embo Journal, 1986, 5: 1221-1227.

[4] Zinoni F，Birkmann A，Stadtman T C，et al. Nucleotide-sequence and expression of the selenocysteine-containing polypeptide of formate dehydrogenase (formate-hydrogen-lyase-linked) from escherichia-coli [J]. Proceedings of the National Academy of Sciences of the United States of America, 1986, 83: 4650-4654.

[5] Behne D，Hilmert H，Scheid S，et al. Evidence for specific selenium target tissues and new biologically important selenoproteins [J]. Biochimica Et Biophysica Acta, 1988, 966: 12-21.

[6] Calvin H I，Grosshans K，Musicantshikora S R，et al. A developmental-study of rat sperm and testis selenoproteins [J]. Journal of Reproduction and Fertility, 1987, 81: 1-11.

[7] Danielson K G，Medina D. Distribution of selenoproteins in mouse mammary epithelial-cells in vitro and in vivo [J]. Cancer Research, 1986, 46: 4582-4589.

[8] Evenson J K，Sunde R A. Selenium Incorporation Into Selenoproteins In The Se-adequate And Se-deficient Rat [J]. Proceedings of the Society for Experimental Biology and Medicine, 1988, 187: 169-180.

[9] Hawkes W C，Wilhelmsen E C，Tappel A L. Abundance and tissue distribution of selenocysteine-containing proteins in the rat [J]. Journal of Inorganic Biochemistry, 1985, 23: 77-92.

[10] Behne D，Scheid S，Kyriakopoulos A. Subcellular-distribution of selenoproteins in the liver of the rat [J]. Biochimica Et Biophysica Acta, 1990, 1033: 219-225.

[11] Behne D，Kyriakopoulos A. Mammalian selenium-containing proteins [J]. Annual Review of Nutrition, 2001, 21: 453-473.

[12] Behne D，Kyriakopoulos A，Scheid S，et al. Effects of chemical form and dosage on the incorporation of selenium into tissue proteins in rats. Journal of Nutrition, 1991, 121:

806-814.

[13] Salbe A D, Levander O A. Effect of various dietary factors on the deposition of selenium in the hair and nails of rats [J]. Journal of Nutrition, 1990, 120: 200-206.

[14] Bansal M P, Cook R G, Danielson K G, et al. A 14-kilodalton selenium-binding protein in mouse-liver is fatty acid-binding protein [J]. Journal of Biological Chemistry, 1989, 264: 13780-13784.

[15] Bansal M P, Mukhopadhyay T, Scott J, et al. DNA sequencing of a mouse-liver protein that binds selenium - implications for seleniums mechanism of action in cancer prevention [J]. Carcinogenesis, 1990, 11: 2071-2073.

[16] Zhang D, He N, Yang X, et al. Research advance on the important role of selenoprotein in human health [J]. Chinese Science Bulletin-Chinese, 2022, 67: 473-480.

[17] Holmgren A, Lu J. Thioredoxin and thioredoxin reductase: Current research with special reference to human disease [J]. Biochemical and Biophysical Research Communications, 2010, 396: 120-124.

[18] Godeas C, Sandri G, Panfili E. Distribution of phospholipid hydroperoxide glutathione-peroxidase (phgpx) in rat testis mitochondria [J]. Biochimica Et Biophysica Acta-Biomembranes, 1994, 1191: 147-150.

[19] Puglisi R, Tramer F, Carlomagno G, et al. PHGPx in spermatogenesis: how many functions [J]. Contraception, 2005, 72: 291-293.

[20] Flohe L, Foresta C, Garolla A, et al. Metamorphosis of the selenoprotein PHGPx during spermatogenesis. Annals of the New York Academy of Sciences, 2002, 973: 287-288.

[21] Toppo S, Flohe L, Ursini F, et al. Catalytic mechanisms and specificities of glutathione peroxidases: Variations of a basic scheme [J]. Biochimica Et Biophysica Acta-General Subjects, 2009, 1790: 1486-1500.

[22] Ge Y, Qi Z, Wang Y, et al. Engineered selenium-containing glutaredoxin displays strong glutathione peroxidase activity rivaling natural enzyme [J]. International Journal of Biochemistry & Cell Biology, 2009, 41: 900-906.

[23] Zhao Y, Wang H, Zhou J, et al. Glutathione Peroxidase GPX1 and Its Dichotomous Roles in Cancer [J]. Cancers 2022, 14 (10): 2560.

[24] Esworthy R S, Doroshow J H, Chu F F. The beginning of GPX2 and 30 years later [J]. Free Radical Biology and Medicine, 2022, 188: 419-433.

[25] Brigelius-Flohe R, Kipp A P. Physiological functions of GPx2 and its role in inflammation-triggered carcinogenesis [C]. International Conference on Environmental Stressors in Biology and Medicine, 2011.

[26] Florian S, Krehl S, Loewinger M, et al. Loss of GPx2 increases apoptosis, mitosis,

and GPx1 expression in the intestine of mice [J]. Free Radical Biology and Medicine, 2010, 49: 1694-1702.

[27] Esworthy R S, Yang L X, Frankel P H, et al. Epithelium-specific glutathione peroxidase, Gpx2, is involved in the prevention of intestinal inflammation in selenium-deficient mic [J] Journal of Nutrition, 2005, 135: 740-745.

[28] Ottaviano F G, Tang S S, Handy D E, et al. Regulation of the extracellular antioxidant selenoprotein plasma glutathione peroxidase (GPx-3) in mammalian cells [J]. Molecular and Cellular Biochemistry, 2009, 327: 111-126.

[29] Chang C, Worley B L, Phaeton R, et al. Extracellular Glutathione Peroxidase GPx3 and Its Role in Cancer [J]. Cancers, 2020, 12.

[30] Tham D M, Whitin J C, Kim K K, et al. Expression of extracellular glutathione peroxidase in human and mouse gastrointestinal tract [J]. American Journal of Physiology-Gastrointestinal and Liver Physiology, 1998, 275: G1463-G1471.

[31] Benathan M. Opposite regulation of tyrosinase and glutathione peroxidase by intracellular thiols in human melanoma cells [J]. Archives of Dermatological Research, 1997, 289: 341-346.

[32] Li G, Qin Y, Cheng Z, et al. Gpx3 and Egr1 Are Involved in Regulating the Differentiation Fate of Cardiac Fibroblasts under Pressure Overload [J]. Oxidative Medicine and Cellular Longevity, 2022, 3235250.

[33] Decharatchakul N, Settasatian C, Settasatian N, et al. Association of genetic polymorphisms in SOD2, SOD3, GPX3, and GSTT1 with hypertriglyceridemia and low HDL-C level in subjects with high risk of coronary artery disease [J]. Peerj, 2019: 7.

[34] Baez-Duarte B G, Mendoza-Carrera F, Garcia-Zapien A, et al. Glutathione Peroxidase 3 Serum Levels and GPX3 Gene Polymorphisms in Subjects with Metabolic Syndrome [J]. Archives of Medical Research, 2014, 45: 375-382.

[35] Ursini F, Travain V B, Cozza G, et al. A white paper on Phospholipid Hydroperoxide Glutathione Peroxidase (GPx4) forty years later [J]. Free Radical Biology and Medicine, 2022, 188: 117-133.

[36] Da Silva T N X, Angeli J P F, ngold I. GPX4: old lessons, new features [J]. Biochemical Society Transactions, 2022, 50: 1205-1213.

[37] Ursini F, Maiorino M. Lipid peroxidation and ferroptosis: The role of GSH and GPx4 [J]. Free Radical Biology and Medicine, 2020, 152: 175-185.

[38] Li Z, Zhu Z, Liu Y, et al. Function and regulation of GPX4 in the development and progression of fibrotic disease [J]. Journal of Cellular Physiology, 2022, 237: 2808-2824.

[39] Kryukov G V, Castellano S, Novoselov S V, et al. Characterization of mammalian sele-noproteomes [J]. Science, 2003, 300: 1439-1443.

[40] Brigelius-Flohe R, Maiorino M. Glutathione peroxidases [J]. Biochimica Et Biophysica Acta-General Subjects, 2013, 1830: 3289-3303.

[41] Maiorino M, Aumann K D, Brigelius-Flohe R, et al. Probing the presumed catalytic tri-ad of selenium-containing peroxidases by mutational analysis of phospholipid hydroperox-ide glutathione-peroxidase (PHGPX). Biological Chemistry Hoppe-Seyler, 1995, 376: 651-660.

[42] Scheerer P, Borchert A, Krauss N, et al. Structural basis for catalytic activity and en-zyme polymerization of phospholipid hydroperoxide glutathione peroxidase-4 (GPx4) [J]. Biochemistry, 2007, 46: 9041-9049.

[43] Tosatto S C E, Bosello V, Fogolari F, et al. The catalytic site of glutathione peroxida-ses [J]. Antioxidants & Redox Signaling, 2008, 10: 1515-1525.

[44] Toppo S, Vanin S, Bosello V, et al. Evolutionary and structural insights into the multi-faceted glutathione peroxidase (Gpx) superfamily [J]. Antioxidants & Redox Signa-ling, 2008, 10: 1501-1513.

[45] Sandstrom P A, Mannie M D, Buttke T M. Inhibition of activation-induced death in T-cell hybridomas by thiol antioxidants - oxidative stress as a mediator of apoptosis [J]. Journal of Leukocyte Biology, 1994, 55: 221-226.

[46] Chu F F, Doroshow J H, Esworthy R S. Expression, characterization, and tissue dis-tribution of a new cellular selenium-dependent glutathione-peroxidase, gshpx-gi [J]. Journal of Biological Chemistry, 1993, 268: 2571-2576.

[47] Mork H, Lex B, Scheurlen M, et al. Expression pattern of gastrointestinal selenopro-teins-Targets for selenium supplementation [J]. Nutrition and Cancer-an International Journal, 1998, 32: 64-70.

[48] Yamamoto Y, Nagata Y, Niki E, et al. Plasma glutathione-peroxidase reduces phos-phatidylcholine hydroperoxide [J]. Biochemical and Biophysical Research Communica-tions, 1993, 193: 133-138.

[49] Ciappellano S, Testolin G, Porrini M. Effects of durum-wheat dietary selenium on gluta-thione-peroxidase activity and se content in long-term-fed rats [J]. Annals of Nutrition and Metabolism, 1989, 33: 22-30.

[50] Bellomo G, Maggi E, Palladini G, et al. Endogenous and exogenous antioxidants and the generation of antigenic epitopes in oxidatively-modified LDL [J]. Biofactors, 1997, 6: 91-98.

[51] Brigelius-Flohe R, Friedrichs B, Maurer S, et al. Interleukin-1-induced nuclear factor

kappa B activation is inhibited by overexpression of phospholipid hydroperoxide glutathi-one peroxidase in a human endothelial cell line [J]. Biochemical Journal, 1997, 328: 199-203.

[52] Shema R, Kulicke R, Cowley G S, et al. Synthetic lethal screening in the mammalian central nervous system identifies Gpx6 as a modulator of Huntington's disease [J]. Proceedings of the National Academy of Sciences of the United States of America, 2015, 112: 268-272.

[53] Sun Q A, Wu Y L, Zappacosta F, et al. Redox regulation of cell signaling by selenocysteine in mammalian thioredoxin reductases [J]. Journal of Biological Chemistry, 1999, 274: 24522-24530.

[54] Sandalova T, Zhong L W, Lindqvist Y, et al. Three-dimensional structure of a mammalian thioredoxin reductase: Implications for mechanism and evolution of a selenocysteine-dependent enzyme [J]. Proceedings of the National Academy of Sciences of the United States of America, 2001, 98: 9533-9538.

[55] Zhong L W, Holmgren A. Essential role of selenium in the catalytic activities of mammalian thioredoxin reductase revealed by characterization of recombinant enzymes with selenocysteine mutations [J]. Journal of Biological Chemistry, 2000, 275: 18121-18128.

[56] Zhong L W, Arner E S J, Holmgren A. Structure and mechanism of mammalian thioredoxin reductase: The active site is a redox-active selenolthiol/selenenylsulfide formed from the conserved cysteine-selenocysteine sequence [J]. Proceedings of the National Academy of Sciences of the United States of America, 2000, 97: 5854-5859.

[57] Schallreuter K U, Hordinsky M K, Wood J M. Thioredoxin reductase - role in free-radical reduction in different hypopigmentation disorders [J]. Archives of Dermatology, 1987, 123: 615-619.

[58] Chopra M, Thurnham D I. Clinical nutrition and metabolism group symposium on 'Nutrition and antioxidants' - Antioxidants and lipoprotein metabolism [J]. Proceedings of the Nutrition Society, 1999, 58: 663-671.

[59] Holmgren A, Sengupta R. The use of thiols by ribonucleotide reductase [J]. Free Radical Biology and Medicine, 2010, 49: 1617-1628.

[60] Padovani D, Mulliez E, Fontecave M. Activation of class Ⅲ ribonucleotide reductase by thioredoxin [J]. Journal of Biological Chemistry, 2001, 276: 9587-9589.

[61] StGermain D L, Galton V A. The deiodinase family of selenoproteins [J]. Thyroid, 1997, 7: 655-668.

[62] Kohrle J. Local activation and inactivation of thyroid hormones: the deiodinase family [J]. Molecular and Cellular Endocrinology, 1999, 151: 103-119.

[63] Kohrle J. The deiodinase family: selenoenzymes regulating thyroid hormone availability and action [J]. Cellular and Molecular Life Sciences, 2000, 57: 1853-1863.

[64] Darras V M, Van Herck S L J. Iodothyronine deiodinase structure and function: from ascidians to humans [J]. Journal of Endocrinology, 2012, 215: 189-206.

[65] Gereben B, Zavacki A M, Ribich S, et al. Cellular and Molecular Basis of Deiodinase-Regulated Thyroid Hormone Signaling [J]. Endocrine Reviews, 2008, 29: 898-938.

[66] Leonard J L, Simpson G, Leonard D M. Characterization of the protein dimerization domain responsible for assembly of functional selenodeiodinases [J]. Journal of Biological Chemistry, 2005, 280: 11093-11100.

[67] Callebaut I, Curcio-Morelli C, Mornon J P, et al. The iodothyronine selenodeiodinases are thioredoxin-fold family proteins containing a glycoside hydrolase clan GH-A-like structure [J]. Journal of Biological Chemistry, 2003, 278: 36887-36896.

[68] Bianco A C, Larsen P R. Cellular and structural biology of the deiodinases [J]. Thyroid, 2005, 15: 777-786.

[69] Bianco A C, Kim B W. Deiodinases: implications of the local control of thyroid hormone action [J]. Journal of Clinical Investigation, 2006, 116: 2571-2579.

[70] Bianco A C, Salvatore D, Gereben B, et al. Biochemistry, cellular and molecular biology, and physiological roles of the iodothyronine selenodeiodinases [J]. Endocrine Reviews, 2002, 23: 38-89.

[71] Berry M J, Kieffer J D, Harney J W, et al. Selenocysteine confers the biochemical-properties characteristic of the type-I iodothyronine deiodinase [J]. Journal of Biological Chemistry, 1991, 266: 14155-14158.

[72] Saito Y. Selenium Transport Mechanism via Selenoprotein P-Its Physiological Role and Related Diseases [J]. Frontiers in Nutrition, 2021, 8.

[73] Burk R F, Hill K E. Selenoprotein-P-A selenium-rich extracellular glycoprotein [J]. Journal of Nutrition, 1994, 124: 1891-1897.

[74] Xia Y M, Hill K E, Byrne D W, et al. Effectiveness of selenium supplements in a low-selenium area of China [J]. American Journal of Clinical Nutrition, 2005, 81: 829-834.

[75] Valentine W M, Hill K E, Austin L M, et al. Brainstem axonal degeneration in mice with deletion of selenoprotein P [J]. Toxicologic Pathology, 2005, 33: 570-576.

[76] Schomburg L, Schweizer U, Kohrle J. Selenium and selenoproteins in mammals: extraordinary, essential, enigmatic [J]. Cellular and Molecular Life Sciences, 2004, 61: 1988-1995.

[77] Schomburg L, Riese C, Michaelis M, et al. Synthesis and metabolism of thyroid hormones is preferentially maintained in selenium-deficient transgenic mice [J]. Endocri-

nology，2006，147.

[78] Sasakura C，Suzuki K T. Biological interaction between transition metals（Ag，Cd and Hg），selenide/sulfide and selenoprotein P [J]. Journal of Inorganic Biochemistry，1998，71：159-162.

[79] Whanger P D. Selenium and the brain：A review [J]. Nutritional Neuroscience，2001，4：81-97.

[80] Traulsen H，Steinbrenner H，Buchczyk D P，et al. Selenoprotein P protects low-density lipoprotein against oxidation [J]. Free Radical Research，2004，38：123-128.

[81] Steinbrenner H，Alili L，Bilgic E，et al. Involvement of selenoprotein P in protection of human astrocytes from oxidative damage [J]. Free Radical Biology and Medicine，2006，40：1513-1523.

[82] Burk R F，Hill K E. Selenoprotein P：An extracellular protein with unique physical characteristics and a role in selenium homeostasis [J]. Annual Review of Nutrition，2005，25：215-235.

[83] Calvo A，Xiao N Q，Kang J，et al. Alterations in gene expression profiles during prostate cancer progression：Functional correlations to tumorigenicity and down-regulation of selenoprotein-P in mouse and human tumors [J]. Cancer Research，2002，62：5325-5335.

[84] Tanaka T，Kondo S，Iwasa Y，et al. Expression of stress-response and cell proliferation genes in renal cell carcinoma induced by oxidative stress [J]. American Journal of Pathology，2000，156：2149-2157.

[85] Whanger P D. Selenoprotein W：a review [J]. Cellular and Molecular Life Sciences，2000，57：1846-1852.

[86] Yu D，Zhang Z w，Yao H d，et al. Antioxidative role of selenoprotein W in oxidant-induced chicken splenic lymphocyte death [J]. Biometals，2014，27：277-291.

[87] Jeong D W，Kim T S，Chung Y W，et al. Selenoprotein W is a glutathione-dependent antioxidant in vivo [J]. Febs Letters，2002，517：225-228.

[88] Franco A A，Odom R S，Rando T A. Regulation of antioxidant enzyme gene expression in response to oxidative stress and during differentiation of mouse skeletal muscle [J]. Free Radical Biology and Medicine，1999，27：1122-1132.

[89] Kim H Y，Gladyshev V N. Methionine sulfoxide reduction in mammals：characterization of methionine-R-sulfoxide reductases [J]. Molecular Biology of the Cell，2004，15：1055-1064.

[90] Kryukov G V，Kumar R A，Koc A，et al. Selenoprotein R is a zinc-containing stereospecific methionine sulfoxide reductase [J]. Proceedings of the National Academy of

Sciences of the United States of America，2002，99：4245-4250.

[91] Marshall J R，Sakr W，Wood D，et al. Design and progress of a trial of selenium to prevent prostate cancer among men with high-grade prostatic intraepithelial neoplasia [J]. Cancer Epidemiology Biomarkers & Prevention，2006，15：1479-1484.

[92] Stadtman E R. Protein oxidation and aging [J]. Free Radical Research，2006，40：1250-1258.

[93] Varlamova E G. Participation of selenoproteins localized in the ER in the processes occurring in this organelle and in the regulation of carcinogenesis-associated processes [J]. Journal of Trace Elements in Medicine and Biology，2018，48：172-180.

[94] Shchedrina V A，Everley R A，Zhang Y，et al. Selenoprotein K Binds Multiprotein Complexes and Is Involved in the Regulation of Endoplasmic Reticulum Homeostasis [J]. Journal of Biological Chemistry 2011，286：42937-42948.

[95] Lu C，Qiu F，Zhou H，et al. Identification and characterization of selenoprotein K：An antioxidant in cardiomyocytes [J]. Febs Letters，2006，580：5189-5197.

[96] Du S，Zhou J，Jia Y，et al. SelK is a novel ER stress-regulated protein and protects HepG2 cells from ER stress agent-induced apoptosis [J]. Archives of Biochemistry and Biophysics，2010，502：137-143.

[97] Meusser B，Hirsch C，Jarosch E，et al. ERAD：the long road to destruction [J]. Nature Cell Biology，2005，7：766-772.

[98] Shi X，Bi Y，Yang W，et al. Ca^{2+} regulates T-cell receptor activation by modulating the charge property of lipids [J]. Nature，2013，493：111.

[99] Kumaraswamy E，Malykh A，Korotkov K V，et al. Structure-expression relationships of the 15-kDa selenoprotein gene - Possible role of the protein in cancer etiology [J]. Journal of Biological Chemistry，2000，275：35540-35547.

[100] Korotkov K V，Kumaraswamy E，Zhou Y，et al. Association between the 15-kDa selenoprotein and UDP-glucose：glycoprotein glucosyltransferase in the endoplasmic reticulum of mammalian cells [J]. Journal of Biological Chemistry，2001，276：15330-15336.

[101] Labunskyy V M，Ferguson A D，Fomenko D E，et al. A novel cysteine-rich domain of Sep15 mediates the interaction with UDP-glucose：glycoprotein glucosyltransferase [J]. Journal of Biological Chemistry，2005，280：37839-37845.

[102] Ferguson A D，Labunskyy V M，et al. NMR structures of the selenoproteins Sep15 and SelM reveal redox activity of a new thioredoxin-like family [J]. Journal of Biological Chemistry，2006，281：3536-3543.

[103] Apostolou S，Klein J O，Mitsuuchi Y，et al. Growth inhibition and induction of apop-

tosis in mesothelioma cells by selenium and dependence on selenoprotein SEP15 geno-type [J]. Oncogene, 2004, 23: 5032-5040.

[104] Cheung T H, Chung T K H, Poon C S, et al. Allelic loss on chromosome 1 is associated with tumor progression of cervical carcinoma [J]. Cancer, 1999, 86: 1294-1298.

[105] Korotkov K V, Novoselov S V, Hatfield D L, et al. Mammalian selenoprotein in which selenocysteine (Sec) incorporation is supported by a new form of Sec insertion sequence element [J]. Molecular and Cellular Biology, 2002, 22: 1402-1411.

[106] Moghadaszadeh B, Petit N, Jaillard C, et al. Mutations in SEPN1 cause congenital muscular dystrophy with spinal rigidity and restrictive respiratory syndrome [J]. Nature Genetics, 2001, 29: 17-18.

[107] Rederstorff M, Krol A, Lescure A. Understanding the importance of selenium and sel-enoproteins in muscle function [J]. Cellular and Molecular Life Sciences, 2006, 63: 52-59.

[108] Grumolato L, Ghzili H, Montero-Hadjadje M, et al. Selenoprotein T is a PACAP-reg-ulated gene involved in intracellular Ca^{2+} mobilization and neuroendocrine secretion [J]. Faseb Journal, 2008, 22: 1756-1768.

[109] Hamieh A, Cartier D, Abid H, et al. Selenoprotein T is a novel OST subunit that reg-ulates UPR signaling and hormone secretion [J]. Embo Reports, 2017, 18: 1935-1946.

[110] Guimaraes M J, Peterson D, Vicari A, et al. Identification of a novel selD homolog from Eukaryotes, Bacteria, and Archaea: Is there an autoregulatory mechanism in sel-enocysteine metabolism [J]. Proceedings of the National Academy of Sciences of the United States of America, 1996, 93: 15086-15091.

[111] Tamura T, Yamamoto S, Takahata M, et al. Selenophosphate synthetase genes from lung adenocarcinoma cells: Sps1 for recycling L-selenocysteine and Sps2 for selenite as-similation [J]. Proceedings of the National Academy of Sciences of the United States of America, 2004, 101: 16162-16167.

[112] Cao L, Pechan T, Lee S, et al. Identification of Selenoprotein H Isoforms and Impact of Selenoprotein H Overexpression on Protein But Not mRNA Levels of 2 Other Seleno-proteins in 293T Cells [J]. The Journal of nutrition, 2021, 151: 3329-3338.

[113] Novoselov S V, Kryukov G V, Xu X M, et al. Selenoprotein H is a nucleolar thiore-doxin-like protein with a unique expression pattern [J]. Journal of Biological Chemis-try, 2007, 282: 11960-11968.

[114] Panee J, Stoytcheva Z R, Liu W, et al. Selenoprotein H is redox-sensing high mobility group family DNA-binding protein that up-regulates genes involved in glutathione syn-

thesis and phase Ⅱ detoxification [J]. Journal of Biological Chemistry, 2007, 282: 23759-23765.

[115] Nunes L G A, Pitts M W, Hoffmann P R. Selenoprotein Ⅰ (selenoi) as a critical enzyme in the central nervous system [J]. Archives of biochemistry and biophysics, 2022, 729: 109376.

第四章　硒抗氧化与免疫调节

　　氧化应激是细胞常见的应激状态，指胞内氧化与抗氧化作用失衡且倾向于氧化，进而导致氧化信号调控机制异常及大分子氧化损伤的一种应激状态。硒作为人与动物必需的微量元素，在机体内主要通过硒蛋白的形式发挥抗氧化作用，而在细胞培养模型、啮齿动物模型、畜禽研究和人体中，充分的膳食硒及其在免疫中的重要性已经得到证明，硒缺乏会导致免疫力低下，从而增加某些疾病的易感性，甚至可能致癌并加速衰老。硒还可以通过调节内分泌系统影响包括免疫系统在内的机体调控系统稳定性，而由于氧化还原失衡导致 ROS 产生过多或活性氧清除减少，通过细胞内生物分子功能受损导致细胞功能受损和细胞衰老，已成为自由基致衰老的主要原因，并与细胞氧化还原失衡密切相关。

　　2021 年，《食品安全国家标准　预包装食品营养标签通则》（GB 28050—2011）征求意见稿新增硒元素的功能声称用语：硒有抗氧化作用；硒有助于维持免疫系统的正常生理功能。这也说明国家标准层面正在逐步认可硒对人体营养健康的作用。本章将围绕硒元素的抗氧化、维持免疫系统正常功能、调节内分泌展开阐述，并探寻硒对人体健康的调节作用。

第一节　硒抗氧化作用与机制

　　人体在代谢过程中会不断通过非酶促反应和酶促反应产生活性氧，每日有 1‰～3‰ 的摄入氧转变为超氧阴离子及其活性衍生物。生理状态下，代谢产生的 ROS 能被体内抗氧化系统清除，氧化应激是体内 ROS 的产生与清除失衡的一种状态，ROS 和抗氧化系统之间的良好平衡对于细胞的正常功能至关重要。

硒在机体内主要通过硒蛋白的形式发挥抗氧化作用，GPx 家族与 TrxR 都是机体最重要的氧化还原平衡的调控蛋白。此外，硒蛋白中的 Sec 在生理学 pH 下是一个很好的亲核基团。具体而言，硒蛋白及硒化物如何在机体中与 ROS 等氧化剂博弈，将会在本节中作出较为全面的阐述。

一、氧化还原系统与氧化应激

活性氧（reactive oxygen species，ROS）和活性氮自由基（reactive nitrogen species，RNS）水平升高是导致细胞氧化应激的主要因素。ROS 在细胞内作用机制复杂：低水平的 ROS 作为第二信使，在细胞增殖、分化和生存等多种正常细胞活动中发挥关键调控作用；过度累积的 ROS 则会作用于脂质、蛋白质以及核酸等大分子，影响蛋白功能，造成脂质过氧化和 DNA、RNA 损伤，发挥促进肿瘤等多种疾病发生和发展的作用。ROS 水平如果不断累积，一旦超过死亡阈值，则会促进细胞衰老、细胞凋亡、铁死亡等生物学进程的发生。

1. ROS 的来源

ROS 是介导细胞氧化应激的重要分子，主要包括超氧阴离子自由基（$O_2 \cdot^-$）、过氧化氢（H_2O_2）以及羟基自由基（$\cdot OH$），其来源可被笼统地划分为内源性和外源性两条途径（图 4-1）。线粒体是细胞内 ROS 的主要来源，在线粒体氧化磷酸化过程中，线粒体内膜呼吸链复合物（主要是复合物 I 和 III）将电子传递给氧气（O_2），使得一部分 O_2 被还原成 $O_2 \cdot^-$。少量 $O_2 \cdot^-$ 可通过线粒体膜通透性转换孔（mitochondrial permeability transition pore，MPTP）被释放出线粒体，而大量 $O_2 \cdot^-$ 则在线粒体超氧化物歧化酶（superoxide dismutase，SOD）的作用下被还原成 H_2O_2，后者再自由扩散出线粒体，发挥信号转导或氧化损伤的作用。内质网中进行的蛋白质折叠加工过程以及过氧化物酶体中过氧化物酶的活化也可以促进 ROS 的产生。除此之外，烟酰胺腺嘌呤二核苷酸磷酸氧化酶（nicotinamide adenine dinucleotide phosphate oxidases，NOX）等产生的 ROS 也是细胞质中内源性 ROS 的重要来源之一。

有研究表明，在肿瘤发生过程中，癌基因的异常激活或抑癌基因的失活，以及代谢酶的突变等均可通过调控上述途径导致细胞内 ROS 水平升高。例如，低氧是实体肿瘤的重要微环境特征之一。低氧应激可以改变细胞内电子传递链的蛋白质组成、线粒体功能等，促进 ROS 的产生。又如放化疗作为目前广谱性最高的肿瘤治疗策略，诱导高剂量 ROS 介导的氧化应激是其发挥杀害杀伤效应的重要机制。而微生物作用、寄生虫感染、电离辐射、化学污染、空气污染、低氧、药物治疗等则是诱导 ROS 产生的主要外源因素。

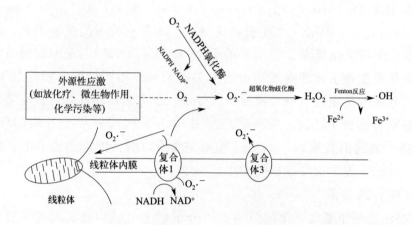

图 4-1　细胞中 ROS 的主要来源

2. 氧化还原稳态调控机制

适当的氧化还原平衡是严格调控的，对维持机体内稳态和细胞生理功能至关重要（图 4-2）。然而，如果 ROS 水平急剧增加，超过细胞抗氧化防御系统的能力，ROS 可以诱导多种损伤与疾病。抗氧化防御系统包括两大部分，即抗氧化酶和小分子抗氧化剂。它们有助于调节氧化还原平衡和维持细胞内稳态，在维持 ROS 稳定状态中必不可少。

（1）抗氧化酶　抗氧化酶在清除自由基、维持氧化还原稳态中发挥关键作用。主要包括：超氧化物歧化酶（SOD）、过氧化氢酶（catalase，CAT）、硫氧还蛋白酶（TrxR）、谷氧还蛋白酶（glutaredoxin，Grx）、过氧化物氧还蛋白（peroxiredoxin，Prx）、GPx、GSH-S-转移酶（glutathi-

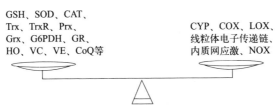

图 4-2 细胞中的抗氧化剂调节系统

one S-transferase，GST）、GSH 还原酶（glutathione reductase，GR）、血红素加氧酶（heme oxygenase，HO）和葡萄糖-6-磷酸脱氢酶（glucose-6-phosphate dehydrogenase，G6PDH）等。

SOD 可催化超氧阴离子自由基歧化为 H_2O_2 和 O_2，是抗氧化反应体系的重要代谢酶。不同亚型的 SOD 可定位于线粒体、细胞膜或细胞外，发挥依赖于细胞定位的抗氧化功能。CAT 是一种常见的抗氧化酶，几乎存在于所有接触 O_2 的生物体中。CAT 催化 H_2O_2 分解为水和 O_2，它是一种效率最高的抗氧化酶。巯基依赖性抗氧化系统主要由 GSH、Trx、Grx 和 Prx 组成。这些抗氧化蛋白作为电子供体，形成一个有效的抗氧化防御系统。

GSH 是最重要的亲水抗氧化剂，通过维持和调节巯基氧化还原状态在各种细胞过程中发挥关键作用。在生理条件下，还原性 GSH 是谷胱甘肽的主要形式。在病理条件下或在亲电试剂的作用下，GSH 可直接或由多种酶催化形成 GSSG（GSH 氧化形式）或 GSSR（谷胱甘肽化半胱氨酸衍生物），保护细胞免受潜在的损伤。GSH 与 GSSG 的比值是氧化还原环境的一个重要指标。

参与 GSH 代谢的重要酶有 GPx、GST 和 GR。GSH 还原氢过氧化物需要 GPx 的催化。GPx 作为重要的硒蛋白家族成员，在前面的章节做了详细的介绍。GST 通过催化谷胱甘肽与极性底物的结合来解毒外来化合物。GST 由微粒酶和可溶性酶组成，GST 微粒体定位于膜中，负责调控二十二醇类和谷胱甘肽的代谢。GSSG 和 GSSR 在 NADPH 依赖性的 GR 以及 Trx/Grx 系统的催化下可还原为 GSH。

硫氧还蛋白（Trx）系统由 NADPH、TrxR 和 Trx 组成。它是一种初级二硫还原酶系统，功能是向酶提供电子。Trx 和 GSH 抗氧化系统是哺乳动物细胞中两个主要依赖硫醇的抗氧化系统。Trx 系统与 GSH 系统是并行工作的，有很多重叠的功能。Trx 系统可作为还原氧化 GSH 的替代系统。

Grx 是一组 GSH 依赖的氧化还原酶，最初被发现是核糖核苷酸还原酶的电子供体，核糖核苷酸还原酶是 DNA 合成和增殖所必需的酶。迄今为止，在哺乳动物中发现了 4 个 Grx 即 Grx1、Grx2、Grx3 和 Grx5。Grx 通过单硫醇和二硫醇的催化作用调节二硫还原和去谷胱甘肽化。Grx 使用 GSH 作为电子供体。蛋白质二硫化物被还原后，Grx 同工酶的氧化形式可以被 GSH 和铁氧还蛋白或 NADPH 依赖的 TrxR 还原。在生理水平上，GSH 和 Grx 可以作为 TrxR 的备份，减少 Trx 的氧化形式。

（2）非酶抗氧化物　除了酶促抗氧化剂，还有许多非酶促抗氧化剂，通过清除自由基中间体来终止氧化还原反应。这些抗氧化剂要么在体内合成，要么从天然物质中吸收。它们通常被分为水溶性抗氧化剂（包括维生素 C、硫辛酸、尿酸）和脂溶性抗氧化剂（包括胡萝卜素、维生素 E、辅酶 Q）。此外，大量的天然物质如茶多酚、白藜芦醇、黄酮等具有氧化还原调节作用。这些物质通过直接消除 ROS，间接激活关键转录因子或抗氧化酶，来调节氧化还原状态。

二、硒蛋白抗氧化作用机制

硒具有保护细胞和组织免受氧化应激的抗氧化作用，从而维持细胞内的氧化还原状态。超营养硒膳食可确保机体适当的抗氧化防御，以维持机体的正常功能。硒的抗氧化活性一般与硒蛋白相关联。迄今为止，已经在人类发现的 25 种硒蛋白中，氧化还原活性已知的有 TrxR、GPx、SelR、SelO、SelP、Sep15、SelM、SelK、SelW 和 SelS 等。

1. GPx 的抗氧化作用

GPx 是一种细胞内抗氧化酶，以 GSH 为主要辅助因子，通过催化过氧化氢、脂质氢过氧化物和有机氢过氧化物还原为水或相应的醇来保护机体免受氧化应激。GPx 的 Sec 残基中的硒醇被 H_2O_2 或其他氧化剂氧化，生成 GPx-SeOH。然后，GPx-SeOH 通过两个步骤转化为硒醇。首先，GPx-SeOH 与 GSH 反应生成亚硒酰硫化物（GPx-SeSG）。随后，第二个 GSH 将 GPx-SeSG 还原为硒醇。值得注意的是，由于高水平的氧化应激或低水平的 GSH 浓度，GPx-SeOH 可能被过度氧化为硒酸（GPx-SeO_2H），见图 4-3。

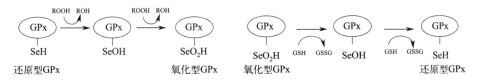

图 4-3　GPx 催化的氧化还原循环

哺乳动物的 GPx 有 8 种异构体，其中 GPx1（普遍存在的，胞质的）、GPx2（肠胃特异性的）、GPx3（血浆）、GPx4（磷脂过氧化氢）和 GPx6（嗅觉）在活性催化位点含有 Sec 残留，因此可以与 GSH 联合催化 H_2O_2 和脂质过氧化氢还原，效率更高。

GPx1 是第一个被发现的硒酶，位于细胞质中，也是最丰富的 GPx，在几乎所有哺乳动物的组织中都有发现。GPx1 能还原 H_2O_2 和有机过氧化氢，包括过氧化叔丁基和过氧化异丙烯。其过氧化物酶活性和表达受硒状态的影响。此外，它可催化亚油酸过氧化氢还原。

GPx2 的主要作用是保护肠上皮细胞免受氧化应激，维持黏膜内稳态。

GPx3 是 GPx 家族中唯一的胞外分泌成员，能够催化 H_2O_2、有机氢过氧化物和脂质氢过氧化物，从而降低系统性氧化应激。

GPx4 是唯一已知的可以减少脂质氢过氧化物的酶，脂质氢过氧化物出现在细胞膜上。与其他 GPx 不同的是，GPx4 不仅使用谷胱甘肽作为电子供体，而且当谷胱甘肽受限时，GPx4 还使用蛋白质硫醇作为还原底物。有研究表明硒在哺乳动物中的促生存作用主要是由 GPx4 介导的。GPx4 活性对维持脂质稳态、防止毒性脂质 ROS 积累至关重要，从而通过其对不可逆失活的内在抗性来阻断铁死亡。

2. TrxR 的抗氧化作用

TrxR 是 Trx 系统的重要组成部分。Trx/TrxR 系统作为一种蛋白质二硫化物氧化还原酶，维持细胞内底物蛋白的氧化还原状态（图 4-4），如核糖核酸酶还原酶、过氧化物还蛋白、糖皮质激素受体、转录因子和蛋白酪氨酸磷酸酶。TrxR 的两个亚基仅在二聚体形态下具有活性，并在活性同源二聚体 TrxR 中形成头尾模式。TrxR 是 Trx 功能不可或缺的，因为它是唯一催化 NADPH 依赖的 Trx 还原的酶。在哺乳动物中发现了三种 TrxR 的异构体：胞质 TrxR（TrxR1）、线粒体 TrxR（TrxR2）和睾丸特异 TrxR（TrxR3）。三种酶在 C 端区域均含有保守的 Gly—Cys—Sec—Gly 序列，这是反应物和溶剂可及的。Sec 残基对 TrxR 还原酶氧化还原催化活性至关重要。哺乳动物 TrxR1 和 TrxR2 还有另一个保守位点，即 Cys—Val—Asn—Val—Gly—Cys 基序，该基序与位于 N 端区域的黄素腺嘌呤二核苷酸相邻。由于这两个保守位点的存在，哺乳动物的 TrxR 具有比直接减少 TrxR 更多面的特性和功能。除了 Trx，哺乳动物的 TrxR 还具有广泛的底物特异性。因此，它们可以减少蛋白质二硫化物异构酶和许多其他蛋白质中的二硫化物。它们还能还原一些非二硫化物底物，如 H_2O_2、亚硒酸盐、脂质氢过氧化物、抗坏血酸、α-硫辛酸、脱氢抗坏血酸和细胞色素 C 等。

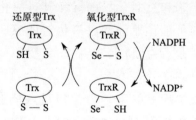

图 4-4　TrxR 催化的氧化还原循环

3. 硒蛋白 R 的抗氧化作用

SelR（也被称为 MsrB1）是一种抗氧化酶，它使用 Met 来保护细胞大分子免受氧化应激。Met 作为一种含硫氨基酸，容易被 ROS 氧化为 Met 亚砜。Met 亚砜还原酶（Msr），如 SelR，则将 Met 亚砜还原为 Met。Met 亚砜包含两种非对映体形式，Met-S-亚砜（Met-S-SO）和 Met-R-亚砜（Met-*R*-SO）。

与其他 Msr 酶一样，SelR 是一种氧化还原酶，需要 Trx/TrxR/NADPH 将其氧化态循环到还原态。SelR 除了对蛋白结合的 Met-*R*-SO 具有催化活性外，还发挥着修复氧化蛋白的作用，从而保护蛋白的结构和功能免受氧化应激的影响。SelR 还通过蛋白质中 Met 残基的可逆氧化和还原来调节生物过程。Met 残基在某些位点被 ROS 或酶氧化通常会导致蛋白质功能的变化，然后通过 SelR 催化的 Met 残基还原来逆转这一变化。例如，有研究发现 MICAL 蛋白对肌动蛋白中 44 个和 47 个 Met 残基的立体特异性氧化导致的 F-肌动蛋白解体可以被 SelR 缓解。

4. 硒蛋白 O 的抗氧化作用

SelO 是 25 种哺乳动物硒蛋白中最大的蛋白，在脑、心、肝、肾、肺和胃等多种器官中表达。哺乳动物 SelO 位于线粒体中，C 端—CXXU—基序的出现表明，SelO 可能具有氧化还原活性的 Sec 残基，类似于其他硫醇依赖的氧化还原酶。SelO 在氧化应激反应中发挥作用，并通过 AMP 化和谷氧还蛋白调控全局 *S*-谷胱甘肽化水平。此外，SelO 已被证明在软骨细胞活力、增殖和软骨分化中发挥重要作用。然而，SelO 的生理功能仍不清楚。因此，需要进一步研究来阐明它的生理功能、在疾病中的作用以及与其他氧化还原酶的联系。

5. 硒蛋白 W 的抗氧化作用

SelW 中的 Sec 残留在—CXXU—氧化还原基 N 端区域。基于—CXXU—基序及硫氧还蛋白样折叠结构，SelW 具有氧化还原酶活性的结构基础，大量研究报道也证实了 SelW 的抗氧化活性：在人神经元细胞中，SelW 可通过调节 GSH 水平而作为 MeHg 靶分子，揭示了 SelW 与抗氧化分子 GSH 的关系。出生后 8 天和 20 天大鼠的大脑中，SelW 蛋白表达显著升高并伴随抗氧化酶 SOD1、SOD2 的升高，而通过 RNA 干扰的方法将大鼠原代培养大脑皮质细胞中 SelW 敲低后，细胞 TUNEL 凋亡染色升高，并对 H_2O_2 诱导的氧化应激更加敏感，表明 SelW 在大鼠神经发育及抵抗氧化应激过程中具有重要作用。

在人肺癌细胞中，SelW 的过表达显著降低了细胞对 H_2O_2 的敏感性，同时通过点突变氨基酸 Sec-13 或 Cys-37，证实这两个氨基酸在 SelW 抗氧化活性调节中发挥着重要的作用，并发现 SelW 的抗氧化活性具有 GSH、Sec-13 和 Cys-37 依赖性。另外，SelW 在神经胶质细胞、鼠胚神经细胞、鸡脾脏淋巴细胞以及变异小鼠中都具有调节氧化还原功能，是机体及细胞内不可或缺的抗氧化硒蛋白。通过其氧化还原功能 SelW 常与细胞损伤、凋亡、氧化应激联系到一起，并在细胞周期调节、硒蛋白表达调控、炎症与免疫调节等功能中扮演重要角色。总之，SelW 氧化还原活性是联系 SelW 与机体或细胞损伤及其他生物学功能的关键。

6. 其他硒蛋白抗氧化作用

SelS 是一种具有广泛组织分布的单通跨膜蛋白，存在于肝脏、肾脏、脂肪组织、骨骼肌、胰岛和血管中。SelS 参与 ERAD 通路，负责运输未折叠或错误折叠蛋白从内质网到细胞质，随后通过泛素-蛋白酶体系统降解。SelS 是一种依赖 Trx 的还原酶，可催化 H_2O_2 和异丙烯的氢过氧化物还原。此外，SelS 还可调节 IL-6 等炎症细胞因子在受刺激的星形胶质细胞中的产生。这表明 SelS 与炎症、氧化应激和内质应激有关。

SelT 具有硫氧还蛋白样褶皱和保守的—CXXU—基序。SelT 的敲低可增加参与氧化还原调控的 Cbr3 和 SelW 的表达，从而支持 SelT 可能为氧化还原酶的观点。研究发现，PC12 细胞中含有 Sec 的 SelT 过表达会增加细胞内 Ca^{2+} 浓度，但 SelT 中 Sec 向 Ala 的突变对 Ca^{2+} 的释放并没有影响，这表明 SelT 是通过具有氧化还原活性的 Sec 残基来调控细胞内 Ca^{2+} 的动员。在帕金森病的动物模型中，SelT 可以保护神经元免受氧化应激，并预防早期和严重的运动损伤。

在人类骨骼肌细胞中，SelN 对于赋予抗氧化应激能力和维持 Ca^{2+} 稳态发挥着重要作用。存在 *SelN* 缺陷的成纤维细胞和肌肉细胞对 H_2O_2 诱导的氧化应激的敏感性会增加。值得注意的是，在 SelN 表达不足的肌肉细胞中，ROS/NO 可通过调节 Ca^{2+} 通道来调节细胞内 Ca^{2+} 浓度，从而导致 Ca^{2+} 的过度释放。

三、非酶硒化物的抗氧化作用

人体内 GPx 中的硒约占人体总硒量的 1/3，另外 2/3 的硒包括含硒蛋白质和一些非硒化合物，其中有些非酶硒也在体内发挥抗氧化作用，包括：①清除脂质过氧化自由基中间产物；②分解脂质过氧化物；③修复水化自由基等引起的硫化合物的分子损伤；④在水化自由基破坏生命物质之前将其清除或转变为稳定化合物；⑤催化巯基化合物作为保护剂的反应。

1. 非酶硒化物与脂质过氧自由基的作用

生命体系中对自由基进攻最敏感的是多不饱和脂肪酸，而构成生物膜基质的主要成分磷脂则含有大量的不饱和脂肪酸，所以特别易受自由基攻击。氧在非极性介质中的溶解度比在极性介质中大 7~8 倍，故在生物膜磷脂双分子层中部的疏水区内，有可能造成较高的氧浓度。再者，对脂质过氧化具催化作用的铁配合物，如血红蛋白，常与膜脂紧密相连。这些都为生物膜的脂质过氧化提供了有利条件。有人认为，对生物体而言，一般所谓的活性氧损伤，主要是通过脂质过氧化对细胞膜的损伤造成的。Shamberger 则认为，在硒的特殊生化功能中，最重要的就是防止生物膜的脂质过氧化。

在脂质过氧化过程中，脂质过氧自由基 ROO·（或 LOO·）是自由基链式反应增殖阶段的主要稳态形式，其寿命长于 HO· 和 $^1O_2$，故在猝灭前有足够的时间与其他不饱和脂肪酸继续反应；其反应产物 ROOH 可转化为多种细胞毒性产物，故特别有害。在 Tapple 设想的硒化合物抗氧化作用中，首先提到的是清除脂质过氧化自由基中间产物，从而打断自由基链式反应，抑制脂质过氧化。

运用 ESR 技术，可直接观察硒化合物对生物膜上卵磷脂经紫外线照射产生的脂质过氧自由基的清除作用。研究发现，有机硒化合物的清除效果优于无机硒化合物，清除效果顺序为 Se（CH_2CH_2COOH）$_2$＞Se（CH_3CH_2CN）$_2$＞Se（CH_2COOH）$_2$＞SeO_2。鉴于脂质过氧自由基是较强的亲电自由基，在与硒化合物的相互作用中，硒原子可能作为电子供体，清除效果的顺序可能与不同硒化合物中硒原子提供电子的能力，以及不同硒化合物与磷脂不饱和脂肪酸链的亲和力大小有关。

鉴于生物体内存在的低分子量硒化合物大多具有 RSeR′ 或 RSeSeR′ 结构，其中 R 和 R′ 可相同或不同。ESR 检测发现，R 碳原子数为奇数时的消除效果较偶数时更佳。但随碳原子数增加，清除效果渐趋一致，此结果与 Schwarz 曾提出的硒化合物生物效应的"奇偶规律"相符合。

关于硒化合物非酶促的清除脂质过氧自由基的机制，Tapple 等曾提出，硒可能是通过形成硒中心自由基而起作用，其他学者曾通过实验发现辐射或光解可产生硒中心自由基。通过质谱分析发现，$Se(CH_2COOH)_2$ 在电子轰击下可裂解为 $SeCH_2COOH$ 碎片。在接近紫外线照射能量的电子轰击下，RSeSeR 可裂解为 RSeSe 碎片。这表明硒化合物分子有可能发生 Se-C 键断裂而生成硒中心自由基（·$SeCH_2COOH$ 及 RSeSe·）。当 RSeSeR 的 R 链上碳原子数为奇数时，有较多的 Se-C 键断裂，较多的 RSeSe 碎片存在；而为偶数时则较少。这与清除效果的"奇偶规律"相符合，表明清除过程可能是通过硒中心自由基进行的。硒化合物通过硒中心自由基清除脂质过氧自由基的可能性还得到了化学计算的支持，计算结果与实验结果具有良好的一致性。

2. 非酶硒化物与羟基自由基的作用

羟基自由基 HO· 是目前所知化学性质最活泼的活性氧自由基。机体中的 HO· 主要通过 Fenton 反应由过渡金属离子催化 O_2^- 与 H_2O_2 作用而来。机体中的水分子受辐射也可产生 HO·。HO· 反应性极强，在机体内一旦生成，可立即通过脱氢、加成或电子转移等方式与邻近生物分子，包括氨基酸、蛋白质、核酸、磷脂等发生反应，而且反应速率常数很大，极具破坏性，能造成多种生物分子、细胞和组织的氧化损伤，并被认为是生物膜脂质过氧化过程中，自由基链式反应的主要引发剂。

硒代氨基酸在对水溶液中氨基酸和蛋白质辐射损伤的保护作用中，可能的机制之一是硒代氨基酸可以作为自由基清除剂发挥作用，即在与水化自由基（HO·、H· 等）作用上与氨基酸竞争，其优势在于：①硒代氨基酸比硫氨基酸反应更快，硒原子 4p 电子电离能小于硫原子 3p 电子电离能，更易离子化而形成正离子自由基；②自由基中间产物具有更大的稳定性，由于有空的 4f 轨道存在，经脱氢而形成的硒中心自由基比相应的硫自由基更稳定。在水化自由基破坏生命物质之前，将其清除或转变为稳定化合物，是硒抗氧化作用的一个方面。

运用 ESR 技术可观察到硒化合物（SeMet 与亚硒酸钠）可明显衰减 Fenton 反应体系产生的 HO· 信号，而且随硒化合物浓度增加，ESR 信号衰减程度增大，表示清除 HO· 的作用增强。研究表明，SeMet 的清除能力强于亚硒酸钠，但它们的清除效果与硒浓度关系的曲线线型相似，这说明 SeMet 与亚硒酸钠清除 HO· 的机制可能相同，但其电子传递过程有待进一步明确。

3. 非酶硒化物与单线态氧的作用

单线态氧（$^1O_2$）是活性氧自由基形式之一，它不是自由基，而是激发态分子氧。$^1O_2$ 在体内可与光敏化合物发生光敏反应而产生，也可通过自由基相互作用，由其他活性氧自由基形式衍生而来。此外，一些酶促反应也可产生 $^1O_2$。体内产生的 $^1O_2$ 可进攻多种生物分子，也可作用于体内光敏物质本身，导致氧化损伤。$^1O_2$ 是脂质过氧化的引发剂之一。与其他引发剂不同，$^1O_2$ 不是通过脱氢，而是与多不饱和脂肪酸直接反应形成脂质过氧化物。

4. 非酶硒化物的毒性与促氧化

硒作为一种必需生物微量元素，一方面表现出重要的生物功能，另一方面在较高浓度下也表现出毒性，摄入过多可导致硒中毒。从毒理学上看，硒化合物的毒性可能主要表现于攻击特定的脱氢酶系统，尤其是琥珀酸脱氢酶，同时也涉及蛋氨酸腺苷转移酶和细胞色素氧化酶。其作用机制可能是破坏蛋白质中的巯基基团而抑制酶的活性。

Seko 等提出，硒化合物的毒性可能与其生成 ROS 的能力有关。他们在体外研究中观察到亚硒酸盐与 GSH 反应生成硒化物，后者与氧反应产生超氧阴离子和单质硒。这一过程可以被多种自由基清除剂显著抑制。这意味着过量的硒化合物可作为氧化剂，与硫醇反应产生 ROS。因此，只有在摄入适量的硒时，硒化合物才能发挥有益的氧化还原活性。

第二节　硒与免疫调节

1959 年，McConnell 发现给狗注射^{75}Se 后，这种同位素出现在白细胞中，证明了硒与免疫功能具有一定的关系。随后在细胞培养模型、啮齿动物模型、畜禽研究和人体中，充分的膳食硒及其在免疫中的重要性得到充分的证明。硒缺乏会导致免疫力低下，从而增加感染性疾病的易感性，甚至可能致癌。

补充硒在很大程度上是具有免疫刺激作用的，其影响范围很广，包括 T 细胞增殖、NK 细胞活性、先天免疫细胞功能等。虽然硒对许多免疫细胞功能至关重要，但作为一种提高普通人群免疫力的方法，广泛应用硒补充剂的好处多年来一直缺乏明确的支持。这表明需要对硒如何影响不同类型的免疫反应进行更精细的评估，并对其机制进行更深入的探索。

一、硒与免疫系统

在免疫系统的细胞内，硒主要以硒蛋白的形式执行抗氧化功能、参与蛋白质折叠、促进部分细胞信号的激活，或执行尚不明确的一些功能。

1. 硒在免疫系统中的分布与表达

（1）硒在免疫系统中的分布　研究表明小鼠脾脏中最丰富的硒蛋白 mRNA 包括 GPx1 和 GPx4、SelW、SelK 和 Sep15。将小鼠脾脏的 T 细胞与其他脾细胞分离后进行分析发现，T 细胞中最丰富的硒蛋白 mRNA 包括 GPx1、GPx4、Sep15、SelP 和 SelK。在对人类外周血中 T 细胞的分析发现，人类和小鼠 T 细胞之间存在有一些相似之处。例如在两种 T 细胞中都有高丰度的 GPx1、GPx4、Sep15 和 SelT，但 SelP 在小鼠中的丰度比人类 T 细胞要高得多。在小鼠巨噬细胞中，GPx1 和 GPx4、Sep15、SelP、SelK、SelR 和 TrxR1 是丰度最高的 mRNA。因此，小鼠的 T 细胞和巨噬细胞在硒蛋白表达模式上非常相似。这些研究都表明，部分硒蛋白如 DIO1、DIO2、DIO3 以及 GPx2 和 SelV，在淋巴组织或细胞中无法检测到，其表达水平很低。

免疫细胞在硒蛋白表达模式上与大多数其他细胞类型没有太大区别，参与氧化还原调节和蛋白质折叠的硒蛋白表达水平最高。但是 SelK 是一个例外，它没有表现出抗氧化剂和硒酶蛋白折叠中发现的氧化还原酶的特性，却在小鼠免疫组织中表达量特别高，这表明这种硒蛋白在免疫系统中发挥着重要作用。值得注意的是，硒蛋白在 T 细胞中的表达可能受到膳食水平和细胞的激活或分化状态的影响。在初始 T 细胞中低水平表达的硒蛋白可能在激活时表达水平增加，或可能在记忆 T 细胞中保持高水平。这些类型的变化说明一些相对低水平表达的硒蛋白具有重要的免疫调节作用。

（2）硒水平对免疫系统中硒蛋白表达的影响　与其他细胞类型相似，免疫细胞通过增加许多硒蛋白的表达来对增加的膳食硒做出反应，尽管并非所有硒蛋白都会受到相同的影响。在补充硒（$50\mu g/d$ 或 $100\mu g/d$ 亚硒酸钠）的人体研究中发现，与未补充硒的对照组相比，补充硒的个体的淋巴细胞中 GPx1 和 GPx4 活性都增加。对比接受富硒饮食（$50\sim200\mu g/d$ 的富硒酵母）和安慰剂的人，富硒饮食增加了外周血单核细胞中 SelR、SelW 和 SelS 的 mRNA 水平。富硒洋葱比富硒酵母在增加这三种硒蛋白 mRNA 水平方面效果更好，由此也印证硒补充剂的形式会影响硒在免疫系统中的生物利用度。

通过基因芯片技术在硒缺乏影响全基因表达的研究中发现，在硒缺乏条件下，免疫组织中某些硒蛋白 mRNA 比其他 mRNA 减少得更多。例如，结肠内排列着肠道相关的淋巴组织，研究者分析了 6 周硒中度缺乏（0.08mg/kg）或充足硒摄入（0.15mg/kg）的两种情况，发现硒缺乏会导致结肠硒蛋白 W、GPx1、SelH 和 SelM 的 mRNA 降低。此外，这些组织中炎症通路的 mRNA 减少，包括肿瘤坏死因子 α（TNF-α）和白介素 2（IL-2）。有趣的是，微量硒缺乏（0.08mg/kg）会导致十二指肠 TrxR1 和 GPx2 mRNA 上调，表明这些 mRNA 可能在硒蛋白 mRNA 中最丰富，一旦组织恢复到硒充足的状态，会首先被翻译。在连续 6 周服用 $100\mu g/d$ 硒酸钠的人体中，使用微阵列分析外周血淋巴细胞发现，受影响主要表现为核糖体蛋白和翻译因子基因表达增加。这说明免疫细胞中较低的硒含量对 GPx1 等抗氧化硒蛋白有较强的影响，并且会减少炎症信号通路中蛋白的转录。免疫细胞中较高的硒含量则会增加硒蛋白的表达。

（3）免疫激活对免疫系统中硒蛋白表达的影响　免疫细胞中重要的硒蛋白表达可能在激活过程中发生变化。mRNA 或蛋白质水平的主要波动并不单独表明单个硒蛋白在激活过程中的重要性，但识别硒蛋白组对激活的反应可以为每种蛋白质可能发挥的作用提供线索。Carlsonet 等证明，脂多糖（lipopolysaccharide，LPS）激活的小鼠巨噬细胞中，TrxR1 在 mRNA 和蛋白水平上的表达均显著增加。其他几个硒蛋白的表达，包括 GPx 家族，受 LPS 影响较小。这也表明 TrxR1 在活化的巨噬细胞中参与调节氧化还原状态的特殊作用。TNF 刺激的人中性粒细胞以 ROS 依赖的方式增加 GPx4 的表达，这表明硒蛋白 GPx4 在免疫激活过程中对保护细胞免受氧化损伤十分重要。

LPS 处理或 Fcc 受体（FccR）刺激小鼠巨噬细胞可增加两种内质网硒蛋白 SelK 和 SelS 的表达。对于 SelS，这可能与其在缓解内质网应激中的作用有关，内质网应激是由伴随巨噬细胞活化的蛋白加工增加引起的。与这些发现一致的是，在流感疫苗接种 7 天后，人类外周血单核细胞中 SelS 的 mRNA 表达增加。SelK 在 LPS 激活巨噬细胞过程中表达的增加与内质网应激关系不大，但与其在激活的巨噬细胞中诱导的 Ca^{2+} 通量和细胞信号转导的作用有关。有趣的是，Sep15 的 mRNA 在免疫细胞中高度丰富，在激活过程中其丰富度的增加可能反映了内质网中有限的 N-糖基化蛋白组折叠的需求增加。通过增加 Sep15 或其他内质网硒蛋白（如 SelM）表达来更有效地促进蛋白质折叠，可能是膳食硒在激活这些细胞时影响免疫细胞功能的一个重要机制。

2. 硒对免疫系统影响及机制

硒可以影响先天免疫系统和获得性免疫系统（图 4-5），中性粒细胞、巨噬细胞、自然杀伤细胞（natural killer cells，NK 细胞）和 T 淋巴细胞都需要硒才能有效发挥作用。适当增加膳食硒含量可能有助于减轻氧化应激和炎症，也可以减少细菌和病毒感染。

（1）硒对先天免疫系统的影响

① 硒对肠道屏障的影响：人体的第一道防线是皮肤和黏膜。肠道是

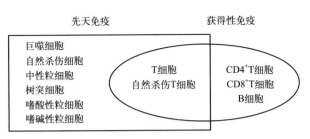

图 4-5　先天免疫系统与获得性免疫系统

动物最大的免疫器官，主要通过肠道黏膜和肠道菌群来抵御外来致病菌。肠黏膜上皮细胞和肠道菌群分泌的代谢产物（如短链脂肪酸）也在调节免疫中发挥重要作用，共同维持肠道免疫。

肠上皮屏障（intestinal epithelial barrier，IEB）在抵抗微生物入侵和保护肠道健康中起着重要作用，肠上皮细胞（intestinal epithelial cells，IEC）是屏障完整性和功能保护的重要组成部分。研究表明，益生菌可调节 IEC 并拮抗致病性微生物。由于硒对肠道菌群的影响，补硒在维持肠道菌群功能方面也发挥着重要作用。体内和体外实验的结果表明，硒对致病性大肠埃希菌 *Escherichia coli* K88（*E. coli* K88）诱导的 IEB 功能障碍有一定的保护作用，并能改善氧化应激水平。另外，硒缺乏使肠道菌群对鼠伤寒沙门氏菌感染和葡聚糖硫酸钠（dextran sulfate sodium salt，DSS）诱导的结肠炎更敏感。适当或过量摄入硒可以优化肠道菌群，保护肠道免受这些肠道功能障碍的影响。添加硒的 DSS 结肠炎小鼠与对照组相比，生存率提高，结肠炎症状减轻，肠道通透性降低。此外，将补硒小鼠的粪便移植到缺硒小鼠的粪便中可以减少结肠炎，这一作用被认为是由于受体小鼠的菌群发生了变化，表现为保护性微生物水平的增加。

为了研究饮食中硒对肠道菌群的影响，研究人员应用高通量技术研究了硒缺乏、常规硒和富硒膳食的小鼠肠道菌群的组成。饲料中添加硒增加了微生物区系的多样性。不同的系统类型表现出不同的硒效应，这意味着硒对不同的微生物类群具有独特的影响。无菌小鼠常规喂食硒添加饲料也得到了类似的结果，在喂食高水平硒的动物中发现了细菌种群多样性的增加。这一发现表明，肠道微生物对硒的部分分离限制了其对宿主的有效性。这些硒状态的变化与其他微量元素的状态无关。研究表明，膳食硒不仅会影响肠道菌群的组成，还会影响胃肠道定植，进而影响宿主的硒水平和相关硒蛋白的表达。

肠黏膜屏障的组成部分，还包括肠细胞分泌的黏液和黏膜免疫，共同抵抗病原微生物的入侵。研究表明，长期饮食中缺乏硒易引起多种肠道疾病，适当补充硒可改善肠道损伤。Khosoet 等发现硒缺乏降低了干扰素（interferon，IFN）-α、IL-17、IL-10、IL-2 和 IL-1β 的分泌，增加了 IFN-γ、IL-8、IL-6 和 TNF-α 的分泌，这可能导致鸡胸腺的氧化应激，从而导致免疫改变和免疫应激反应。多项研究都表明，硒可以影响免疫细胞因子 IFN-α、IFN-γ、TNF-α、IL-17、IL-10、IL-8、IL-6、IL-2 和 IL-1β 的产生，通过增强巨噬细胞和中性粒细胞的杀伤活性和吞噬作用发挥免疫调节作用。

② 硒对中性粒细胞功能的影响：硒和免疫系统之间关系的研究最为广泛的是硒对中性粒细胞功能的作用。中性粒细胞对病原体的吞噬包括趋化、调理、吞噬和杀菌等步骤。中性粒细胞趋化所必需的白三烯 B4 的合成受硒缺乏的影响。在这个过程中，必须保持产生足够数量的自由基来杀死入侵的微生物，但又需要在保护中性粒细胞免受自由基侵害之间维持平衡。因此，虽然硒缺乏不直接影响各种类型中性粒细胞的数量，但会使它们的一些功能产生缺陷。缺硒的中性粒细胞在体外能抵抗病原菌，但其杀灭病原体的能力低于硒水平充足的中性粒细胞。这种功能缺陷与中性粒细胞中 GPx1 的细胞质活性降低有关，增加硒摄入可以保护中性粒细胞免受内源性氧化应激损伤。从缺硒小鼠腹腔注射 2.5～1000mg/kg 硒后，中性粒细胞中细胞色素 C 下降的初始速度与腹腔注射 2.5～1000mg/kg 硒后中性粒细胞中细胞色素 C 下降的速度相同。然而，只有富硒动物的中性粒细胞在注射后 10～45min 内可以继续产生自由基。稳定产生自由基的能力依赖于中性粒细胞中 GPx 活性的增加而维持自由基的中和。

③ 硒对巨噬细胞功能的影响：巨噬细胞根据其传递炎症信号的能力和对抗病原体的活性受硒水平调节。巨噬细胞通过模式识别受体（pattern recognition receptor，PRR）介导的刺激检测（如 LPS）产生 ROS。此外，巨噬细胞的活化参与了细胞因子介质和花生四烯酸衍生的前列腺素的分泌，如前列腺素 D2（PGD2）、血栓素 A2（TXA2）和前列腺素 E2

（PGE2），以及它们的代谢物如 15-脱氧-Δ-12、14-前列腺素 J2（15d-PGJ2）。研究表明，硒可诱导巨噬细胞由典型的促炎表型向抗炎表型转变。前人对抗炎表型的研究表明，硒在环氧合酶（cyclooxygenase-2，COX-2）依赖的 15d-PGJ2 产生和抗炎中发挥重要作用。硒调节还可以促进巨噬细胞的迁移和吞噬。一项对金黄色葡萄球菌感染的叙利亚金色仓鼠巨噬细胞的研究表明，培养液中较高的硒含量会导致巨噬细胞具有更高的吞噬活性，改变 NO 的产生和金黄色葡萄球菌被杀死的速度。

④ 硒对 NK 细胞功能的影响：自然杀伤细胞（NK 细胞）是机体重要的免疫细胞，NK 细胞直接或间接受膳食硒摄入量的影响。许多研究表明，膳食硒对 NK 细胞的细胞活性有显著影响。一项对北美 300 多名成年男性的调查显示，硒的补充提高了血浆酶的水平，血浆中硒的水平与 NK 细胞的数量呈正相关，而硒缺乏则可能导致 NK 细胞活性降低。老年人血清硒浓度与外周血 CD16$^+$ 呈正相关。

⑤ 硒对树突状细胞功能的影响：树突状细胞（dendritic cells，DC）是先天免疫和获得性免疫的重要启动子，其发育和功能影响免疫应答的结果。树突状细胞是机体中最强大的抗原递呈细胞，既能有效地激活获得性免疫细胞，又能判断抗原来源。DC 特异性刺激 T 细胞增殖，CD40 和 CD86 的表达可作为判断 DC 成熟的指标。硒处理显著提高了 CD40 和 CD86 水平，提示硒处理促进了 DC 的成熟。形态学结果显示，硒处理后的细胞具有典型的树突状细胞的特征，形态较好。

DC 的分化则涉及未成熟细胞向成熟细胞的转化。在多种抗原刺激下，DC 活跃成熟，产生共刺激分子，MHC-Ⅱ 家族成员水平提高。DC 的激活诱导各种细胞因子的释放，这些细胞因子激活初始 T 细胞，诱导 Th1 细胞或 Th2 细胞的极化，因为 Th1/Th2 比值维持了细胞免疫和体液免疫反应之间的平衡。硒缺乏可通过减少 IL-10 的分泌和增加 IL-12p40 的分泌来诱导免疫应答从 Th2 向 Th1 极化。DC 诱导初始 T 细胞分化为 Th1 细胞或 Th2 细胞。初始 T 细胞在 IL-12、IFN-γ、TNF-α、IL-β 等细胞因子作用下分化为 Th1 细胞，通过产生 IL-13、IL-10、IL-5、IL-4 等细胞因子分化为 Th2 细胞。

⑥ 硒对补体系统功能的影响：补体是人体内最复杂的限制性蛋白水

解系统，由效应体、受体和调节剂组成。补体是自然免疫系统的重要组成部分，参与早期宿主防御，对风险信号敏感。许多研究表明，补体系统的生物活性影响机体抵抗微生物的能力、免疫反应细胞之间的通信、免疫复合物和凋亡细胞的清除以及突触的成熟。在对健康男性补充富硒酵母的血浆蛋白质组学研究表明，血浆中几种核心补体级联分子水平显著升高，包括 C1QA（PRM）、CFAD（蛋白酶）；C3、C5（补体成分）；CFAH、CFAI、VTNC，与补充安慰剂酵母的健康男性相比，这些变化可能对硒缺乏的人有益。

（2）硒对适应性免疫系统的影响　适应性免疫包括体液免疫和细胞免疫，是人体的第三道防线。当病原体突破体内的第一道防线和第二道防线后，机体对病原微生物具有特殊而明确的防御机制，这需要 T 细胞、B 淋巴细胞的参与。

① 硒对体液免疫的影响：在体液免疫中，硒促进淋巴细胞的分化和增殖，促进 B 淋巴细胞产生抗体，刺激免疫球蛋白的形成，提高人体合成抗体的能力。硒缺乏会抑制免疫球蛋白和抗体的产生。用抗原刺激 B 淋巴细胞，诱导其激活，并在激活过程中产生大量的 ROS。ROS 水平的升高会影响 B 淋巴细胞下游信号转导强度，导致 CD19 表达降低，从而导致体液免疫抑制。B 淋巴细胞对体内 ROS 水平非常敏感。在 B 淋巴细胞中，硒可降低白三烯合成的关键酶 5-脂氧合成酶的水平，这表明细胞内硒的水平可能在 B 淋巴细胞的增殖、分化和活化中起关键作用。

在全面的双盲研究中，22 名成人受试者接受了 $50\mu g/d$ 或 $100\mu g/d$ 硒补充剂持续 15 周，研究表明在细胞介导免疫的几个方面增加了抗脊髓灰质炎病毒免疫，然而对脊髓灰质炎病毒的抗体滴度不受硒摄入水平的影响，因此表明补充硒不影响血浆 B 淋巴细胞产生的 IgG。与这一观点一致的是，接下来详细描述的涉及流感感染的啮齿动物研究也显示，增加膳食硒对人的免疫反应没有显著影响。在一项涉及 11 名男性的小型研究中，高硒组（$297\mu g/d$）与低硒组（$13\mu g/d$）接种后，白喉疫苗的抗体滴度增加，但对 B 淋巴细胞没有影响。因此，硒水平可能会以病原体依赖的方式影响 B 淋巴细胞依赖性抗体的产生，但其一致性不如观察到的对 T 细胞免疫的影响。当然，抗体滴度不受单独 B 淋巴细胞功能的影响，辅助性 T 细胞也起着至关重要的作用。

循环记忆 B 淋巴细胞的数量对活性氧（如超氧化物和过氧化氢酶）的水平很敏感，而硒已被证明影响 B 淋巴细胞中这两种活性氧的水平。B 淋巴细胞的活化和分化受氧化敏感 NF-κB 的影响，并涉及白三烯的形成，而硒摄入量可能会影响这些过程。总之，关于硒和硒蛋白对 B 淋巴细胞氧化还原信号转导的影响，以及它们如何影响体内抗体产生，还需要更多的数据。

② 硒对细胞免疫的影响：在 TCR 刺激 CD4$^+$T 细胞后，CD4$^+$T 细胞分化为效应 T 细胞，它们在启动和塑造免疫反应中发挥核心作用。因此，在第一次遇到抗原递呈细胞时，产生的 T 淋巴细胞的数量和类型在很大程度上决定了免疫应答的结果。CD4$^+$T 细胞在激活免疫因子时，氧化还原状态在该过程中起着重要的作用。例如，与野生型相比，*NOX2* 缺陷小鼠的 CD4$^+$T 细胞在激活时 Th1 细胞因子增加。这表明高还原态有利于 Th1 分化。同样，小鼠内 GSH 的缺失会减少 Th1 反应，而抗原递呈细胞在这一效应中起着重要作用。而通过增加饲粮硒摄入量（0.086～1.0mg/kg）诱导的较高还原状态，对初始 CD4$^+$T 细胞激活期间的 Th1 偏转有类似的影响。

充足的硒摄入似乎能产生更灵活的分化状态，这种分化状态更多的受环境（如细胞因子）和抗原递呈细胞的驱动。然而，也有一些数据不符合高还原性导致 Th1 分化的模型。例如，GPx1 敲除小鼠的 CD4$^+$T 细胞对 Th1 表现出偏倚，而 Th2 或 Th17 分化较少。与*NOX2* 缺乏小鼠或低膳食硒小鼠的结果相反，这表明，较高的氧化应激导致 Th1 分化增加。这可能表明，GPx1 在 T 细胞分化中发挥着不同于其他硒蛋白的作用，这种作用与氧化爆发的产生不同，更多的是在初始激活阶段之后清除 H$_2$O$_2$。

二、硒对免疫性疾病调节及机制

基于硒元素可以积极调节免疫功能的概念，补充硒通常被认为是一种潜在的有效的互补和替代医学模式，然而并不是所有类型的免疫反应都受到硒水平增加的影响。

1. 硒与获得性危重症应激诱导免疫抑制

人类的几种不同的炎症状况，如临床败血症，都与硒状态的显著降低有关。研究表明，获得性危重症应激诱导免疫抑制（CRISIS）在医院感染和败血症的发展中发挥作用，尤其是在危重症儿童中。微量元素、硒、锌和其他营养物质的缺乏可能会加剧危机。在大鼠中注射 LPS 诱导急性期反应会导致血浆和肝脏硒水平显著降低。随着近年研究的深入，相关机制较为清晰。对小鼠的研究表明，LPS 的急性反应会导致肝脏中硒蛋白合成的减少。LPS 导致硒蛋白合成相关因子的下调，包括 EFsec、SPS2、Sec-tRNA$^{[Ser]Sec}$ 合成酶和 PSTK。肝脏是 SelP 合成的主要部位，SelP 被分泌到血浆中，并通过 10 个 Sec 残基将硒递送到其他组织中。人类 SelP 启动子受促炎细胞因子负调控，因此，脓毒血症可能会触发炎症细胞因子而降低肝脏中 SelP 的合成，导致其他组织中硒水平的降低，从而促进氧化应激并进一步增加炎症反应。对于免疫系统而言，低硒状态不仅可能降低淋巴细胞和先天免疫细胞的信号转导能力，还可能导致应激性淋巴细胞减少。巨噬细胞吞噬凋亡的淋巴细胞会促进巨噬细胞转变为抗炎显性表型，并进一步抑制免疫反应。

2. 硒与全身炎症反应综合征

作为危重症中的一种综合征，全身炎症反应综合征（SIRS）的特征是由感染源或非感染源引起的正常细胞因子调节紊乱。目前，SIRS 通过两种或两种以上的因素进行综合诊断——发热、心率 90 次/分、呼吸图。由脓毒血症或循环 LPS 启动的炎症细胞因子会导致 SelP 生物合成下调，这使硒向组织的输送减少，从而进一步促进炎症反应。此外，炎症可导致某些组织的血管通透性增加，这也可能导致循环中可能的硒流失，并加剧炎症。

通过增加循环中硒的总量和抑制内质网应激或其他氧化应激条件，可能会减轻参与这一周期的条件，从而导致炎症反应的总体减少。SIRS 的广泛定义和众多的潜在原因使其成为一种特别难以描述和治疗的疾病。SIRS 的特征是早期硒状态下降，这可以通过低血浆硒、GPx3 活性和 SelP 水平证明。SIRS 期间观察到硒状态的变化表明，这种营养因子可能作为 SIRS 重症监护病房患者的潜在生物标志物或预后指标。初始血浆硒水平与临床结局之间存在相关性，SIRS 患者表现出较低的硒水平，伴有较高的医院获得性肺炎、器官系统衰竭和死亡率。尽管 SIRS 患者采取了补充硒的干预措施（$40\mu g/d$），但初始硒水平较低的患者倾向于保持较低水平，这在病情恶化的患者中尤其如此。另一项研究证实了硒水平与 SIRS 结果之间的相关性，表明 GPx3 活性在严重 SIRS 患者中降低。

硒补充剂干预 SIRS 的研究，证明了硒补充对 SIRS 和脓毒血症患者预后潜在的有益影响。在一项涉及 238 名脓毒血症患者的研究中，使用 $1000\mu g$ 硒，随后对患者给予连续静脉注射 14d（Se $1000\mu g/d$），与安慰剂组相比，研究结果观察到了 GPx3 和血浆硒水平的增加，死亡率显著降低。另一项研究涉及 35 名 SIRS 患者，使用 $2000\mu g$ 硒，连续注射硒 $1600\mu g/d$ 共 10d 后，感染发生率和疾病严重程度显著降低。这些研究表明硒水平和疾病严重程度之间通常呈负相关，且没有一项研究报道药物浓度的硒补充有任何短期的负面影响。

作为一种治疗策略，亚硒酸钠的促氧化作用可能对逆转促炎作用有益。对四项补充硒的研究的比较表明，危重患者的血浆硒浓度呈持续下降，补充小于 $1000\mu g/d$ 的硒对死亡率影响不大，而大剂量（$1000\mu g$）继续静脉补充硒后，结果相对积极。在感染性休克早期，大剂量亚硒酸钠可能作为一种促氧化剂，通过稳定二硫键抑制 NF-κB 与 DNA 的结合，调节基因表达，从而在 SIRS 早期合成促炎细胞因子。从这个意义上说，亚硒酸钠的促氧化特性可能在脓毒血症休克的早期是有益的，它们可通过抑制 NF-κB 的激活或通过诱导活化循环细胞的促凋亡作用来减轻炎症。

3. 硒与自身免疫性疾病

ROS 在自身免疫性疾病中具有双重作用。类风湿关节炎（RA）是 ROS 可能促进炎症和疾病进展的一个例子。然而 ROS 在预防自身免疫反应中也发挥重要作用。编码 NOX2 复合体 p47phox 亚基的 *Ncf1* 基因的突变可导致 ROS 减少和自身免疫疾病（如 RA）的增强。这与在淋巴细胞激活过程中由 NOX2 产生的持续 ROS 是关闭某些信号成分和下调激活过程所需的数据一致。ROS 影响自身免疫的另一个机制与 ROS 在抗原刺激下活化 T 细胞的控制缺失中所起的作用有关，这对在免疫反应中维持 T 细胞平衡很重要。这个过程分期激活诱导细胞死亡（AICD），而抗氧化剂已被证明可以抑制 T 细胞中的 AICD。饲粮硒对 AICD 的影响尚未得到评估，但饲粮硒的增加会影响未受刺激的 T 细胞的氧化还原张力和受刺激的 T 细胞的 ROS 生成。

硒水平与自身免疫之间存在重要联系，最好的例子是自身免疫性甲状腺疾病，如桥本甲状腺炎（HT）。临床研究表明，在 HT 患者中，与接受安慰剂的对照组相比，补充硒显著降低了甲状腺过氧化物酶自身抗体的滴度。由于硒水平同时影响甲状腺和免疫系统，因此很难确定这两种因素对 HT 所观察到的影响作用。值得注意的是，所有使用硒成功治疗 HT 的研究都是在欧洲大陆或欧洲大陆附近进行的，几乎全部招募了女性受试者，而男性患者是否也能从硒治疗中获益仍然未知。此外，目前尚不清楚补充硒如何影响基线硒水平较高的患者的 HT。最近的一项研究利用自身免疫性甲状腺炎小鼠模型和补充硒（0.3mg/L 的饮用水）表明 Treg 细胞是硒发挥作用的关键因素。特别是与无疾病对照组相比，自身免疫小鼠的脾细胞中 Treg 细胞数量较少，Foxp3 mRNA 表达也减少。补充硒可提高自身免疫性小鼠 Treg 细胞的百分率和 Foxp3 mRNA 的表达。与未治疗的自身免疫性小鼠相比，接受补充免疫的小鼠血清自身抗体滴度和甲状腺淋巴细胞浸润减少。

Treg 细胞在预防自身免疫反应中起着重要作用，补充硒可能会影响来自胸腺（自然 Treg）或初始 T 细胞分化（诱导 Treg）的 Treg 水平。Treg 细胞具有不同于传统 $CD4^+$ T 辅助细胞的氧化还原特性，并且对 H_2O_2 的促凋亡作用有更强的抵抗力。这可能与 TXN1 的高表达有关，TXN1 影响了它们在预防长时间或过度免疫反应以及自身免疫方面的效应作用。如前所述，TXN1 通过酶的方式减少了多种分子底物，并且在这个过程中本身被氧化。细胞溶胶中还原的 TXN1 通过硒蛋白 TrxR1 进行再生。T 细胞中 TrxR1 的水平与硒摄入直接相关，而硒摄入与 T 细胞上 Treg 的表达相关。然而，目前尚不清楚摄入更多的硒是否会增加 Treg 细胞的抑制功能。

在 RA 的研究中也发现了硒水平和自身免疫之间的其他可能联系。类风湿关节炎是一种自身免疫疾病，会导致关节的慢性炎症，也会导致关节周围组织以及身体其他器官的炎症。在一项涉及 46 名 RA 患者和 48 名年龄匹配的对照组的小型研究中，RA 患者的血清硒水平显著降低。在 RA 组，也有证据表明脂质过氧化增加，因为尿 8-异前列腺素水平显著升高。目前尚不清楚硒水平是 RA 的致病因素还是 RA 引起的慢性炎症的影响因素。

4. 硒与病毒性疾病免疫调节

（1）硒与人类免疫缺陷病毒　　补充硒为延缓人类免疫缺陷病毒（HIV-1）阳性个体的疾病进展提供了一种廉价的方法。来自动物模型和人类研究的数据强烈表明，在获得性免疫缺陷综合征（AIDS）晚期，硒水平下降。采用高活性抗反转录病毒疗法（HAART）治疗 HIV-1 感染已经改善了被感染者的免疫系统功能，而且 HAART 似乎也降低了 HIV-1 感染对硒状态的影响。真正的问题是，在 HIV-1 阳性个体中补充硒是否能降低发病率和死亡率，而干预研究的结果还没有明确定论。HIV-1 的复制似乎更倾向于细胞内的氧化应激，而是否硒的补充水平可以优化以减少氧化应激，这可能提供了一种控制感染的手段。内源性抗氧化硒蛋白（如 GPx1、GPx4 和 TrxR1）的水平随着硒的补充而增加，但在 HIV-1 感染时降低。

有证据表明补充硒对减少 HIV-1 发病有直接作用。在这项研究中，人 U937 单核细胞在含硒的基础培养基或添加一定量外源硒的培养基中生长。数据显示，对硒状态高度敏感的硒蛋白 TrxR1 靶向 HIV-1 蛋白 Tat 并直接抑制 HIV-1 复制。HIV-1 感染包括 T 细胞、巨噬细胞和树突状细胞在内的免疫细胞并引起免疫抑制，硒水平升高导致 TrxR1 水平升高，可能直接降低这些细胞中 Tat 依赖的病毒复制。因此，通过向 AIDS 患者补充硒来增加 TrxR1 和其他硒蛋白的表达可能会提供一种潜在的廉价治疗方法。

（2）硒与流行性感冒　　比较 A 型流感病毒感染小鼠（Influenza A/Bangkok/1/79 H3N2）缺硒和足硒的研究表明，摄入足够的硒对病毒清除和恢复的重要性，缺硒和缺硒寄主的病毒效价相似。然而在感染过程中，硒缺乏似乎改变了免疫细胞亚群和细胞因子。免疫细胞对流感感染产生的细胞因子受硒状态的影响而改变，但没有机制数据来解释这些差异。有趣的是，硒状态对抗体的产生没有影响，因此在该模型中，硒缺乏对细胞免疫的影响比体液免疫更大。

一项研究表明：硒补充剂被发现对 H1N1 感染有保护作用：小鼠被喂食缺乏（0mg/kg）、充足（0.2mg/kg）和高（0.3～0.5mg/kg）三种水平的硒并感染 H1N1，在喂食充足硒饮食的小鼠中，小鼠的存活率为 41%，饲喂低硒饮食的小鼠只有 25% 存活，但饲喂高硒饮食的小鼠有 75% 存活。抗病毒细胞因子、TNF-α 和 IFN-c 随着死亡硒的增加而增加，但没有评估适应性免疫或体液免疫反应指标。

内质网中的硒蛋白在一定程度上通过蛋白质折叠作用调节炎症。SelM 和 SelF 被认为在蛋白质折叠中起关键作用。低硒摄入可能导致这些硒蛋白的低表达。某些或所有这些硒蛋白的表达降低可能会导致错误折叠蛋白的增加，并导致内质网应激。这可能导致受影响细胞分泌促炎介质，最终增加炎症。硒、炎症和免疫力根据病毒滴度测定，膳食硒与清除 H1N1 之间存在明显的相关性。这与刚刚描述的 H3N2 实验结果相似，在 H3N2 实验中，病毒滴度没有受到影响，这表明硒水平对存活率的影响不仅仅依赖于提高病毒清除能力。使用不同剂量的输入病毒或对不同组织进行长期评估，对病毒清除能力进行更全面的分析，可能会发现随着硒摄入量的增加，抗病毒反应更强。此外，没有获得关于低硒摄入可能导致的 RNA 基因组突变的信息。无论如何，饮食中硒的增加与抗病毒细胞因子的增加和对流感感染抵抗力的提高之间的相关性表明，摄入更多的硒有利于对抗这些感染。

5. 硒与食源性疾病调节

炎症性肠病（inflammatory bowel disease，IBD）是一种慢性、复发性和缓解性炎症，以过度的局部炎症和组织损伤为特征，可导致肠道屏障功能的丧失。氧化应激在 IBD 的发病过程中起着重要作用，抗氧化能力的降低会加剧疾病。在某些情况下，IBD 与硒水平下降有关，但其他研究未能证实这些发现。在右旋糖酐硫酸钠（DSS）诱导的大鼠结肠炎模型中，高硒（2μg/g）被证明可以预防炎症并改善受影响组织的健康。SelP 是肠中表达水平最高的硒蛋白之一，该蛋白可能在结肠炎发病中发挥特别重要的作用。在使用 DSS 治疗的结肠炎小鼠模型中，DSS 治疗的小鼠结肠中 SelP mRNA 减少。此外，结肠炎过程中产生的炎性细胞因子以一氧化氮依赖的方式减少人肠上皮 Caco-2 中 SelP 的产生。这可能反映了 SelP 在巨噬细胞表型中 M1 到 M2 的转换中扮演了一个特别重要的角色，没有这个角色，炎症的解决可能就无法进行。因此，结肠炎可能涉及生物可利用性硒的周期性下降，这与败血症患者类似，并导致慢性炎症性疾病状态。

李斯特菌病和沙门氏菌病是人类的两种食源性细菌疾病。早期对大鼠的研究和最近对小鼠的研究表明，在感染单核细胞增生性李斯特菌（人类李斯特菌病的主要病原体）时，硒缺乏的个体免疫功能受损。低硒摄入导致的受损反应包括细胞因子分泌减少和 NK 细胞毒性降低。与缺硒小鼠相比，硒摄入较为充足的小鼠体内的抗氧化标志物更高。当然并不是所有的细胞类型都需要足够的硒来发挥抗菌功能，例如中性粒细胞杀死鼠伤寒沙门氏菌和金黄色葡萄球菌就被发现不受硒缺乏的状态所影响。只有在高菌血症条件下才可能发生金黄色葡萄球菌感染，因为在比较硒缺乏和硒充足的大鼠时，仅注射高剂量的细菌就会产生死亡率差异。总的来说，这些研究强调了保持足够水平的硒摄入量对于完全免疫细菌病原体的重要性，但补充超过适当水平的硒不包括在内。

食源性病原体如大肠埃希菌 O157：H7 等可能导致腹泻、出血性结肠炎和溶血性尿毒症综合征等人类疾病。硒缺乏已被证明会加剧小鼠感染鼠牙柠檬酸杆菌，这与人肠病（EPEC13）和肠出血具有许多相同的特征。在小鼠中感染该病原体可产生强大的免疫反应，以 Th1/Th17 混合反应为特征。大肠埃希菌（如 *E.coli* O157：H7）是食物传播的病原体，是引起人类疾病的病原体，包括腹泻、出血性结肠炎和溶血性尿毒症综合征。最近的一项研究证明了硒状态对小鼠肠道菌群组成的影响。肠道菌群多样性随硒摄入量的增加而增加，且宿主与肠道菌群之间存在对可利用硒的潜在竞争。因此，硒摄入水平可能会影响肠道细菌组成，进而影响宿主硒蛋白表达和免疫力。

总结与展望

氧化应激是体内氧化与抗氧化作用的失衡且倾向于氧化，进而导致氧化信号调控机制异常及大分子氧化损伤的一种应激状态。硒的抗氧化作用及机制研究已经非常深入，在机体内主要通过硒蛋白的形式发挥抗氧化作用，充足膳食硒及其在免疫中的重要性已经得到证实，并通过硒蛋白形式参与抗氧化防御和维持氧化还原稳态，从而保护生物体延缓衰老。由于人类机体系统的复杂性，在包括免疫系统等调节作用机制，以及膳食硒补充对这些系统的普遍有益性研究还有待进一步深入，硒元素的作用和机制也有待进一步证实。

◇ 参考文献

[1] Hayes J D, Dinkova-Kostova A T, Tew K D. Oxidative Stress in Cancer [J]. Cancer Cell, 2020, 38: 167-197.

[2] Schieber M, Chandel N S. ROS Function in Redox Signaling and Oxidative Stress [J]. Current Biology, 2014, 24: R453-R462.

[3] Forrester S J, Kikuchi D S, Hernandes M S, et al. Reactive Oxygen Species in Metabolic and Inflammatory Signaling [J]. Circulation Research, 2018, 122: 877-902.

[4] Handy D E, Loscalzo J. Redox Regulation of Mitochondrial Function [J]. Antioxidants & Redox Signaling, 2012, 16: 1323-1367.

[5] Sies H, Jones D P. Reactive oxygen species (ROS) as pleiotropic physiological signalling agents [J]. Nature Reviews Molecular Cell Biology, 2020, 21: 363-383.

[6] Griendling K K, Camargo L L, Rios F J, et al. Oxidative Stress and Hypertension [J]. Circulation Research, 2021, 128: 993-1020.

[7] Sun Y, Lu Y, Saredy J, et al. ROS systems are a new integrated network for sensing homeostasis and alarming stresses in organelle metabolic processes [J]. Redox Biology, 2020: 37.

[8] Mosca L, Ilari A, Fazi F, et al. Taxanes in cancer treatment: Activity, chemoresistance and its overcoming [J]. Drug Resistance Updates, 2021: 54.

[9] Klaunig J E. Oxidative Stress and Cancer [J]. Current Pharmaceutical Design, 2018, 24: 4771-4778.

[10] Huang R, Chen H, Liang J, et al. Dual Role of Reactive Oxygen Species and their Application in Cancer Therapy [J]. Journal of Cancer, 2021, 12: 5543-5561.

[11] Kim Y W, Byzova T V. Oxidative stress in angiogenesis and vascular disease [J]. Blood, 2014, 123: 625-631.

[12] Srinivas U S, Tan B W Q, Vellayappan B A, et al. ROS and the DNA damage response

in cancer [J]. Redox Biology，2019：25.

[13]　Huang G，Pan S T. ROS-Mediated Therapeutic Strategy in Chemo-/Radiotherapy of Head and Neck Cancer [J]. Oxidative Medicine and Cellular Longevity，2020：20.

[14]　Forman H J，Zhang H. Targeting oxidative stress in disease：promise and limitations of antioxidant therapy [J]. Nature Reviews Drug Discovery，2021，20：689-709.

[15]　Dixon D P，Edwards R. Glutathione transferases [J]. The arabidopsis book，2010，8：e0131.

[16]　Tan S X，Greetham D，Raeth S，et al. The Thioredoxin-Thioredoxin Reductase System Can Function in Vivo as an Alternative System to Reduce Oxidized Glutathione in Saccharomyces cerevisiae [J]. Journal of Biological Chemistry，2010，285：6118-6126.

[17]　Du Y，Zhang H，Lu J，et al. Glutathione and Glutaredoxin Act as a Backup of Human Thioredoxin Reductase 1 to Reduce Thioredoxin 1 Preventing Cell Death by Aurothioglucose [J]. Journal of Biological Chemistry，2012：287.

[18]　Kikuchi G，Yoshida T，Noguchi M. Heme oxygenase and heme degradation [J]. Biochemical and Biophysical Research Communications，2005，338：558-567.

[19]　De la Vega M R，Chapman E，Zhang D D. NRF2 and the Hallmarks of Cancer [J]. Cancer Cell，2018，34：21-43.

[20]　Cuadrado A，Manda G，Hassan A，et al. Transcription Factor NRF2 as a Therapeutic Target for Chronic Diseases：A Systems Medicine Approach [J]. Pharmacological Reviews，2018，70：348-383.

[21]　Han D，Gu X，Gao J，et al. Chlorogenic acid promotes the Nrf2/HO-1 anti-oxidative pathway by activating p21 （Waf1/Cip1） to resist dexamethasone-induced apoptosis in osteoblastic cells [J]. Free Radical Biology and Medicine，2019，137：1-12.

[22]　Samanta D，Semenza G L. Maintenance of redox homeostasis by hypoxia-inducible factors [J]. Redox Biology，2017，13：331-335.

[23]　Zhang Y，Roh Y J，Han S J，et al. Role of Selenoproteins in Redox Regulation of Signaling and the Antioxidant System：A Review [J]. Antioxidants，2020：9.

[24]　Wingler K，Muller C，Schmehl K，et al. Gastrointestinal glutathione peroxidase prevents transport of lipid hydroperoxides in CaCo-2 cells [J]. Gastroenterology，2000，119：420-430.

[25]　Roman M，Jitaru P，Barbante C. Selenium biochemistry and its role for human health [J]. Metallomics，2014，6：25-54.

[26]　Chung S S，Kim M，Youn B S，et al. Glutathione Peroxidase 3 Mediates the Antioxidant Effect of Peroxisome Proliferator-Activated Receptor gamma in Human Skeletal Muscle Cells [J]. Molecular and Cellular Biology，2009，29：20-30.

[27] Angeli J P F，Conrad M. Selenium and GPX4，a vital symbiosis [J] . Free Radical Biology and Medicine，2018，127：153-159.

[28] Ingold I，Berndt C，Schmitt S，et al. Selenium Utilization by GPX4 Is Required to Prevent Hydroperoxide-Induced Ferroptosis [J] . Cell，2018，172：409.

[29] Powis G，Mustacich D，Coon A. The role of the redox protein thioredoxin in cell growth and cancer [J] . Free Radical Biology and Medicine，2000，29：312-322.

[30] Han S J，Zhang Y，Kim I，et al. Redox regulation of the tumor suppressor PTEN by the thioredoxin system and cumene hydroperoxide [J] . Free Radical Biology and Medicine，2017，112：277-286.

[31] Mustacich D，Powis G. Thioredoxin reductase [J] . Biochemical Journal，2000，346：1-8.

[32] Lee S R，Bar-Noy S，Kwon J，et al. Mammalian thioredoxin reductase：Oxidation of the C-terminal cysteine/selenocysteine active site forms a thioselenide，and replacement of selenium with sulfur markedly reduces catalytic activity [J] . Proceedings of the National Academy of Sciences of the United States of America，2000，97：2521-2526.

[33] Urig S，Becker K. On the potential of thioredoxin reductase inhibitors for cancer therapy [J] . Seminars in Cancer Biology，2006，16：452-465.

[34] Cheng Q，Sandalova T，Lindqvist Y，et al. Crystal Structure and Catalysis of the Selenoprotein Thioredoxin Reductase 1 [J] . Journal of Biological Chemistry，2009，284：3998-4008.

[35] Johansson L，Gafvelin G，Arner E S J. Selenocysteine in proteins-properties and biotechnological use [J] . Biochimica Et Biophysica Acta-General Subjects，2005，1726：1-13.

[36] Kumar S，Bjornstedt M，Holmgren A. Selenite is a substrate for calf thymus thioredoxin reductase and thioredoxin and elicits a large nonstoichiometric oxidation of nadph in the presence of oxygen [J] . European Journal of Biochemistry，1992，207：435-439.

[37] Lu J，Berndt C，Holmgren A. Metabolism of selenium compounds catalyzed by the mammalian selenoprotein thioredoxin reductase [J] . Biochimica Et Biophysica Acta-General Subjects，2009，1790：1513-1519.

[38] May J M，Mendiratta S，Hill K E，et al. Reduction of dehydroascorbate to ascorbate by the selenoenzyme thioredoxin reductase [J] . Journal of Biological Chemistry，1997，272：22607-22610.

[39] Nordberg J，Arner E S J. Reactive oxygen species，antioxidants，and the mammalian thioredoxin system [J] . Free Radical Biology and Medicine，2001，31：1287-1312.

[40] Andersson M，Holmgren A，Spyrou G. NK-lysin，a disulfide-containing effector peptide of T-lymphocytes，is reduced and inactivated by human thioredoxin reductase - Im-

plication for a protective mechanism against NK-lysin cytotoxicity [J]. Journal of Biological Chemistry, 1996, 271: 10116-10120.

[41] Nalvarte I, Damdimopoulos A E, Spyrou G. Human mitochondrial thioredoxin reductase reduces cytochrome c and confers resistance to complex III inhibition [J]. Free Radical Biology and Medicine, 2004, 36: 1270-1278.

[42] Martinez Y, Li X, Liu G, et al. The role of methionine on metabolism, oxidative stress, and diseases [J]. Amino Acids, 2017, 49: 2091-2098.

[43] Bin P, Huang R, Zhou X. Oxidation Resistance of the Sulfur Amino Acids: Methionine and Cysteine [J]. Biomed Research International, 2017, 2017: 9584932.

[44] Jiang B, Moskovitz J. The Functions of the Mammalian Methionine Sulfoxide Reductase System and Related Diseases [J]. Antioxidants, 2018: 7.

[45] Hansel A, Heinemann S H, Hoshi T. Heterogeneity and function of mammalian MSRs: enzymes for repair, protection and regulation [J]. Biochimica Et Biophysica Acta-Proteins and Proteomics, 2005, 1703: 239-247.

[46] Cao L, Zhang L, Zeng H, et al. Analyses of Selenotranscriptomes and Selenium Concentrations in Response to Dietary Selenium Deficiency and Age Reveal Common and Distinct Patterns by Tissue and Sex in Telomere-Dysfunctional Mice [J]. Journal of Nutrition, 2017, 147: 1858-1866.

[47] Novoselov S V, Kim H Y, Hua D, et al. Regulation of Selenoproteins and Methionine Sulfoxide Reductases A and B1 by Age, Calorie Restriction, and Dietary Selenium in Mice [J]. Antioxidants & Redox Signaling, 2010, 12: 829-838.

[48] Gladyshev V N, Stadtman T C, Hatfield D L, et al. Levels of major selenoproteins in T cells decrease during HIV infection and low molecular mass selenium compounds increase [J]. Proceedings of the National Academy of Sciences of the United States of America, 1999, 96: 835-839.

[49] Dos Santos S L, Petropoulos I, Friguet B. The Oxidized Protein Repair Enzymes Methionine Sulfoxide Reductases and Their Roles in Protecting against Oxidative Stress, in Ageing and in Regulating Protein Function [J]. Antioxidants, 2018: 7.

[50] Kaya A, Lee B C, Gladyshev V N. Regulation of Protein Function by Reversible Methionine Oxidation and the Role of Selenoprotein MsrB1 [J]. Antioxidants & Redox Signaling, 2015, 23: 814-822.

[51] Hung R J, Spaeth C S, Yesilyurt H G, et al. SelR reverses Mical-mediated oxidation of actin to regulate F-actin dynamics [J]. Nature Cell Biology, 2013, 15: 1445.

[52] Kryukov G V, Castellano S, Novoselov S V, et al. Characterization of mammalian selenoproteomes [J]. Science, 2003, 300: 1439-1443.

[53] Han S J, Lee B C, Yim S H, et al. Characterization of Mammalian Selenoprotein O: A Redox-Active Mitochondrial Protein [J]. Plos One, 2014: 9.

[54] Sreelatha A, Yee S S, Lopez V A, et al. Protein AMPylation by an Evolutionarily Conserved Pseudokinase [J]. Cell, 2018, 175: 809.

[55] Dudkiewicz M, Szczepinska T, Grynberg M, et al. A Novel Protein Kinase-Like Domain in a Selenoprotein, Widespread in the Tree of Life [J]. Plos One, 2012: 7.

[56] Yan J, Fei Y, Han Y, et al. Selenoprotein O deficiencies suppress chondrogenic differentiation of ATDC5 cells [J]. Cell Biology International, 2016, 40: 1033-1040.

[57] Li J L, Ruan H F, Li H X, et al. Molecular cloning, characterization and mRNA expression analysis of a novel selenoprotein: avian selenoprotein W from chicken [J]. Molecular Biology Reports, 2011, 38: 4015-4022.

[58] Yu D, Zhang Z w, Yao H d, et al Antioxidative role of selenoprotein W in oxidant-induced chicken splenic lymphocyte death [J]. Biometals, 2014, 27: 277-291.

[59] Jeong D W, Kim T S, Chung Y W, et al. Selenoprotein W is a glutathione-dependent antioxidant in vivo [J]. Febs Letters, 2002, 517: 225-228.

[60] Franco A A, Odom R S, Rando T A. Regulation of antioxidant enzyme gene expression in response to oxidative stress and during differentiation of mouse skeletal muscle [J]. Free Radical Biology and Medicine, 1999, 27: 1122-1132.

[61] Hawkes W C, Wang T T Y, Alkan Z, et al. Selenoprotein W Modulates Control of Cell Cycle Entry [J]. Biological Trace Element Research, 2009, 131: 229-244.

[62] Yao H, Liu W, Zhao W, et al. Different responses of selenoproteins to the altered expression of selenoprotein W in chicken myoblasts [J]. Rsc Advances, 2014, 4: 64032-64042.

[63] Yu D, Zhang Z, Yao H, et al. The role of selenoprotein W in inflammatory injury in chicken immune tissues and cultured splenic lymphocyte [J]. Biometals, 2015, 28: 75-87.

[64] Ye Y, Fu F, Li X, et al. Selenoprotein S Is Highly Expressed in the Blood Vessels and Prevents Vascular Smooth Muscle Cells From Apoptosis [J]. Journal of Cellular Biochemistry, 2016, 117: 106-117.

[65] Smith M H, Ploegh H L, Weissman J S. Road to Ruin: Targeting Proteins for Degradation in the Endoplasmic Reticulum [J]. Science, 2011, 334: 1086-1090.

[66] Liu J, Li F, Rozovsky S. The Intrinsically Disordered Membrane Protein Selenoprotein S Is a Reductase in Vitro [J]. Biochemistry, 2013, 52: 3051-3061.

[67] Fradejas N, Del Carmen Serrano-PerezM, Tranque P, et al. Selenoprotein S Expression in Reactive Astrocytes Following Brain Injury [J]. Glia, 2011, 59: 959-972.

[68] Curran J E，Jowett J B M，Elliott K S，et al. Genetic variation in selenoprotein S influences inflammatory response [J]. Nature Genetics，2005，37：1234-1241.

[69] Du S，Liu H，Huang K. Influence of SelS gene silence on beta-Mercaptoethanol-mediated endoplasmic reticulum stress and cell apoptosis in HepG2 cells [J]. Biochimica Et Biophysica Acta-General Subjects，2010，1800：511-517.

[70] Moustafa M E，Antar H A. A Bioinformatics Approach to Characterize Mammalian Selenoprotein T [J]. Biochemical Genetics，2012，50：736-747.

[71] Sengupta A，Carlson B A，Labunskyy V M，et al. Selenoprotein T deficiency alters cell adhesion and elevates selenoprotein W expression in murine fibroblast cells [J]. Biochemistry and Cell Biology，2009，87：953-961.

[72] Grumolato L，Ghzili H，Montero-Hadjadje M，et al. Selenoprotein T is a PACAP-regulated gene involved in intracellular Ca2＋ mobilization and neuroendocrine secretion [J]. Faseb Journal，2008，22：1756-1768.

[73] Boukhzar L，Hamieh A，Cartier D，et al. Selenoprotein T Exerts an Essential Oxidoreductase Activity That Protects Dopaminergic Neurons in Mouse Models of Parkinson's Disease [J]. Antioxidants & Redox Signaling，2016，24：557-574.

[74] Petit N，Lescure A，Rederstorff M，et al. Selenoprotein N：an endoplasmic reticulum glycoprotein with an early developmental expression pattern [J]. Human Molecular Genetics，2003，12：1045-1053.

[75] Lescure A，Gautheret D，Carbon P，et al. Novel selenoproteins identified in silico and in vivo by using a conserved RNA structural motif [J]. Journal of Biological Chemistry，1999，274：38147-38154.

[76] Arbogast S，Beuvin M，Fraysse B，et al. Oxidative Stress in SEPN1-Related Myopathy：From Pathophysiology to Treatment [J]. Annals of Neurology，2009，65：677-686.

[77] Scaiano J C，Ingold K U. Kinetic applications of electron-paramagnetic resonance spectroscopy. 29. free-radical chemistry of aliphatic selenium-compounds [J]. Journal of the American Chemical Society，1977，99：2079-2084.

[78] 徐辉碧，孙恩杰，杨祥良，等. 硒的生物效应的活性氧自由基机理 [J]. 华中理工大学学报，1991，19：33-37.

[79] 鲍俊华，苏嫦，徐辉碧. 硒化合物对羟基自由基作用的研究 [J]. 无机化学学报，1992，8：107-109.

[80] Seko Y，Saitoh Y，Imura N. Active oxygen generation by the reaction of selenite with reduced glutathione invitro [J]. Journal of Pharmaceutical Sciences，1987，76：S135.

[81] Hoffmann P R，Hoge S C，Li P A，et al. The selenoproteome exhibits widely varying，tissue-specific dependence on selenoprotein P for selenium supply [J]. Nucleic Acids Re-

search，2007，35：3963-3973.

[82] Carlson B A，Yoo M H，Shrimali R K，et al. Session 2：Micronutrients and the immune system Role of selenium-containing proteins in T-cell and macrophage function [J]. Proceedings of the Nutrition Society，2010，69：300-310.

[83] Carlson B A，Yoo M H，Sano Y，et al. Selenoproteins regulate macrophage invasiveness and extracellular matrix-related gene expression [J]. Bmc Immunology，2009：10.

[84] Verma S，Hoffmann F W，Kumar M，et al. Selenoprotein K Knockout Mice Exhibit Deficient Calcium Flux in Immune Cells and Impaired Immune Responses [J]. Journal of Immunology，2011，186：2127-2137.

[85] Broome C S，McArdle F，Kyle J A M，et al. An increase in selenium intake improves immune function and poliovirus handling in adults with marginal selenium status [J]. American Journal of Clinical Nutrition，2004，80：154-162.

[86] Goldson A J，Fairweather-Tait S J，Armah C N，et al. Effects of Selenium Supplementation on Selenoprotein Gene Expression and Response to Influenza Vaccine Challenge：A Randomised Controlled Trial [J]. Plos One，2011：6.

[87] Kipp A，Banning A，Van Schothorst E M，et al. Four selenoproteins，protein biosynthesis，and Wnt signalling are particularly sensitive to limited selenium intake in mouse colon [J]. Molecular Nutrition & Food Research，2009，53：1561-1572.

[88] Mueller M，Banning A，Brigelius-Flohe R，et al. Nrf2 target genes are induced under marginal selenium-deficiency [J]. Genes and Nutrition，2010，5：297-307.

[89] Pagmantidis V，Meplan C，Van Schothorst E M，et al. Supplementation of healthy volunteers with nutritionally relevant amounts of selenium increases the expression of lymphocyte protein biosynthesis genes [J]. American Journal of Clinical Nutrition，2008，87：181-189.

[90] Hattori H，Imai H，Furuhama K，et al. Induction of phospholipid hydroperoxide glutathione peroxidase in human polymorphonuclear neutrophils and HL60 cells stimulated with TNF-alpha [J]. Biochemical and Biophysical Research Communications，2005，337：464-473.

[91] Huang Z，Hoffmann F W，Norton R L，et al. Selenoprotein K Is a Novel Target of m-Calpain，and Cleavage Is Regulated by Toll-like Receptor-induced Calpastatin in Macrophages [J]. Journal of Biological Chemistry，2011，286：34830-34838.

[92] Stoedter M，Renko K，Hoeg A，et al. Selenium controls the sex-specific immune response and selenoprotein expression during the acute-phase response in mice [J]. Biochemical Journal，2010，429：43-51.

[93] Labunskyy V M，Yoo M H，Hatfield D L，et al. Sep15，a Thioredoxin-like Selenopro-

tein，Is Involved in the Unfolded Protein Response and Differentially Regulated by Adaptive and Acute ER Stresses [J]．Biochemistry，2009，48：8458-8465.

[94]　Arthur J R，McKenzie R C，Beckett G J. Selenium in the immune system [J]．Journal of Nutrition，2003，133：1457S-1459S.

[95]　Guillin O M，Vindry C，Ohlmann T，et al. Selenium，Selenoproteins and Viral Infection [J]．Nutrients，2019：11.

[96]　Kramer C D，Genco C A. Microbiota，immune Subversion，and Chronic inflammation [J]．Frontiers in Immunology，2017：8.

[97]　Zhai Q，Cen S，Li P，et al. Effects of Dietary Selenium Supplementation on Intestinal Barrier and Immune Responses Associated with Its Modulation of Gut Microbiota [J]．Environmental Science & Technology Letters，2018，5：724-730.

[98]　Kasaikina M V，Kravtsova M A，Lee B C，et al. Dietary selenium affects host selenoproteome expression by influencing the gut microbiota [J]．Faseb Journal，2011，25：2492-2499.

[99]　Gu L X，Wen Z S，Xiang X W，et al. Immunomodulatory effect of low molecular-weight seleno-aminopolysaccharides in intestinal epithelial cells [J]．International Journal of Biological Macromolecules，2017，99：570-577.

[100]　Khoso P A，Yang Z，Liu C，et al. Selenium Deficiency Downregulates Selenoproteins and Suppresses Immune Function in Chicken Thymus [J]．Biological Trace Element Research，2015，167：48-55.

[101]　He Y，Fang J，Peng X，et al. Effects of Sodium Selenite on Aflatoxin B-1-Induced Decrease of Ileal IgA (+) Cell Numbers and Immunoglobulin Contents in Broilers [J]．Biological Trace Element Research，2014，160：49-55.

[102]　Qian F，Misra S，Prabhu K S. Selenium and selenoproteins in prostanoid metabolism and immunity [J]．Critical Reviews in Biochemistry and Molecular Biology，2019，54：484-516.

[103]　Avery J C，Hoffmann P R. Selenium，Selenoproteins，and Immunity [J]．Nutrients，2018：10.

[104]　Bi C L，Wang H，Wang Y J，et al. Selenium inhibits Staphylococcus aureus-induced inflammation by suppressing the activation of the NF-kappa KB and MAPK signalling pathways in RAW264. 7 macrophages [J]．European Journal of Pharmacology，2016，780：159-165.

[105]　Sun Z，Xu Z，Wang D，et al. Selenium deficiency inhibits differentiation and immune function and imbalances the Th1/Th2 of dendritic cells [J]．Metallomics，2018，10：759-767.

[106] Saito S. Cytokine network at the feto-maternal interface [J] . Journal of Reproductive Immunology, 2000, 47: 87-103.

[107] Li X, Xing M, Chen M, et al. Effects of selenium-lead interaction on the gene expression of inflammatory factors and selenoproteins in chicken neutrophils [J] . Ecotoxicology and Environmental Safety, 2017, 139: 447-453.

[108] Sinha I, Karagoz K, Fogle R L, et al. "Omics" of Selenium Biology: A Prospective Study of Plasma Proteome Network Before and After Selenized-Yeast Supplementation in Healthy Men [J] . Omics-a Journal of Integrative Biology, 2016, 20: 202-213.

[109] Rossi C A S, Compiani R, Baldi G, et al. Organic selenium supplementation improves growth parameters, immune and antioxidant status of newly received beef cattle [J] . Journal of Animal and Feed Sciences, 2017, 26: 100-108.

[110] Ogura M, Inoue T, Yamaki J, et al. Mitochondrial reactive oxygen species suppress humoral immune response through reduction of CD19 expression in B cells in mice [J] . European Journal of Immunology, 2017, 47: 406-418.

[111] Werz O, Szellas D, Steinhilber D. Reactive oxygen species released from granulocytes stimulate 5-lipoxygenase activity in a B-lymphocytic cell line [J] . European Journal of Biochemistry, 2000, 267: 1263-1269.

[112] Beck M A, Nelson H K, Shi Q, et al. Selenium deficiency increases the pathology of an influenza virus infection [J] . Faseb Journal, 2001, 15: 1481.

[113] Hawkes W C, Kelley D S, Taylor P C. The effects of dietary selenium on the immune system in healthy men [J] . Biological Trace Element Research, 2001, 81: 189-213.

[114] Bonizzi G, Piette J, Schoonbroodt S, et al. Reactive oxygen intermediate-dependent NF-kappa B activation by interleukin-1 beta requires 5-lipoxygenase or NADPH oxidase activity [J] . Molecular and Cellular Biology, 1999: 19.

[115] Stockinger B, Veldhoen M. Differentiation and function of Th17 T cells [J] . Current Opinion in Immunology, 2007, 19: 281-286.

[116] Sakaguchi S, Powrie F. Perspective - Emerging challenges in regulatory T cell function and biology [J] . Science, 2007, 317: 627-629.

[117] Murphy K M, Reiner S L. The lineage decisions of helper T cells. Nature Reviews Immunology, 2002, 2: 933-944.

[118] Jackson S H, Devadas S, Kwon J, et al. T cells express a phagocyte-type NADPH oxidase that is activated after T cell receptor stimulation [J] . Nature Immunology, 2004, 5: 818-827.

[119] Peterson J D, Herzenberg L A, Vasquez K, et al. Glutathione levels in antigen-presenting cells modulate Th1 versus Th2 response patterns [J] . Proceedings of the National Academy

of Sciences of the United States of America，1998，95：3071-3076.

[120] Hoffmann F W，Hashimoto A C，et al. Dietary Selenium Modulates Activation and Differentiation of CD4（＋）T Cells in Mice through a Mechanism Involving Cellular Free Thiols [J] . Journal of Nutrition，2010，140：1155-1161.

[121] Won H Y，Sohn J H，Min H J，et al. Glutathione Peroxidase 1 Deficiency Attenuates Allergen-Induced Airway Inflammation by Suppressing Th2 and Th17 Cell Development [J] . Antioxidants ＆ Redox Signaling，2010，13：575-587.

[122] Xu X M，Carlson B A，Grimm T A，et al. Rhesus monkey simian immunodeficiency virus infection as a model for assessing the role of selenium in AIDS [J] . Jaids-Journal of Acquired Immune Deficiency Syndromes，2002，31：453-463.

[123] Beck K W，Schramel P，Hedl A，et al. Serum trace-element levels in hiv-infected subjects [J] . Biological Trace Element Research，1990，25：89-96.

[124] Dworkin B M，Rosenthal W S，Wormser G P，et al. Abnormalities of blood selenium and glutathione-peroxidase activity in patients with acquired immunodeficiency syndrome and aids-related complex [J] . Biological Trace Element Research，1988，15：167-177.

[125] Rousseau M C，Molines C，Moreau J，et al. Influence of highly active antiretroviral therapy on micronutrient profiles in HIV-infected patients [J] . Annals of Nutrition and Metabolism，2000，44：212-216.

[126] Cyr A R，Domann F E. The Redox Basis of Epigenetic Modifications：From Mechanisms to Functional Consequences [J] . Antioxidants ＆ Redox Signaling，2011，15：551-589.

[127] Hori K，Hatfield D，Maldarelli F，et al. Selenium supplementation suppresses tumor necrosis factor alpha-induced human immunodeficiency virus type 1 replication in vitro [J] . Aids Research and Human Retroviruses，1997，13：1325-1332.

[128] Kalantari P，Narayan V，Natarajan S K，et al. Thioredoxin Reductase-1 Negatively Regulates HIV-1 Transactivating Protein Tat-dependent Transcription in Human Macrophages [J] . Journal of Biological Chemistry，2008，283：33183-33190.

[129] Yu L，Sun L，Nan Y，et al. Protection from H1N1 Influenza Virus Infections in Mice by Supplementation with Selenium：A Comparison with Selenium-Deficient Mice [J] . Biological Trace Element Research，2011，141：254-261.

[130] Felmet K A，Hall M W，Clark R S B，et al. Prolonged lymphopenia，lymphoid depletion，and hypoprolactinemia in children with nosocomial sepis and multiple organ failure [J] . Journal of Immunology，2005，174：3765-3772.

[131] Hollenbach B，Morgenthaler N G，Struck J，et al. New assay for the measurement of

selenoprotein P as a sepsis biomarker from serum [J] . Journal of Trace Elements in Medicine and Biology, 2008, 22: 24-32.

[132] Maehira F, Luyo G A, Miyagi I, et al. Alterations of serum selenium concentrations in the acute phase of pathological conditions [J] . Clinica Chimica Acta, 2002, 316: 137-146.

[133] Renko K, Hofmann P J, Stoedter M, et al. Down-regulation of the hepatic selenoprotein biosynthesis machinery impairs selenium metabolism during the acute phase response in mice [J] . Faseb Journal, 2009, 23: 1758-1765.

[134] Dreher I, Jakobs T C, ohrle J. Cloning and characterization of the human selenoprotein P promoter-Response of selenoprotein P expression to cytokines in liver cells [J] . Journal of Biological Chemistry, 1997, 272: 29364-29371.

[135] Carcillo J, Holubkov R, Dean J M, et al. Rationale and Design of the Pediatric Critical Illness Stress-Induced Immune Suppression (CRISIS) Prevention Trial [J] . Journal of Parenteral and Enteral Nutrition, 2009, 33: 368-374.

[136] Schomburg L. A large-bolus injection, but not continuous infusion of sodium selenite improves outcome in peritonitis [J] . Shock, 2010, 33: 554-555.

[137] Angstwurm M W A, Engelmann L, Zimmermann T, et al. Selenium in Intensive Care (SIC): Results of a prospective. randomized, placebo-controlled, multiple-center study in patients with severe systemic inflammatory response syndrome, sepsis, and septic shock [J] . Critical Care Medicine, 2007, 35: 118-126.

[138] Rinaldi S, Landucci F, De Gaudio A R. Antioxidant Therapy in Critically Septic Patients [J] . Current Drug Targets, 2009, 10: 872-880.

[139] Heyland, D. K. Selenium supplementation in critically ill patients: Can too much of a good thing be a bad thing [J] . Critical Care, 2007, 11.

[140] Forceville X, Mostert V, Pierantoni A, et al. Selenoprotein P, Rather than Glutathione Peroxidase, as a Potential Marker of Septic Shock and Related Syndromes [J] . European Surgical Research, 2009, 43: 338-347.

[141] Manzanares W, Biestro A, Galusso F, et al. Serum selenium and glutathione peroxidase-3 activity: biomarkers of systemic inflammation in the critically ill [J] . Intensive Care Medicine, 2009, 35: 882-889.

[142] Sakr Y, Reinhart K, Blood F, et al. Time course and relationship between plasma selenium concentrations, systemic inflammatory response, sepsis, and multiorgan failure [J] . British Journal of Anaesthesia, 2007, 98: 775-784.

[143] Valenta J, Brodska H, Drabek T, et al. High-dose selenium substitution in sepsis: a prospective randomized clinical trial [J] . Intensive Care Medicine, 2011, 37:

808-815.

[144] Forceville X, Laviolle B, Annane D, et al. Effects of high doses of selenium, as sodium selenite, in septic shock: A placebo-controlled, randomized, double-blind, phase II study [J] . Critical Care, 2007: 11.

[145] Mishra V, Baines M, Perry S E, et al. Effect of selenium supplementation on biochemical markers and outcome in critically ill patients [J] . Clinical Nutrition, 2007, 26: 41-50.

[146] Vincent J L, Forceville X. Critically elucidating the role of selenium [J] . Current Opinion in Anesthesiology, 2008, 21: 148-154.

[147] Matthews J R, Wakasugi N, Virelizier J L, et al. Thioredoxin regulates the dna-binding activity of nf-chi-b by reduction of a disulfide bond involving cysteine 62 [J] . Nucleic Acids Research, 1992, 20: 3821-3830.

[148] Kruidenier L, Kulper I, Lamers C, et al. Intestinal oxidative damage in inflammatory bowel disease: semi-quantification, localization, and association with mucosal antioxidants [J] . Journal of Pathology, 2003, 201: 28-36.

[149] Ringstad J, Kildebo S, Thomassen Y. Serum selenium, copper, and zinc concentrations in crohns-disease and ulcerative-colitis [J] . Scandinavian Journal of Gastroenterology, 1993, 28: 605-608.

[150] Geerling B J, Badart-Smook A, Stockbrugger R W, et al. Comprehensive nutritional status in recently diagnosed patients with inflammatory bowel disease compared with population controls [J] . European Journal of Clinical Nutrition, 2000, 54: 514-521.

[151] Sikora S K, Spady D, Prosser C, et al. Trace Elements and Vitamins at Diagnosis in Pediatric-Onset Inflammatory Bowel Disease [J] . Clinical Pediatrics, 2011, 50: 488-492.

[152] Speckmann B, Pinto A, Winter M, et al. Proinflammatory cytokines down-regulate intestinal selenoprotein P biosynthesis via NOS2 induction [J] . Free Radical Biology and Medicine, 2010, 49: 777-785.

[153] Wang C, Wang H, Luo J, et al. Selenium deficiency impairs host innate immune response and induces susceptibility to Listeria monocytogenes infection [J] . Bmc Immunology, 2009, 10.

[154] Smith A D, Botero S, Shea-Donohue T, et al. The Pathogenicity of an Enteric Citrobacter rodentium Infection Is Enhanced by Deficiencies in the Antioxidants Selenium and Vitamin E [J] . Infection and Immunity 2011, 79: 1471-1478.

[155] Filippin L I, Vercelino R, Marroni N P, et al. Redox signalling and the inflammatory response in rheumatoid arthritis [J] . Clinical and Experimental Immunology, 2008,

152: 415-422.

[156] Hultqvist M, Olofsson P, Holmberg J, et al. Enhanced autoimmunity, arthritis, and encephalomyelitis in mice with a reduced oxidative burst due to a mutation in the Ncf1 gene [J]. Proceedings of the National Academy of Sciences of the United States of America, 2004, 101: 12646-12651.

[157] Nunes P, Demaurex N. The role of calcium signaling in phagocytosis [J]. Journal of Leukocyte Biology, 2010, 88: 57-68.

[158] Kwon J, Devadas S, Williams M S. T cell receptor-stimulated generation of hydrogen peroxide inhibits MEK-ERK activation and lck serine phosphorylation [J]. Free Radical Biology and Medicine, 2003, 35: 406-417.

[159] Green D R, Droin N, Pinkoski M. Activation-induced cell death in T cells [J]. Immunological Reviews, 2003, 193: 70-81.

[160] Toulis K A, Anastasilakis A D, Tzellos T G, et al. Selenium Supplementation in the Treatment of Hashimoto's Thyroiditis: A Systematic Review and a Meta-analysis [J]. Thyroid, 2010, 20: 1163-1173.

[161] Xue H, Wang W, Li Y, et al. Selenium upregulates CD4 (+) CD25 (+) regulatory T cells in iodine-induced autoimmune thyroiditis model of NOD. H-2 (h4) mice [J]. Endocrine Journal, 2010, 57: 595-601.

[162] Mougiakakos D, Johansson C C, Kiessling R. Naturally occurring regulatory T cells show reduced sensitivity toward oxidative stress-induced cell death [J]. Blood, 2009, 113: 3542-3545.

[163] Mougiakakos D, Johansson C C, Jitschin R, et al. Increased thioredoxin-1 production in human naturally occurring regulatory T cells confers enhanced tolerance to oxidative stress [J]. Blood, 2011, 117: 857-861.

[164] Pemberton P W, Ahmad Y, Bodill H, et al. Biomarkers of oxidant stress, insulin sensitivity and endothelial activation in rheumatoid arthritis: a cross-sectional study of their association with accelerated atherosclerosis [J]. BMC research notes, 2009, 2: 83.

第五章 硒与疾病及健康保护

硒发现至今200多年来，硒元素与人体健康效应的研究经历了从有毒元素到有益元素、从必需营养元素到功能性营养素的研究过程。近年来随着硒与健康效应及作用机制研究的深入，硒与人体健康相关性越来越密切并愈发积极且广泛。

硒元素不仅与人体正常免疫功能维持、心脑血管健康以及生殖功能健康等关系密切，并且具有抗氧化、抗病毒、抑制肿瘤、保护肝脏、抵抗辐射、拮抗重金属等多种作用，本章将分节阐述硒与不同疾病生理作用、机体的健康保护及作用机制。

第一节 硒与克山病

克山病（Keshan disease）是一种地方性心肌疾病，以多发性灶状心肌损伤为主要症状，1935年首次在我国黑龙江省克山县出现大规模暴发流行，当时因其发病原因不明，遂随县名而命名为克山病。1980年世界卫生组织（WHO）/国际心脏病学会（ISFC）将其列属在不能分类的心肌病范畴。克山病发病率及急发死亡率极高，根据发病的急缓和心功能状态，可分为急性型、亚急性型、慢性型、潜在型四种类型。急性克山病患者发病突然，伴随呕吐、腹泻、手脚冰凉等症状，多在1～2日甚至数小时内死亡，因此在东北当地亦被称为"快当病"，其暴发流行时景象十分凄惨。

国内外科学工作者付出了几十年的艰苦努力，从流行病学、地球环境学、临床医学、病理学、生物化学、分子生物学等多方面、多学科进行综合性科学考察，得出了人体硒缺乏与患克山病关系密切的结论。

一、克山病的硒环境因素

克山病具有明显的地区性、季节高发和人群多发性等流行特点。从地区性而言，克山病在我国的病区分布基本沿着大兴安岭、小兴安岭、太行山、六盘山到西南山地呈东北向西南延伸的不连续宽带，病区在此宽带地域内呈灶状分布，涉及 15 个省、自治区的 327 个市、县（旗），严重威胁病区人民的生命与健康。

低硒地带是克山病的基本环境因素，克山病的季节性发病说明它的病因是低硒条件下的生物因素引起的。低硒带形成是长期以来由硒在环境中的迁移特性及其生物学特性所决定的，土壤低硒是形成低硒带的根本原因。根据全国不同地区 236 个土壤剖面表层样品的硒测定数据，可以看出我国境内土壤表层硒含量与不同土壤类型关系显著，其中硒含量最高的是砖红壤、红壤、黄壤和西北内陆盐土和盐化草甸土，最低的是棕褐土壤，因此我国低硒带分布正好从东北地区（暗棕壤、黑土）经黄土高原地区（褐土、黑垆土）往西南到四川、云南地区（棕壤性紫色土、红褐土、红棕壤、褐红壤）直至青藏高原东部、南部的亚高山地区（黑毡土），这与克山病的发病区域正好吻合。

从全球范围来看，土壤低硒带上种植作物的硒含量均较低，而且正好是动物硒营养缺乏反应症状（白肌病、营养性肌萎缩等）的流行地区，我国亦有低硒非克山病区。但除我国以外，世界上其他一些西方及热带国家低硒区人群中却并未见大规模的克山病流行报道，其主要原因可能是这些国家和地区的跨国跨地区贸易较为频繁，人口流动性大的同时食物交流也十分混杂，因此这些低硒带人群实际硒摄入量并不低。根据相关统计表明，美国每天的人平均硒摄入量约为 $132\mu g$，加拿大为 $98\sim224\mu g$，日本可达 $881\mu g$；又如热带国家中委内瑞拉每日人均硒摄入量为 $325\mu g$，孟加拉国为 $63\sim122\mu g$。综上所述，可以得出三个结论：一是西方及热带国家的人口硒摄入量基本都能达到或超过人体每日硒最低需要量 $60\mu g$。二是即使在低硒背景地区，可以通过食物交流混杂和改变饮食组成来改善硒营养状态，这对于低硒地区克山病防治提供了可能的思路。三是克山病病因是低硒条件下生物因素引起的，补硒可以打断克山病的发病环节，达到防治克山病的目的。

二、硒与克山病发病机制及病理

克山病是以心肌线粒体损伤为主的疾病，主要病理改变表现为心肌严重变性和多发性灶状坏死，由于病变反复发生，心肌中存在不同程度的修复和结疤，因此也呈现新旧病灶并存的特点。心肌坏死常随冠状血管小分支分布，最严重的部位为左心室心内膜下心肌、室间隔及乳头肌等处。除心脏损伤，一些儿童案例中还伴随有胰脏、肝脏、肾脏以及甲状腺等组织的感染性病变。根据心功能状态差异，克山病的临床表现共分四型：潜在型克山病患者为心肌受损且心功能Ⅰ级者以及少数由其他型克山病好转后转变者；出现心源性休克、少数（5%）为急性肺水肿患者为急性型；亚急性型临床上表现为激进的充血性心力衰竭并发或不并发心源性休克，为少儿克山病；慢性型患者心功能状态为Ⅱ、Ⅲ、Ⅳ级，其多数是由其他型克山病未愈而迁延转成，临床上常出现充血性心力衰竭表现，另有少数自然慢性型患者临床表现为不自觉的心脏逐趋扩大继之出现充血性心力衰竭。克山病病变严重度与心功能不全的程度呈正相关，近年来对新发潜在型克山病的随访调查发现低硒是潜在型克山病发展为慢性型克山病的危险因素之一。

在一项克山病分子发病机制的研究中筛选出 34 个差异表达基因以及40 条通路与慢性型克山病心肌损伤相关，其中与线粒体功能相关的腺苷酸活化蛋白激酶 [adenosine 5′- monophosphate（AMP）-activated protein kinase，AMPK] 信号通路能够反映克山病病情发展情况，硒能激活 AMPK 通路分子中 p-AMPKα 蛋白表达并诱导克山病患者差异基因转录表达的关键调控中心 PGC1α 的表达，进一步证明了硒缺乏引起的心肌细胞线粒体功能异常与克山病并发之间的联系。在克山病患者低血硒与 *GPx1* 基因多态性关联的研究中，发现患者的血硒浓度和 GPx1 活性均低于对照组，而遗传分析显示 *GPx1* 基因中的单核苷酸多态性变异（Pro198Leu）与机体硒缺乏以及 GPx1 活性受损有关，且 GPx1

Pro198Leu 与硒营养缺乏具有协同交互作用，携带 *GPx1* 变异基因的缺硒人群的克山病发病风险可能更高。

病因研究表明，引起克山病发病有三个基本环节或致病因素。①结构性因子：心肌线粒体膜结构的缺陷及氧化损伤可能是克山病发病关键所在，分子基础层面表现为总磷脂、鞘磷脂、磷脂酰胆碱等代表细胞膜老化指数的比例升高以及心肌线粒体内膜结合酶、细胞色素氧化酶、必需的界面脂组分心磷脂等反映心肌能量代谢指标的降低。②伤害性因子：某种生物致病因子在低硒条件下造成对心肌细胞的伤害；存在于组织中的活性氧自由基，其大量累积直接导致心肌组织尤其膜系统的氧化损伤。③保护性因子：人体内硒、维生素、黄酮等抗氧化物质以及适应酶诱导生成的代偿机制，克山病患者体内硒及含硒酶水平均显著低于正常人群。当然上述三个因素在克山病的发病环节是一种密切配合的关系，当人体长期处于营养（蛋白质、磷脂、维生素等）缺乏的状态，心肌线粒体系统出现膜缺陷，结构性因子 1 发生改变，而硒缺乏引起的抗氧化保护性因子 3 水平整体降低则会导致伤害性因子活性氧自由基的大量蓄积，从而构成克山病的完整发病机制。因此，低硒且营养缺乏地区克山病发病风险极高，而营养条件充足的机体，即使处在低硒水平，亦可通过组织中无硒 GPx 或 GST 等适应酶类诱导的代偿机制进行弥补，这可能也是一些低硒非病区和病区非患者存在的原因，同时要考虑低硒环境下引起克山病发病的生物因子是否存在。目前普遍认为低硒是克山病发生的主要环境因素，为条件因子而非始动因子。

随着研究深入，近年来对克山病病因的研究逐步集中到在低硒的背景下非生物因素与生物因素的探讨，其中主要包括营养物质缺乏（如蛋白质和氨基酸、维生素 E 等）、柯萨奇病毒感染以及真菌毒素的作用。目前尚未有定论，仍需要进一步研究证明。

三、补硒防治克山病研究

我国有资料记载北方 11 省在 1959～1970 年间克山病的发病率和死亡率极高，病因却不明确，克山病成了我国重点防治的地方病。1964 年，我国防治克山病研究的专门机构——克山病研究室由哈尔滨医科大学、吉林医科大学和西安医学院三所高校联合组建。研究室重要成员于维汉教授通过长期深入病区的调查研究，提出了人群克山病流行与当地营养元素有关的猜想，并联合中国医学科学院组建了中国医学科学院克山病防治科研小分队（医科院小分队），共同进行克山病防治研究。

在家畜白肌病（white muscle disease，WMD）成功通过注射亚硒酸钠进行预防的启发下，1965 年西安医学院徐光禄教授等进行了肌内注射和口服亚硒酸钠对克山病预防的试点试验，发现亚硒酸钠干预组的发病率小于未服硒组。进一步的，1968～1969 年医科院小分队利用实验室动物模型（大鼠和狗）进行口服亚硒酸钠急性慢性毒理学实验，推算出了不同人群每周口服亚硒酸钠的安全剂量：1～5 岁 0.5mg，6～10 岁 1mg，11 岁以上 2mg。并根据安全剂量，在黑龙江省尚志市及周边对潜在型和慢性型克山病患者进行了连续试服亚硒酸钠的干预试验，据统计，参与试验的服硒组和对照组人数分别为 17113 人和 15785 人，其中服硒组无新发克山病，而对照组共有 23 人新发（表 5-1）。

表 5-1　1969～1974 年黑龙江省服硒组和对照组发病情况比较

县名	时间	服硒组		对照组	
		人数	发病数	人数	发病数
尚志	1969 年冬	20	0	—	—
尚志	1970-9～1971-3	182	0	583	6
尚志	1971-9～1972-3	566	0	569	4
尚志	1972-10～1972-3	4202	0	5116	5
密山、林口、虎林	1972-11～1973-3	1687	0	2377	5
尚志、密山、林口、虎林	1973-10～1974-3	10456	0	7140	3
	合计	17113	0	15785	23

虽然克山病预防通过补充亚硒酸钠取得一定的成效，但作为一种地方病，必须确定克山病的发病因素是否存在于病区或只在病区范围内起作用，寻找病区和非病区内、外环境的差别，明确克山病病区人群是否处在内、外环境缺硒的状态，才能够为补硒干预的预防效果观察提供更可靠的科学依据。因此，在 1972～1975 年间，医科院小分队先后建立了国内首个生物材料中微量硒的测定方法以及实验室测定 GPx 的方法。通过对当

年四川、山东、陕西的病区和非病区人群所做的 463 份血样测定，表明硒生物活性酶 GPx 活力与人体血硒或发硒含量呈明显正相关，病区样品活性显著低于非病区。此外，在一项全国典型病区（11 省 42 县 77 采样点）和非病区（20 省 86 县 110 采样点）人群血、头发、尿以及区域内土壤和大米、玉米、面粉等主粮中硒含量的测定中，发现克山病病区食物硒含量同样显著低于非病区，这与人体硒含量及硒酶活性水平结果一致，依据此项调查大致划分了病区和非病区粮食和人体血液、头发等硒含量的界限值，也为以后硒营养状况评价提供了依据（表 5-2）。

表 5-2　不同区域样本硒含量范围划分

样品名称	克山病病区	克山病病区与非病区交叉区域	非病区
全血硒含量/(mg/kg)	＜0.020	0.020～0.050	＞0.050
头发硒含量/(mg/kg)	＜0.120	0.120～0.200	＞0.200
主粮硒含量/(mg/kg)	＜0.010	0.010～0.020	＞0.020

通过前期的科学研究及补硒干预试验成果，医科院小分队于 1974 年与四川省西昌地区卫生防疫站合作，在克山病高发区四川省冕宁县进行了大规模口服亚硒酸钠片预防克山病效果的严格双盲对比观察。样本包括冕宁县 3 个公社在内的 119 个生产队，其中单数生产队为服硒组，双数生产队为未服硒对照组。根据前期确定的不同儿童口服剂量，1～5 岁和 6～9 岁儿童分别每周一次口服 0.5mg 和 1.0mg 亚硒酸钠，对照组服淀粉片。通过设立观察点对患者进行了临床、心电图、心脏 X 线等医学检查，并对其中部分患者进行血液硒含量、GPx 活力、血清谷草转氨酶（glutamic oxaloacetic transaminase，GOT，又称 AST）与谷丙转氨酶（glutamic pyruvic transaminase，GPT，又称 ALT）活力以及其生化指标进行测定。结果表明，3985 名对照组儿童中有 54 人发病，发病率为 13.6‰，而服硒组 4510 名儿童中仅有 10 人发病，发病率为 2.2‰。自 1974 年到 1977 年间累计补硒干预人数达 3.66 万，其发病率由干预前的 13.6‰逐年降到 2.2‰、1.0‰、0.3‰、0‰。同样的效果也出现在西安医学院在陕西省黄龙县店头公社等病区进行的亚硒酸钠预防克山病急性发病的效果观察中。西安医学院也对补硒方法进行了改进探讨：分析表明，病区人群补硒干预 1 个月后发硒含量升高并维持在一般非病水平，而停止补硒至第 3 个月才

降至病区低水平，因此得出在发病季节前 1～2 个月开始投硒且在每年低发病季节停药时间不超 2 个月为宜的结论。后续研究表明补充硒不但有预防急性和亚急性克山病的作用，并且能够减少潜在型克山病发病、减轻心肌受克山病致病因素影响。截至 1983 年年底，全国有 1500 多万病区人口坚持把亚硒酸钠作为群体性预防药物长期服用。

西安医学院研究室还进行了硒粮富硒营养强化研究，通过叶面喷硒提升病区粮食含硒量，服用硒粮后，儿童发硒显著增高并稳定在非病区水平，且同样具有控制克山病发生的效果。

中国科学家在硒与克山病防治研究中做了巨大贡献，也取得了不俗的国际反响，硒与克山病关系成果的英文文章受到了澳大利亚微量元素权威 E. J. Underwood 教授的高度评价。随后，杨光圻教授应邀参加了 1980 年在美国召开的第二届国际硒研讨会 (International Symposium on Selenium in Biology and Medicine)，报告我国科学家关于硒与克山病关系的研究成果并引起了极大轰动，这也成为硒与人体健康相关的第一份直接证据。在我国科学家对硒与克山病关系研究之前，国际上关于硒的健康效应多局限在动物模型上，从事相关研究的科学工作者也多集中在农业畜牧业领域，关于人体补硒干预试验尚未见报道，而此次大规模的人群补硒干预试验填补了全球在此领域的研究空白，因此于 1984 年在北京召开的第三届国际硒研讨会上，中国医学科学院防治克山病科研小分队和西安医学院克山病研究室荣获了 1984 年度国际生物无机化学家协会"克劳斯·施瓦茨奖"，该研究成果也成为国际营养学界确立硒是人体必需微量元素的主要依据。

第二节　硒与大骨节病

大骨节病 (Kashin-Beck disease，KBD) 是一种威胁我国居民健康与生命的主要地方性疾病。KBD 作为一种慢性、地方性、变形性骨关节病，好发于儿童与青少年，原发病变表现为儿童发育期关节软骨、骺板软骨、骺软骨多发对称性变性、坏死和早期骨修复，并累及全身骨关节，继发为变形性骨关节病。

目前尚未完全明确 KBD 的病因，众多学者认为其发病是居住环境、遗传因素等多因素相互作用的结果。其中环境因素包括营养元素（以硒为主）缺乏、水或土壤中的毒物（如腐殖酸）、谷物中的真菌毒素等，均与 KBD 的发病密切相关，其中既有单一的环境因素，也有多种不同因素的复合。

一、大骨节病概况及硒背景

大骨节病研究迄今已有一百多年的历史，1849 年俄国土地测量员 Yurenski 首先在俄国远东地区的乌洛夫河流域发现此病，并在国际进行了首次报道，此后俄国军医 N. I. Kashin 和 E. V. Beck 夫妇对其进行了病因学、流行病学调查及临床研究，为了纪念两人对大骨节病发病机制研究做的贡献，在国际上亦称大骨节病为 Kashin-Beck。国内外学者对大骨节病的病因及发病机制进行了长期艰苦研究，特别是 20 世纪 50 年代以来，我国学者不但发展和验证了既往的病因学假说，还提出了环境硒缺乏和粮食 T-2 毒素污染等病因学的新认识。

我国 KBD 主要分布在从川藏高原到东北的狭长地带，涉及甘肃、四川、陕西、青海、西藏等 14 个省 366 个县，与克山病的病区大致相重合，因此这两个地方病也被称为"姊妹病"，KBD 发病的环境缺硒病因学假说也来源于此。随着社会和经济的发展，KBD 防病知识的普及和防治措施的落实，KBD 的发病率及患者病情已得到有效控制，但个别地区仍有新发病例出现，KBD 仍是我国重点防治的地方病之一。KBD 发病年龄越早，关节变形和侏儒体型越为明显，成人 KBD 是儿童期 KBD 的后遗骨关节病。KBD 轻者以剥脱性骨软骨炎为主要病理改变，出现关节粗大、骨骼短、关节疼痛及活动受限，重者关节畸形、侏儒体型、丧失劳动能力和生活自理能力，导致终身残疾。

二、硒与大骨节病流行病学研究

西安医学院地方性骨病研究所致力于"硒与大骨节病关系研究"20

余年，取得了丰硕的研究成果，并在 1996 年获得了国际生物无机化学家协会为硒与人体健康研究成果设立的"克劳斯·施瓦茨奖"，由做出突出贡献的王治伦教授和莫东旭教授代表领奖。

研究组发现 KBD 病区水粮饲喂后的大鼠 40％出现急性大片肝坏死症状，而饲养非病区西安粮的大鼠中无一例发生，经检测发现所用病区大鼠饲料和饮水中硒含量比非病区低，由此展开的进一步调查研究显示大骨节病儿童的头发硒含量、病区内环境中饮用水、土壤以及粮食硒含量均显著低于非 KBD 病区中的采集样本，这说明了环境内外低硒导致的人体硒缺乏与 KBD 的暴发流行存在着密切的联系，相关流行病学调查也证实了我国 KBD 病区与环境低硒带的重叠，且病区地带居民机体硒含量均低于正常水平。

在众多 KBD 相关的流行病学调查研究中，迄今未发现高硒环境的 KBD 病区。有学者对据称高硒的 KBD 病区做了双盲调查研究，最终发现陕西安康市桥亭乡居民发硒水平低于 KBD 病区发硒临界值（110ng），而该病区相隔 15 年的统计学资料中也反映了其长期处于稳定而持续的低硒环境中。此外，也有研究证实了低硒非 KBD 病区的客观存在，这些地区的儿童硒水平较低（20ng/mL），但经过查体、影像学等医学检查并未患KBD，直接证明了低硒是 KBD 病发的重要环境因素，并非唯一因子。

苏联有学者提出 KBD 是粮食真菌毒素中毒引起的，但是未提出是何种粮食真菌毒素中毒，并且该研究缺乏动物模型和病理实验证实。在一项我国 KBD 高发省份（黑龙江、甘肃、陕西）的 KBD 病例对照调查结果对比研究中，通过对样本的 Logistic 多元回归分析发现 KBD 的致病危险因素可能是环境低硒条件下的粮食真菌毒素中毒。另一项研究采用动物模型试验，以真菌毒素 T-2 毒素及串珠镰刀菌毒素喂饲导致小香猪四肢软骨细胞发生坏死，而补充亚硒酸钠能够减轻真菌毒素导致的关节软骨的损伤和坏死，说明硒对于真菌毒素具有较强的拮抗作用。

王治伦教授研究发现，KBD 是低硒条件下真菌毒素 T-2 毒素引起的，他提出以补硒为主的"一补四改"措施，被卫生部在 KBD 病区推广，使KBD 的流行趋势到 20 世纪 80 年代的中期得到了有效控制。改革开放以来，生活条件的改善及补硒换粮措施的执行成为 KBD 被控制的主要原因。

但同时我国西部尤其西藏地区病情时常反复，且因临床表现差异出现新的
KBD 临床亚型，是较为严重的病区，各种途径的补硒方式仍然是 KBD 的
有效防治策略之一。

三、硒对大骨节病生物学意义

1. 硒和其他元素代谢与 KBD 的关系

研究表明，硒缺乏会导致 KBD 患者体内其他营养元素的代谢异常，
磷元素是维持人体骨骼和牙齿的重要元素，其代谢能够直接影响骨代谢。
研究发现 KBD 病区儿童体内硒缺乏会导致血浆磷浓度和尿磷排泄量降低，
而补硒干预后上述情况得到显著改善，说明人体硒水平可能通过影响磷元
素代谢而影响软骨代谢。

硒和硫是同族元素，理化性质相似，但生物学功能和生物体内的代谢却
不相同。研究表明，低硒可导致 KBD 患者软骨硫代谢障碍。多项低硒动物模
型和 KBD 患者人体研究表明，缺硒会导致生物机体尿 SO_4^{2-} 的排泄量下降和
尿硫酸酯的排出量上升，而通过补硒干预后，无论是受试动物还是 KBD 患儿
的尿硫排泄量增高及氨基多糖低硫酸化状况均得到了显著改善。由于硫酸软
骨素是软骨重要组成成分，说明硒对软骨代谢有不可替代的作用。

硫元素也是人体中巯基构成的骨架元素，巯基则是人体多种重要氨基
酸和蛋白质的组成部分和活性中心，例如 GR、GST 和 CAT 以及 Cys、
GSH 等抗氧化剂，因此，巯基对人体酶与非酶系统的生物氧化还原体系
具有重要意义。而研究发现 KBD 患儿体内的总巯基、蛋白结合巯基以及
非蛋白巯基含量均显著低于非患病儿童，且与儿童体内的硒含量呈正相
关。这说明硒缺乏会导致 KBD 患者体内巯基含量降低，进而降低机体整
体抗氧化应激水平。

2. 硒和维生素与 KBD 之间的关系

硒和维生素 E 作为机体内两大抗氧化物质在发挥功能活性过程中具
有协同作用，有研究发现低硒饲料喂养的大鼠繁育的仔鼠血清中维生素 E
含量会显著升高来弥补机体低硒状态下抗氧化能力不足的缺陷，这是一种
通过增加维生素 E 的吸收、转运、贮藏的氧化应激代偿机制。人体中维

生素 A 会直接或间接引发多种反应（如骨骼生长不良、夜盲症等），有研究报道了在家兔和人胚关节软骨细胞培养液中加入硒和 KBD 患儿血清的培养实验，发现硒可以促进维生素 A 吸收，证明了硒对人体维生素 A 缺乏症的保护作用，以及促进骨代谢和造血功能、提高免疫力等效果。

四、硒与大骨节病防治

　　KBD 的控制重在预防，已经发生的严重关节变形损伤是不可逆的，无法治愈。20 世纪 80 年代初，王治伦等采用约 $17\mu g/g$ 的含硒食用盐开展 KBD 防治研究，结果表明，硒盐干预组人群 KBD 影像学总阳性率和干骺端阳性率相较于干预前显著下降，且无新发病例；而未经干预人群新发 KBD 患者 2 例，且影像学病变率与试验前基本持平。由于此方法对于 KBD 防治效果显著，且简便易行，因此含硒食盐补硒开始在我国 KBD 病区 1600 万人口中推广使用。而在 1977～1987 年，该研究团队采用硒含量 $1.38\mu g/L$ 饮用井水在我国 KBD 活跃重病区陕西麟游天堂村进行了 KBD 流行的成功防治，其中饮水补硒干预人群的影像学总阳性率和干骺端阳性率降幅分别达到了 87.24％和 95.74％，且影像学新发率为 0，原来的活跃重病区变为非病区。以上两项补硒干预实验研究均因其对 KBD 出色的防治效果受到了中央地方病防治领导小组办公室的肯定与报道。

　　近年来有研究对比了纳米硒（nano-Se）和传统硒盐（亚硒酸钠）对 KBD 防治效果的差异，发现浓度适宜的纳米 Se 对大骨节病软骨细胞的氧化应激水平和降低细胞凋亡的缓解效果更好，为大骨节病药物治疗的深入研究提供了新可能。也有研究报道了硒蛋白对 KBD 的分子作用机制，发现 *SelS* 基因的变异能够增加大骨节病发病风险以及通过上调磷脂酰肌醇 3-激酶（PI3K）/Akt 表达导致的软骨细胞凋亡，而硒补充干预能够下调上述信号通路的表达。另一项对人体细胞氧化还原细胞凋亡具有调节作用的 Sep15 与 KBD 分子作用机制的研究表明 *Sep15* 基因可能是 KBD 的易感对象，而 Sep15 蛋白表达异常会加速机体内细胞凋亡。由此可见，低硒环境下人体内硒蛋白的基因多态性与大骨节病暴发可能具有密切的联系。

　　综上所述，补硒是有效预防和治疗大骨节病的方法。有关于补硒防治

KBD 的系统评价均提示补硒可以有效预防儿童的 KBD，也可用于改善 KBD 患者的干骺端 X 线表现以及临床症状。然而也有报道提示补硒不能完全控制新发 KBD，以及低硒与 KBD 发病率之间未显示有剂量-反应关系，这些不一致结果的原因说明，低硒是 KBD 的环境致病因子而非始动病因，可能是由于 KBD 的发生、发展是多因素、多病因作用的结果。随着现代科技的发展，对于 KBD 发病机制更深入的研究以及不同形态硒源（无机硒、纳米硒、植物硒）对 KBD 防治效果的探索将成为该领域的两个重要课题。

第三节　硒与肝脏保护

肝脏作为人体中最重要的器官之一，其功能包括碳水化合物、蛋白质和脂质的新陈代谢，血液中的药物和毒素的清除，以及免疫应答调节等。肝脏是人体内硒和维生素 E 的重要储存器官，同时也是 GPx 的最高活性器官。

肝脏也是机体最易受损伤的器官，肝实质细胞和非实质细胞的损伤都可以定义为肝损伤。肝损伤主要可以分为化学性损伤和免疫性损伤两大类。每年全球约有 200 万人因患肝病死亡，其中约一半死于肝硬化并发症，另一半死于病毒性肝炎和肝细胞癌（hepatocellular carcinoma, HCC）。我国是肝病高发国家，病毒性肝炎尤其是乙型病毒性肝炎最为常见，同时也有较高的致死率。此外酒精、药物、病毒等有害因素均可直接或间接造成肝损伤，包括肝细胞的炎症、纤维化、坏死、凋亡等一系列病理变化，各种肝病如病毒性肝炎、酒精性肝病、药物性肝病等疾病都可以造成不同程度的肝细胞损伤和代谢紊乱。1957 年，Schwarz 发现酿造酵母中的硒具有抗肝脏坏死活性因子的作用。自此之后，硒的护肝作用受到越来越多的关注和研究。

一、硒对化学性肝损伤的保护作用

化学性肝损伤是临床实践中最常见的肝损伤类型之一，其进一步发展可引起肝细胞坏死、脂肪肝、肝硬化、肝癌等重大肝脏疾病。肝脏是人体重要的解毒器官，容易受到各种不同化学物质引起的损伤。化学肝损伤发生率的上升，严重威胁着人们的生活质量和健康。

1. 硒对酒精引起的肝损伤的保护作用

滥用酒精是一个世界性的问题，直接或间接导致约 25％ 的肝硬化。肝脏是酒精的主要代谢器官，亦是酒精滥用的主要受害器官。肝细胞对酒精的氧化抑制了脂肪酸的代谢及胆固醇的合成与转运，进而引起脂肪堆积。酒精性肝病最初的表现就是酒精影响脂代谢引起脂肪堆积，形成脂肪肝。过量的脂肪导致脂质过氧化物水平升高，引起氧化应激和炎症反应。酒精及其代谢物乙醛具有很强的细胞毒性，与细胞内大分子结合（蛋白质、脂肪、DNA），破坏正常功能。

为了完成修复，肝细胞分泌细胞外基质，为细胞再生提供支撑；若持续损伤，不但影响细胞再生，胞外基质无法降解，则会形成难以修复的肝纤维化。硒元素对减少和减轻肝脏炎症和肝损伤具有积极作用。酒精性肝硬化患者的血浆硒低于健康对照，而丙二醛水平高于健康对照。低硒状态会影响肝功能，补硒能提高血浆硒水平，改善肝功能。

硒对酒精性肝损伤的保护机制研究大都建立在小鼠模型上，单纯酒精诱导小鼠肝损伤，然后腹腔连续注射硒 7 天能够显著降低总抗氧化状态（total antioxidant status，TAS）水平，提高血清和肝脏抗氧化剂水平，组织病理学和生物化学与分子生物学也显示肝损伤明显减缓。用模拟人类饮酒模式的酒精饲料 Lieber-DeCarli（36％）喂养大鼠 5 周后，增加了肝细胞面积和脂肪积累，在饮水中添加了硒代蛋氨酸的大鼠的肝脂肪量则出现了显著减低，且肝脏 GPx 的活性显著提升。

硒还能增加双歧杆菌对酒精性肝损伤的保护作用，富硒双歧杆菌相比于普通双歧杆菌能够更好地抑制肝细胞脂质积聚，降低血清转氨酶水平，改善血脂异常，降低血脂，减少肝细胞氧化应激，保护小鼠免受酒精和高脂饲料诱导的小鼠肝损伤。另有研究通过小鼠酒精性肝损伤模型探究了富硒花生蛋白对肝脏的保护作用。富硒花生蛋白在降低胰岛素水平和缓解氧化应激方面都有显著作用。酒精单摄入会导致"有害"微生物的增长和"有益"微生物下调，而食用富硒花生蛋白能调节肠道菌群丰度，使菌群占比得到显著恢复和改善，在酒精性肝损伤中发挥保护作用。

2. 硒对重金属肝损伤的保护作用

重金属摄入及蓄积对人体健康有着巨大威胁，一般认为相对原子质量大于 65 的重金属元素或其化合物引起的中毒叫作重金属中毒，部分重金属能够直接引起人类的肝脏损伤。小鼠模型试验发现，亚硒酸钠干预能够降低长期饮用含镉水引起的血清促炎因子水平升高，而且提高肝脏抗氧化酶活性，减缓镉对肝、肾的损伤，而硒与左旋肉碱经口服用均能够降低氯化镉诱导的 ALT 和 AST 水平升高和改善氧化应激，并具有协同作用。此外，也有研究发现亚硒酸钠饲喂肉鸡 3 个月能够缓解镉通过线粒体凋亡通路诱导 NO 介导的凋亡，显著缓解镉对肝脏的毒性作用。

砷不属于金属元素，但其对机体的损害通常被纳入重金属中毒，三氧化二砷（As_2O_3，俗名砒霜）因其剧烈毒性被熟知，氧化应激是无机砷中毒的主要机制。大鼠经口染毒亚砷酸钠 3 周后肝脏明显受损，其血 ALT、AST、丙二醛（MDA）、晚期氧化蛋白产物、NO 和 IL-6 显著升高，而硫氧还蛋白还原酶活性、总抗氧化能力和 Nrf2 的基因表达则受到明显抑制，口服亚硒酸钠能够改善上述肝损伤表现。另有研究发现，富硒扁豆对砷诱导的动脉粥样硬化模型小鼠具有保护作用，通过硒强化的扁豆能显著降低肝脏还原性 GSH 和升高氧化性 GSH，从而调节肝脏 GPx 氧化还原系统的应激反应。

动物实验证明，硒能够在一定程度上缓解六价铬 Cr（Ⅵ）的肝脏毒性。用 $K_2Cr_2O_7$ 干预肉鸡 6 周后，肝脏中 GSH 含量、总 SOD 活性、Ca^{2+}-ATP 酶活性和线粒体膜电位水平均发生了显著下降，而在不同浓度亚硒酸钠的干预下，上述指标均得到了显著改善，并通过组织病理学得到证实。长期 Cr（Ⅵ）处理能够明显加速肉鸡肝组织的凋亡并诱导肝脏脂肪酸代谢异常，纳米硒干预 5 周后能够下调肉鸡肝脏 Bax、Caspase-3 和脂肪酸合成酶 mRNA 表达水平，上调 Bcl-2 mRNA 和酰基辅酶 A 氧化酶 1 的 mRNA 表达水平以及蛋白质表达。因此，硒可以预防 Cr（Ⅵ）引起的肝细胞凋亡和肝损伤，同时改善 Cr（Ⅵ）诱导的鸡肝脏脂肪酸代谢异常。

3. 硒对化学药物肝损伤的保护作用

除酒精和重金属外，常见的化学药物在一定剂量下也会引起不同程度的肝毒性损伤。在雄性 Magang 鹅的饲料中添加亚硒酸钠喂养 30 天，能够显著抑制环磷酰胺导致的肝细胞坏死、染色体畸变、微核形成和 DNA 损伤。痤疮治疗药物异维 A 酸易引起肝脏氧化应激，而用亚硒酸钠连续灌胃大鼠 4 周显著降低了异维 A 酸引起的血清 AST、ALT 及碱性磷酸酶（alkaline phosphatase，ALP）水平的升高，并改善了氧化应激状态。采用缺硒日粮饲喂大鼠 4 周后饮水中添加丁硫氨酸-亚砜亚胺（BSO），建立 Se/GSH（－）大鼠，并用氟他胺诱导药物性肝损伤，5 周后发现 Se/GSH（－）大鼠血浆 ALT、总胆红素及谷氨酸脱氢酶显著高于正常大鼠，肝脏 GPx1 及 GSH 显著降低，间接说明硒对保护药物性肝损伤具有重要的作用。

包括杀虫剂和除草剂在内的许多农药分子都能引起肝脏损伤，且毒性不容忽视。有研究用 2,4-二氯苯氧乙酸灌胃 4 周导致大鼠肝功能异常标志物表达水平升高，肝脏抗氧化酶含量显著降低，饮水中同时给予亚硒酸钠则显著改善了以上指标，因此硒通过有效抗自由基的作用，降低了 2,4-二氯苯氧乙酸所致的肝毒性。用氟氯氰菊酯诱导肝脏氧化损伤，随后用亚硒酸钠干预 30 天后显著改善肝脏氧化损伤，肝脏 AST、ALT、ALP 和乳酸脱氢酶（lactate dehydrogenase，LDH）水平甚至恢复正常。另有研究发现亚硒酸钠和维生素 C 联合干预，能显著缓解杀螟松诱导的大鼠肝脏氧化应激的损伤。

四氯化碳（CCl_4）是一种良好的有机溶剂，常用于工业提取和有机合成，无色有毒。CCl_4 在机体内主要通过诱导一系列的脂质过氧化反应致使肝脏纤维化，多项动物模型研究试验表明单纯补硒干预或者硒与维生素 E 联合治疗均能够减轻 CCl_4 诱导的肝纤维化损伤。有研究开发了一种富硒富谷胱甘肽益生菌（selenium-glutathione-enriched probiotics，SGP），由大约 $1×10^{10}$ CFU/g 的活酿酒酵母和 $1×10^{12}$ CFU/g 的活嗜酸乳杆菌组成的 SGP 富含 $38.4\mu g/g$ 的有机硒以及 $34.1mg/g$ 胞内谷胱甘肽，SGP 对 CCl_4 诱导的肝脏氧化应激及肝纤维化的保护作用优于单一的硒、谷胱甘肽或益生菌处理，此研究提示硒的有机形态以及与他功能活性因子和益生菌的结合对肝细胞能够发挥更大的生物活性潜力。

二、硒对病毒性肝损伤的保护作用

病毒性肝炎是由嗜肝病毒引起的一组感染性疾病，目前已经鉴别分离出甲型肝炎（甲肝）病毒（hepatitis A virus，HAV）、乙型肝炎（乙肝）病毒（hepatitis B virus，HBV）、丙型肝炎（丙肝）病毒（hepatitis C virus，HCV）、丁型肝炎（丁肝）病毒（hepatitis D virus，HDV）和戊型肝炎（戊肝）病毒（hepatitis E virus，HEV）五种肝炎病毒。

病毒性肝炎呈世界性流行，严重危害人类健康，阻碍社会发展。据统计，全球每年有近140万人死于病毒性肝炎，其中 HBV 和 HCV 造成的死亡人数约占所有肝炎患者死亡人数的 96%。我国是世界上病毒性肝炎最严重的国家，HBV 表面抗原（hepatitis B surface antigens，HBsAg）携带者占全球的 1/3，患病人数大约占全国总人口的 10%，每年新发肝癌大约 40 万人，死亡 30 万人，每年原发性肝癌患者死亡数约占全球的 55%。病毒性肝炎作为一种重大传染病，被我国卫生行政部门确定为需要优先防控。

多项流行病学调查研究显示，病毒性肝炎患者以及嗜肝病毒感染致肝细胞癌患者体内血清硒水平相较于健康人群显著下降，因此，血清硒水平也被认为可以当作病毒性肝炎后肝硬化患者的随访指标，通过对人体硒水平监测可预测肝细胞癌的发展。

在三种 HBV 细胞模型中，研究发现在低于 2.5mmol/L 浓度下的亚硒酸钠能够显著抑制 HBsAg 和 HBeAg，抑制 HBV 转录水平和基因组 DNA 数量，且抑制效果随着浓度升高以及处理时间延长而逐渐增强。此外亚硒酸钠与拉米夫定、恩替卡韦或阿德福韦等抗病毒药物共同使用还能够增效抑制 HBV 复制，证明了硒元素能够抑制 HBV 蛋白表达、转录和基因组复制。

在细胞模型中，硒结合蛋白 1（selenium binding protein 1，SBP1）的 mRNA 及蛋白表达水平均显著受到乙型肝炎病毒-X（hepatitis B virus-X，HBx）的抑制，人类肝脏肿瘤组织中的 SBP1 强度相较于非肿瘤肝组织显著降低，抑制 SBP1 的表达可能是肝细胞癌发展潜在过程之一。中国医学科学院的于树玉教授等在我国 HBV 感染和原发性肝癌（primary liver cancer，PLC）高发的江苏启东地区对五个乡的 130471 人做了 8 年的干预调查试验，发现与未补硒人群相比，补硒人群中 PLC 发病率下降了 35.1%，而且停止补硒后抑制 HBV 复制的效果仍持续了 3 年。对启东地区 226 名 HBV 阳性的患者进行了一项临床补硒试验，其中 113 名患者每天补充 $200\mu g$ 硒，4 年后发现，对照组有 7 人患 PLC，补硒组无一人患肝癌，而同样停止补硒干预后，治疗组 PLC 发展速度与对照组相当，说明硒可以通过抑制 HBV 的活性，从而降低病毒感染和向肝癌的转化进程，因此 1996 年于树玉教授等获得"克劳斯·施瓦茨奖"。

综上所述，病毒性肝损伤患者机体内的血清硒水平明显降低，但该类患者血清硒水平降低与肝炎发病的因果关联及硒对肝脏的保护作用机制仍需大样本、前瞻性研究进行探讨。

三、硒对脂肪肝的保护作用

非酒精性脂肪性肝病（NAFLD）是指除酒精和其他明确的损肝因素所致的以肝实质细胞内脂肪过度沉积为主要特征的临床病理综合征。动物实验表明，高脂饲料诱导的大鼠 NAFLD 能够通过亚硒酸钠和硫酸锌溶液的干预改善肝脏脂代谢，减少脂肪积累，从而缓解 NAFLD。瘦素受体（Lepr）的突变导致小鼠食欲过盛而诱发肥胖和糖尿病（diabetes mellitus，db），而 Lepr^{db} 突变后的小鼠为 db/db 型，有研究发现对 db/db 小鼠饲料添加亚硒酸钠进行补硒干预能够增加胰岛素的分泌，降低小鼠血糖含量。一项研究报道了非晶硒纳米点（amorphous selenium nanodots，A SeND）对于小鼠 NAFLD 的作用机制，A SeND 能够降低肝细胞脂肪变性、肝指数、血脂水平和转氨酶水平，以及通过促丝裂原活化蛋白激酶（mitogen-activated protein kinase，MAPK）磷酸化代谢来缓解氧化应激及炎症反应。

美国一项研究对 33944 名肝病患者中 2782 名 20～74 岁的 NAFLD 个体通过多因素 Logistic 回归分析探讨了 NAFLD 患者血清硒水平与肝纤维化以及全因死亡率的关系。发现血清硒水平与晚期肝纤维化的风险呈负相关，尤其是在老年、白种人和女性患者中。全因死亡率随着硒水平的升高而降低，由此推测硒可能在预防 NAFLD 肝纤维化中发挥作用。

综上所述，动物研究以及流行病学调查均表明硒对于各种因素引起的肝损伤都具有一定的保护作用。在干预手段上，目前以亚硒酸钠居多，但已有部分研究显示有机硒对各种肝损伤的保护作用更具备优势。此外，关于硒与肝脏健康作用的分子机制研究也愈发丰富。总体来看，上述研究均有较大的发展空间，因此需要进一步的动物实验、临床试验及队列研究深入探讨硒的剂量和形态以及分子机制水平对肝脏健康的影响。

第四节　硒与癌症

癌症是人类对所有恶性肿瘤的统称，是一大类包含了不同的发病原因、发病年龄、发生部位、恶性程度和治疗效果极其复杂的疾病。癌症都有一个共同的基本特征：癌细胞不受控制地、畸形地、极端地病理性生长。在正常情况下，人体的细胞每分裂一次，就会发生一定数目的基因突变。随着年龄的增长，基因突变在人体的细胞里不断累积，直到某些基因突变引起了一个细胞的癌变，这个癌细胞具有在遗传上的高度不稳定，它每分裂一次，就会在原来的基础上再出现更多新的突变。

我国癌症发病率在 2021 年以前是 285/10 万，2022 年增加到 339/10 万。癌症与人类寿命的延长、医疗水平的提高以及人类生活方式的改变都密切相关，虽然癌症的死亡率有一定下降，但目前还没有比较肯定的办法去治愈癌症，能做的是用各种手段来达到延长患者生命、提高患者生活质量的目的。在未来，癌症也可能像高血压、糖尿病那样，变成一种慢性病。本节将阐述硒及硒蛋白与癌症的相关性，以及硒对主要癌症的作用及机制。

一、硒与癌症概述

硒与癌症的研究可追溯到 1969 年。一篇写给《加拿大医学协会期刊》编辑的信件陈述了在几个致癌实验中，亚硒酸钠大幅减少了患有肿瘤的动物的数量的试验结果，并结合基于饲料作物硒含量和美国癌症死亡率成反比关系的数据，提出补充硒可以预防肿瘤的可能性，并提出硒在减少/延迟人类肿瘤中的可能保护作用。在涵盖 27 个国家的人群研究中发现，人体 17 个主要身体部位的癌症死亡率与膳食硒摄入量相关，显著负相关的癌症包含结直肠癌、前列腺癌、乳腺癌、卵巢癌、肺癌和白血病，而胰腺癌、皮肤癌和膀胱癌的负相关性较弱。此外，癌症死亡率与人群调查中全血的硒浓度之间发现了类似的负相关关系，支持硒对人体具有抗癌作用的假设。

随后相继在动物和流行病学研究中验证了硒状态对患癌症风险的潜在保护作用，并通过生态学研究对比了美国区域性饲料硒使用情况和特定地区癌症死亡率之间的关联。研究表明，在动物饲料普遍添加硒的区域内，肺癌、乳腺癌、直肠癌、膀胱癌、食管癌和宫颈癌的癌症死亡率均显著低于动物饲料不添加硒的地区。1996 年发表在美国医学会杂志（JAMA）的研究，报道了一项多中心、双盲、随机、安慰剂对照的癌症预防试验，研究纳入了共 1312 名有皮肤基底细胞癌或鳞状细胞癌病史的患者，随机分组，每天口服 $200\mu g$ 硒或安慰剂，经过长达 10 年随访发现，补硒虽然不能预防皮肤基底细胞癌或鳞状细胞癌的发展，但可降低总癌症死亡率，其中包括肺癌、前列腺癌、结直肠癌发生率。这项试验被人们称为"硒防癌里程碑的试验"。

在美国第三次全国健康和营养检查调查中，检测了 13887 名成年参与者的血清硒水平，并随访了长达 12 年，该研究人群的平均血清硒水平为 $125.6\mu g/L$。血清硒水平与全因死亡率和癌症死亡率之间的关联是非线性的，在血清硒水平低于 $130\mu g/L$ 时，癌症发病率随硒水平的升高而下降，但高于该水平，血清硒水平可能与死亡率增加有关。该研究通过大规模人群调查数据，从癌症防治的角度提出了硒与人体健康的"U 形曲线关系"。

二、硒蛋白与癌症

在人体 25 种硒蛋白中，通过体内和体外的实验，被证明具有抗肿瘤功能的硒蛋白主要有 GPx、Trx 和 Sep15。除此之外，SBP1 和多种癌症风险也有密切关系。

1. 谷胱甘肽过氧化物酶

GPx 可以保护细胞 DHA，GPx1 和 GPx2 基因敲除小鼠在回肠或结肠中出现肿瘤。GPx1 和 GPx2 基因敲除小鼠对细菌感染引起的炎症以及随后诱发的癌症高度敏感，尤其在回肠和结肠部分，这可能导致肿瘤发生。

2. 硫氧还原蛋白

Trx 系统是一个重要的还原酶系统，与谷胱甘肽过氧化物酶系统协同，其三种同工酶均属于硒蛋白，被认为是癌症发展的参与者。TrxR1 被证明在预防和促进癌症方面发挥双重作用。在一项小鼠实验中，TrxR1 的表达在肝脏组织特异性敲除，TrxR1 缺陷的肝脏肿瘤发病率高达 90%，而对照组中的肝脏肿瘤发病率约为 16%。这项研究表明，TrxR1 通过控制细胞氧化还原状态来防止化学诱导的肝癌发生。然而，TrxR1 也可能是一种促癌蛋白，在许多恶性细胞中过表达，并已被提议作为癌症治疗的靶点。另一项小鼠研究，使用 RNA 干扰技术降低了 TrxR1 在小鼠肺癌细胞中的表达，结果发现至少两种癌症相关蛋白 mRNA 的表达显著降低，并且 TrxR1 敲低的小鼠肿瘤进展和转移显著减少，TrxR1 对小鼠的肿瘤生长至关重要，TrxR1 水平对癌症的具体作用有待进一步明确。

3. 硒蛋白 Sep15

Sep15 是因其分子质量（15kDa）而得名的硒蛋白，是一种内质网蛋白，参与蛋白质折叠和二硫键的形成。一项研究评估 Sep15 在结肠癌中的作用。在小鼠结肠癌细胞（CT26）中，Sep15 出现显著下调。对小鼠注射普通 CT26 细胞后，小鼠（占比为 14/15）出现了肿瘤，而注射 Sep15 缺陷细胞的小鼠仅少数（占比为 3/30）出现了肿瘤，该研究表明 Sep15 下调对癌症的保护作用可能是通过影响细胞周期介导的。

4. SBP1

一项临床研究发现，在肝癌患者中，SBP1 表达较低的患者总生存期较短，疾病复发率较高。进一步研究发现 SBP1 可能对 GPx1 的活性存在抑制作用，而在人类肝细胞中敲除 *SBP1* 基因会导致 GPx1 活性增加 4～5

倍，表明 SBP1 可能通过调节氧化还原微环境发挥抑瘤功能。一项最新研究发现，癌细胞存活的关键在于通过硒代半胱氨酸的合成途径来减少硒化合物在细胞内的累积，从而在癌细胞内去除硒的细胞毒性，而长期充足的硒供给可能有助于对癌细胞的靶向杀伤。

三、硒与肺癌

肺癌是起源于肺部支气管黏膜或腺体的恶性肿瘤，发病率和死亡率均列所有恶性肿瘤的第一位，且持续增长。肺癌的病因至今尚不完全明确，大量资料表明，长期大量吸烟与肺癌的发生有非常密切的关系。已有的研究证明，长期大量吸烟者患肺癌的概率是不吸烟者的 10～20 倍，开始吸烟的年龄越小，患肺癌的概率越高。此外，吸烟不仅直接影响本人的身体健康，还对周围人群的健康产生不良影响，导致被动吸烟者肺癌患病率明显增加。

城市居民肺癌的发病率比农村高，这可能与城市大气污染和烟尘中含有致癌物质有关，空气污染，特别是工业废气均能引发肺癌。大气细颗粒物 PM2.5 是指环境空气中空气动力学当量直径小于等于 2.5μm 的颗粒物，其在空气中浓度越高，就代表空气污染越严重。细颗粒物对人体健康的危害极大，因为直径越小，进入呼吸道的部位越深。直径 10μm 的颗粒物通常沉积在上呼吸道，直径 2μm 以下的可深入细支气管和肺泡，直接影响肺的通气功能。在 2021 年，世界卫生组织下属国际癌症研究机构发布报告，首次认定 PM2.5 为普遍和主要的环境致癌物。肺癌也是职业癌中最重要的一种，据估计约 10% 的肺癌患者有环境和职业接触史。冶炼厂的工人常常暴露于空气中的致癌物，肺癌发病率显著高于其他人群。此外，遗传因素和营养状况也与肺癌的发病率有关，硒也是与肺癌的发病率有关的营养元素之一。

空气污染在短期内可导致呼吸系统疾病。PM2.5 作为一种重要的空气污染物，能吸附可溶性有机物、多环芳烃、重金属及生物性成分等多种物质，由于其粒径小，这些物质可沉积于肺泡，激活气道内中性粒细胞、巨噬细胞、上皮细胞等，从而导致氧化应激和炎症。一项研究通过对气管滴注 PM2.5 造成大鼠肺部炎性及氧化性损伤。而研究发现补硒可以降低支气管肺泡灌洗液中中性粒细胞百分比，并通过降低细胞炎症因子及过氧化物水平，提高抗氧化酶活性，减轻 PM2.5 所致大鼠肺组织炎性损伤及氧化应激损伤。

一项大鼠实验通过在大鼠饮用水中添加氯化铝，造成成年大鼠肺氧化应激和肺损伤，并考察硒作为营养补充剂在减轻氯化铝在肺组织中引起氧化应激的潜在能力。模型组大鼠暴露于氯化铝后，引起肺泡水肿和肺气肿，在补充亚硒酸钠后，通过恢复抗氧化状态和减轻氧化应激水平，改善肺组织损伤，从而减轻氧化应激水平。硒能有效保护肺部组织，减轻氯化铝引起的氧化应激，有效预防肺损伤。

体外研究将不同浓度的富硒蛹虫草作用于体外培养的非小细胞肺癌细胞系，研究其对肺癌细胞增殖和凋亡的影响，结果发现富硒蛹虫草水提物对两株非小细胞肺癌细胞系的增殖有明显的抑制作用且呈浓度依赖性，对癌细胞凋亡的抑制作用也呈浓度依赖，其机制可能通过调节 Bcl-2 家族蛋白上调 cleaved PARP 的蛋白表达水平实现。该研究表明，富硒蛹虫草中的有机硒可能对非小细胞肺癌产生明显的抑制增殖、促进细胞凋亡的作用。

云南省宣威市是一座人口 130 多万的小城，却受到中国医学界的瞩目，因为这里是中国的肺癌高发区。宣威地区的肺癌发病年龄较全国平均年龄低 15～20 岁，当地居民发病率从 30 岁起快速提升，50 岁以下居民肺癌死亡率是全国平均水平的 8.8 倍。部分学者认为，室内燃煤污染可能是宣威肺癌高发的主要原因。宣威地区烟煤储量丰富，当地农村居民常年习惯在家里烧烟煤来取暖做饭，但烧煤的火塘没有进风口和烟囱，燃煤产生的煤烟积聚在室内，造成空气污染。一项研究通过检测宣威肺癌患者的血清硒含量和肺组织硒水平，评估了宣威地区肺癌发病率与硒的关系，结果发现病例组血清硒浓度为（55.22 ± 13.34）$\mu g/L$，对照组为（60.33 ± 13.82）$\mu g/L$，病例组显著低于对照组，两组均为缺硒群体，其原因可能因为宣威地区土壤总硒含量约为 $0.2mg/kg$，显著低于中国正常地区土壤硒水平（$0.3mg/kg$），低硒是导致宣威地区肺癌高发的环境原因之一。

此外，肺癌组织硒含量均低于癌旁肺组织和正常肺组织，呈现从低到高的变化趋势，癌组织有过度消耗硒的现象，肺组织细胞低硒可能是导致癌变的潜在危险因素。铜冶炼厂的工人常常暴露于空气中的致癌物中。一项对 76 名去世铜冶炼厂工人（平均执业时间为 31.2 年，平均退休时间为 7.2 年）的肺组织的研究，检测了硒、锑、砷、镉、铬、钴、镧和铅的浓度，并与 15 名来自农村地区的对照者和 10 名来自城市地区的对照者的肺组织标本进行了比较。结果发现，与对照组相比，铜冶炼厂工人的肺组织硒水平最低，并且肺组织中的硒对组织癌变有明显的保护作用。

云南省的锡矿工肺癌发病率极高。一项随机双盲临床试验，纳入了 40 名健康锡矿工并随机分配，实验组每天补充 300μg 的麦芽硒，对照组服用安慰剂，为期一年。受试者基线血清硒（50μg/L）和头发硒（442μg/kg）的浓度，反映了膳食硒摄入量低，而与对照组相比，补硒组血清硒和发硒有明显增加，血清抗氧化酶活性显著提升，脂质过氧化物水平显著降低。同时，补充硒降低了由紫外线照射和致癌物质 3,4-苯并芘引起的淋巴细胞 DNA 损伤，具有防癌效果。此外，每天补硒 300μg 不影响肝功能指标、血红蛋白、白蛋白和胆固醇的浓度。因此，每天摄入 300μg 的麦芽硒对低硒状态的人是安全有效的。

在全球范围内，硒与肺癌相关性的人群研究也一直是研究热点。一项在荷兰开展的前瞻性队列研究，纳入了 120852 名 55～69 岁的参与者，经过 3.3 年的随访，在 550 名新发肺癌病例中，有 370 例肺癌病例脚指甲硒数据与 2459 名健康对照的脚指甲硒数据进行比对，在控制了年龄、性别、吸烟和教育程度后，仍然观察到脚指甲硒与肺癌风险之间呈负相关。该研究还发现硒的保护作用主要集中在从饮食中摄入 β-胡萝卜素和（或）维生素 C 相对较低的受试者中。

芬兰于 1984 年秋季开始强化农业肥料，增加了人口的膳食摄入量、血浆和脚指甲硒浓度。一项在芬兰开展的队列研究，纳入了 39268 名参与者，进行了血清硒水平与癌症发病率之间的关系纵向研究，在为期 10 年的随访中出现了 1096 例新发癌症病例，其中男性癌症病例的平均血清硒水平为 59.1μg/L，健康对照为 62.5μg/L，差异具有统计学意义，但女性的差异并不明显。该研究还发现，低血清硒水平与男性的胃癌和肺癌风险增加有关，尤其是肺癌，其中血清硒最高十分位数的受试者的肺癌患病风险仅为血清硒最低十分位数的受试者的患肺癌风险的 1/9。另一项在芬兰开展的巢式病例队列研究，评估男性吸烟者的脚指甲硒浓度与肺癌风险之间的关系，该研究在维生素 E 和 β-胡萝卜素癌症预防研究队列中进行了嵌套病例对照研究，纳入 250 例肺癌病例和 250 例对照，结果发现脚指甲硒与肺癌风险之间呈负相关。

一项在波兰开展的对照研究，纳入 95 例肺癌、113 例喉癌和相应的健康对照，检测血清硒水平和四种硒蛋白（GPx1、GPx4、TrxR2 和 Sep15）基因中变异的基因型。在肺癌病例中，平均硒水平为 $63.2\mu g/L$，相比之下，其匹配对照的平均水平为 $74.6\mu g/L$；在喉癌病例中，平均硒水平为 $64.8\mu g/L$，而与之匹配的对照组的平均硒水平为 $77.1\mu g/L$，在硒水平低于 $60\mu g/L$ 时，肺癌和喉癌的风险增加。在计算了被诊断患有肺癌或喉癌的概率后发现，硒蛋白 GPx1 的基因变异与肺癌和喉癌风险相关。

除了在低硒人群中硒水平与肺癌风险之间存在负相关关系外，硒水平对肺癌患者总生存率也具有一定的影响，通过对 302 例肺癌患者，在诊断时和治疗前测定血清中含硒的浓度，并随访 80 个月或直至死亡，结果发现，在接受 I 期肺癌治疗的患者中，诊断时的血清硒水平与改善总生存率有关。

整体而言，硒对肺部损伤具有保护作用，通过预防肺部细胞病变以及抑制癌细胞增殖，硒营养状态和肺癌风险之间呈负相关关系。对于肺炎患者，高硒水平可能提高总生存率，具有辅助治疗的效果。因此，硒营养补充对于肺癌的发生和发展可能具有预防和辅助治疗的作用。

四、硒与乳腺癌

在我国，乳腺癌已成为女性中发病率最高的癌症。乳腺癌的患病风险与女性的月经史、生育史有关。受月经黄体期雌激素和孕激素水平升高的影响，初潮早、绝经晚的女性，比初潮晚、绝经早的妇女，乳腺癌的患病风险更高。此外，乳腺癌还具有遗传倾向，受环境因素和生活习惯影响，其发病率不断攀升。

1. 硒营养状态与乳腺癌

一项在中国上海开展的对照研究，纳入了 57 例新发病例和 57 例健康对照，研究发现乳腺癌患者的血清硒含量、血清谷胱甘肽过氧化物酶活性明显低于健康对照组，血清丙二醛含量高于对照，随着血硒水平的降低，患乳腺癌的严重程度有所增加，提示硒与乳腺癌有一定的相关性，在膳食中适量补充硒，可辅助乳腺癌的治疗。

一项在我国台湾进行的临床研究，对 68 名乳腺肿瘤患者（分良性肿瘤和恶性肿瘤两组）的血清和组织中铁、锌、铜、硒的含量进行了检测，并从恶性肿瘤患者身上采集正常组织样本，另对 25 名健康对照者采集血清样本。与对照组相比，两个肿瘤组的血清中锌和硒水平较低，而在组织样本中，恶性肿瘤组织中 4 种元素的含量均高于其他组织，血清和组织中微量元素可能是肿瘤发展的生物标志物。

一项在日本进行的持续 5 年的前瞻性研究，纳入了 5091 名受试者，其中包括 2707 名癌症患者，研究评估了血清硒与癌症发展之间的关系，并比较了癌症患者和健康成人的血清硒水平，研究结果发现，在 50 岁以上人群中，癌症患者的平均血清硒值显著低于非癌症患者，此差异在女性乳腺癌患者中最为明显。低硒的人患乳腺癌的风险高于高硒人群，即使在硒摄入充足的日本，相对的低硒状态仍然是乳腺癌的危险因素。

一项印度的病例对照研究，纳入了 160 名乳腺癌患者和同等数量的健康人，并收集静脉血，检测了维生素 C、维生素 E 和硒水平，与对照组相比，乳腺癌患者的维生素 C、维生素 E 和硒水平均较低。该研究发现，这三种抗氧化营养素的水平均与乳腺癌发病风险密切相关，并且每增加一个单位浓度均会显著降低患乳腺癌的风险。

一项来自希腊的研究，纳入了 80 名接受根治性乳房切除术的乳腺癌女性和年龄匹配的健康对照，在乳腺癌患者中平均血清硒为 $42.5\mu g/L$，在健康对照组中为 $67.6\mu g/L$，乳腺癌妇女血清硒水平显著低于正常对照组。此外，血清硒水平与癌胚抗原成反比，乳腺癌肿瘤组织中的硒浓度几乎是邻近正常乳腺组织的 4 倍，可能反映了对肿瘤的防御机制。

一项西班牙的病例对照研究，比较了 200 名乳腺癌女性患者以及 200 名对照者的血清硒水平，研究发现乳腺癌女性的平均血清硒浓度为 $81.1\mu g/L$，非肿瘤性疾病女性的平均血清硒浓度为 $98.5\mu g/L$，乳腺癌女性血清硒显著低于非肿瘤疾病女性，并提出乳腺癌女性血清中硒浓度的改变似乎是一个结果，而不是癌症的原因，低硒状态可能是由于癌症所导致，提示为了抑制癌症细胞可能需要消耗更多的硒。

2. 硒对乳腺癌的生存率

硒对乳腺癌生存率的影响也有大量报道。一项来自瑞典的研究，调查了 3146 名被诊断患有浸润性乳腺癌的女性的膳食硒摄入量与生存率的关系。在对 28172 名参与者为期 12 年的随访中，发现 416 例乳腺癌特异性死亡病例和 964 例总死亡病例。乳腺癌诊断前的硒摄入量与乳腺癌特异性死亡率和总死亡率均呈负相关；在包括吸烟在内的多种变量中，膳食硒摄入量与乳腺癌死亡之间的负相关性最强。研究结果表明，乳腺癌患者摄入硒可能会提高乳腺癌的特异性生存率和总体生存率，并提出硒补充剂作为有效营养干预可以降低癌症死亡率的假设。

一项波兰的研究，对 546 名原发性浸润性乳腺癌女性患者进行了血清硒营养状态的评价及其对确诊后生存率的影响，平均随访时间为 3.8 年，研究结果发现，血清硒最低四分位数的女性的 5 年总精算生存率为 68.1%，血清硒最高四分位数的 5 年生存率为 82.5%，血清硒最低四分位数的患者死亡风险比为其他四分位数的患者的死亡风险高，而对于过去吸烟的女性，低硒对乳腺癌特异性死亡率的影响更强。通过进一步的数据分析发现，血清硒水平超过 $64.4\mu g/L$ 可能对接受乳腺癌治疗的女性有益，而额外补充硒可能对女性乳腺癌患者整体生存率具有积极的影响。

该研究团队对该队列进行进一步研究，纳入了 538 名原发性浸润性乳腺癌的女性，并继续跟踪随访，以获得 10 年生存率的数据，平均随访 7.9 年，血清硒最低四分位数的女性的 10 年生存率为 65.1%，而血清硒最高四分位数的女性的 10 年生存率为 86.7%，具有显著差异，进一步证实硒对乳腺癌生存率的影响。

3. 硒对乳腺癌辅助治疗

在辅助乳腺癌治疗方面，硒也有较为突出的作用。一项临床研究评价了硒对乳腺癌的辅助治疗作用，该随机双盲实验，通过对 26 名二期和三期乳腺癌患者静脉注射亚硒酸钠 $500\mu g/d$ 持续 2 周，并评估乳腺癌相关的淋巴水肿症状，结果发现，75％的补硒组患者淋巴水肿症状有所改善，细胞外水的比例显著降低，补硒对缓解乳腺癌术后淋巴水肿有直接作用。

由此，硒的营养状态和乳腺癌发病风险密切相关，体内较高的硒水平显著降低患乳腺癌的风险。在乳腺癌患者中，血清中硒浓度的降低可能是癌症的结果。多项研究显示，对乳腺癌患者补充硒，可以提高乳腺癌的总体生存率，对乳腺癌的临床症状也具有改善作用。

五、硒与结直肠癌

结直肠癌是结肠或者直肠内的细胞异常生长所形成的癌症，是目前最普遍的消化系统癌症。我国结直肠癌总发病率仅次于肺癌。结直肠癌的发病率与不良生活方式、饮食因素密切相关，包括吸烟（含二手烟）、饮酒、饮食结构、肠道菌群、环境污染（如微囊藻）等，久坐也是增加结直肠癌患病风险的隐性杀手。此外，结直肠癌也具有一定遗传性。

1. 硒营养状态与结直肠癌

结直肠腺息肉是大多数结直肠癌的前体病变。一项横断面研究对 451 名接受结肠镜检查受试者进行了血清中硒的测定，评估硒和结直肠腺息肉之间的关系。通过相关性分析，与血清硒含量最低的参与者相比，血清硒含量最高的 1/5 的参与者患腺瘤的可能性更小，高硒与降低结直肠腺息肉的发病率有关。另一项大规模的临床研究，通过对 1763 名参与者进行血硒浓度与结直肠腺息肉风险的评估发现，血硒值处于最高四分位数的个体与处于最低四分位数的个体相比，发生新的腺息肉的概率显著更低，较高的血硒浓度与腺息肉风险呈负相关，较高的硒水平可能降低结直肠癌风险。一项在中国广东开展的病例对照研究，研究了膳食锌和硒摄入量对结直肠癌风险的影响。研究纳入了 493 例病例和 498 例性别与年龄匹配的对照，通过食物频率问卷评估了硒的摄入量，发现硒的摄入量与结直肠癌风险呈负相关，而锌与结直肠癌风险不相关。

在欧洲的许多地方都发现微量营养素硒的摄入不足。一项来自爱尔兰的病例对照研究，纳入了 966 例结直肠癌和 966 例匹配对照，通过测量血清硒和 SelP 水平来评估硒状态，发现较高的血清硒水平与女性较低的结直肠癌风险显著相关，血清 SelP 水平则与总人群结直肠癌风险呈显著负相关。研究结果表明，许多欧洲人的硒状态欠佳，硒营养状态可能是影响结直肠癌风险的一个重要因素，增加硒摄入量可能降低结直肠癌风险，对于女性更加显著。美国开展的病例对照研究纳入了 758 例晚期结直肠腺瘤病例，并匹配了 767 例健康对照，研究血清硒与晚期结直肠腺瘤的关系，研究结果表明较高的血清硒水平可降低结直肠癌发展成为晚期结直肠癌的风险，血清硒和晚期结直肠癌风险的负相关关系在老年人和吸烟人群中尤其突出。

2. 硒对结直肠癌辅助治疗

补硒对已经确诊结直肠癌的患者具有辅助治疗的作用。一项在美国开展的癌症营养预防试验，评估了硒补充与结直肠腺瘤的关系，以及发展成为结直肠癌的干预作用。在癌症营养预防试验中，纳入了 1312 名参与者，随机分配至补硒组和安慰剂组，补硒组每日补充 $200\mu g$ 硒。研究结果发现，在基线硒水平低的受试者和当前吸烟者中，补充硒能显著降低结直肠腺瘤和结直肠癌的相关风险。另一项来自德国的研究，对 53 例原发性结直肠癌患者进行了为期 19 天、$200\mu g/d$ 的硒补充，研究发现肿瘤患者存在潜在的硒缺乏，硒缺乏状态通过补硒得到了改善，伴随着谷胱甘肽过氧化物酶活性的进一步增加，患者的生活质量得到提高，主观身体不适减少。

硒对结直肠癌患者生活质量的提高，可能是通过作用于免疫系统并调节免疫细胞和功能发挥作用的。一项病例对照研究对结直肠癌患者补充硒 $200\mu g/d$，研究发现补硒后血液中的免疫细胞，例如 CD3、CD4、CD4/CD8 及自然杀伤细胞和淋巴因子激活的杀伤细胞明显升高，补硒能促进人体细胞免疫功能。另一项临床病例研究，对术前结直肠癌患者补硒 $600\mu g/d$，并持续到术后 2 周，结果发现手术前后给结直肠癌患者服用酵母硒可明显地提高患者血硒水平，调节 T 细胞亚群，提高免疫球蛋白水平，改善机体的免疫功能并增强抗肿瘤的能力。

总体来讲，硒对结直肠癌的保护作用，主要通过降低结直肠癌的前体——结直肠腺瘤的发生概率，阻止结直肠癌患者病变进程，调节免疫功能，提高生活质量和减轻身体不适等方面，对结直肠癌具有预防和辅助治疗的作用。

六、硒与胃癌

胃癌是常见的消化系统恶性肿瘤，包括贲门胃癌和非贲门胃癌。贲门位于胃的顶部，与食管相连，贲门胃癌约占胃癌病例总数的 1/3。胃癌在全国人口癌症发病率中排名第三。男性的胃癌发病率显著高于女性。

1. 硒营养状态与胃癌

中国河南省林县是胃癌的高发地区。一项在该地区进行的前瞻性实验，测量了 590 例食管癌病例、402 例贲门癌病例、87 例非贲门胃癌病例以及 1062 例健康对照受试者的血清硒水平，研究结果发现血清中硒的浓度与胃癌的发展程度呈负相关。随后，该实验的研究团队进一步随访，对血清硒浓度与食管癌、胃癌的死亡率的相关性进行了研究，纳入了 1103 例食管癌或胃癌确诊病例。在 15 年的随访期间，有 516 位患者死亡，其中 75 例来自食管鳞状细胞癌，36 例来自贲门胃癌，研究发现基线血清硒与食管鳞状细胞癌和贲门癌的死亡率呈显著负相关趋势，但与总死亡率无相关性。

为了评价硒预防胃癌的长期效果，中国医学科学院肿瘤医院和美国国家癌症研究所在河南省林县对近 3 万人开展了为期 6 年的随机双盲安慰剂对照干预研究，其中一半受试者接受硒（50μg/d）、维生素 E（30mg/d）和 β-胡萝卜素（15mg/d）的干预，另一半为对照组。进行长达 22 年的随访后，结果显示，55 岁以下人群的总死亡率、总癌症死亡率有持续效应。随访期间，该人群胃癌、贲门癌及食管癌等消化道癌症的死亡率降低 24%，发病率降低 16%。

此外，在中国山东省栖霞市开展了人群干预实验，评价了通过服用大蒜素和硒对预防胃癌的作用。对年龄 35～74 岁的参与者进行双盲干预研究，参与者至少符合以下标准之一：①胃病病史；②肿瘤家族史；③吸烟和（或）饮酒。将参与者随机纳入干预组和对照组，干预组每人每天口服合成大蒜素 200mg，隔日口服硒 100μg，在停药 5 年后干预组胃癌的累计死亡率下降 63.6%。试验显示服用大蒜素和硒能有效预防胃癌，其保护率可达 50%以上并可维持到停药 5 年后，保护效果在男性中尤其明显。

一项荷兰前瞻性队列研究揭示了硒与食管鳞状细胞癌、食管腺癌和贲门癌风险之间的关联。该研究纳入了 120852 名年龄在 55～69 岁的健康人群，参与者完成了一份关于癌症危险因素的问卷调查，并测量脚指甲基线硒状态。经过 16.3 年的随访，队列中发现 64 例食管鳞状细胞癌、112 例食管腺癌和 114 例贲门癌病例。在关于硒状态的多变量分析中，研究者发现硒状态与食管鳞状细胞癌和贲门腺癌均呈负相关关系，硒状态与食管腺癌在女性和从不吸烟者中呈现负相关。还有一项荟萃研究分析了 8 项有关硒与胃癌发病率及死亡率的研究，总共包括 17834 名参与者数据，结果表明，硒水平与胃癌风险和胃癌死亡率的风险呈负相关。

2. 硒对幽门螺杆菌的作用

胃与人类日常饮食摄入相互作用，胃是否健康也与饮食组成密切相关。食物中含有的亚硝酸盐、高盐和霉变均是胃癌高危因素。不良的生活方式如吸烟、饮酒，以及压力、抑郁等精神因素，也与胃癌的发生和发展关系密切。此外，78%的胃癌可归因于慢性幽门螺杆菌感染，幽门螺杆菌也被世界卫生组织列为一类致癌物。

体外研究显示，一定浓度的硒可使幽门螺杆菌的形态发生改变，侵袭力减弱，致病性降低。在小鼠体内，硒可以通过提高机体细胞免疫和体液免疫抑制由幽门螺杆菌感染所致的 CD4/CD8 比例下调，对幽门螺杆菌感染诱发的胃黏膜病变有保护作用。

一项来自土耳其的研究，共纳入 24 例幽门螺杆菌感染患者和 10 例健康对照者，所有幽门螺杆菌感染患者均诊断为弥漫性胃窦炎，调查了患者在根除幽门螺杆菌治疗之前和之后，胃窦黏膜组织病理学发现的血浆和胃黏膜硒水平。幽门螺杆菌感染相关性胃炎患者的胃窦活检样本中组织硒含量显著高于对照组，其中中度和重度胃炎患者的胃窦硒水平又显著高于轻度胃炎患者；在成功根除幽门螺杆菌后，胃窦组织硒水平降低，研究结果表明硒在幽门螺杆菌感染时会积聚在胃组织中。

我国研究同样表明，幽门螺杆菌感染后，硒在胃组织中累积，随着硒含量在幽门螺杆菌感染的胃黏膜病变组织中升高，可能是对活性氧增加的保护性反应，硒浓度的增加可以保护胃黏膜，防止幽门螺杆菌对胃黏膜的损伤，并使胃黏膜病变程度降低。

由此可见，硒通过降低幽门螺杆菌的致病性，降低胃癌的患病和死亡风险，对胃癌的发生具有预防作用，人体血清硒水平也与胃癌的发展程度呈负相关。此外，补硒对于高危人群和已经患有胃癌的人群的病情发展和死亡风险，也具有一定的抑制作用。

七、硒与肝癌

肝癌包括原发性肝癌和转移性肝癌。我国全年新发癌症 40 万人，死亡人数 30 万人。癌症病例数中肝癌位居第四，全年癌症死亡人数中肝癌位居第二。

1. 硒营养状态与肝癌

原发性肝癌是我国常见的恶性肿瘤及肿瘤致死病因，其发生是多因素协同作用的结果。常见的肝脏疾病有病毒性肝炎、非酒精性脂肪肝和酒精性肝病等，慢性肝脏炎症的持续进展和恶性转化均会导致肝癌发生。在我国，HBV 感染是导致肝癌的主要原因，乙肝病毒感染者发生肝癌的风险为非感染者的 15～20 倍。乙肝病毒感染者对硒的消耗及需求会增加，在一项对乙肝患者血清硒含量的系统评价中发现，乙型肝炎患者的血清硒含量明显低于健康人群。巴基斯坦的乙型肝炎和丙型肝炎发病率较高，硒水平与该区域癌症发病率以及病毒感染呈负相关。在乙型肝炎和丙型肝炎患者中，血清硒的下降又与肝脏损伤的程度、病情的严重及癌变密切呈负相关。

2. 补硒与肝癌辅助治疗

目前用于治疗肝癌的手术切除和肝移植效果并不理想。氧化应激和炎症与原发性肝癌的发展有关，补充膳食抗氧化剂和微量营养素是预防原发性肝癌的有效手段。微量元素硒参与了多个代谢途径和抗氧化防御系统，通过体内和体外肝癌模型，展现出对肝癌的预防和治疗作用。

一项硒在人肝癌细胞 HepG2 中作用的研究表明：用亚硒酸钠处理后

的癌细胞活力逐渐下降，表现出对亚硒酸钠积累的凋亡作用，有效降低了人肝癌细胞的细胞活力和增殖，呈剂量依赖。菫叶碎米荠是一种有较高硒生物积累的富硒植物，一项最新研究表明，通过细胞实验研究了菫叶碎米荠富硒多肽对肝癌细胞的作用。研究结果发现含硒多肽通过影响癌细胞生长周期、促进凋亡、引起肝癌细胞对线粒体膜的损伤等多个方面，对HepG2细胞的生长有明显的抑制作用。

通过动物实验，对接种肝癌细胞的小鼠口服补充硒化卡拉胶，可直接抑制小鼠体内肝癌细胞的生长，在人肝癌细胞系培养物中添加不同浓度的硒溶液，可以增加抗氧化活性、抑制自由基的积累和过度释放NO，抑制肝癌细胞的增殖并诱导其凋亡。在一项化学诱导肝癌的大鼠实验中，通过在饮用水中添加亚硒酸盐（1mg/kg和5mg/kg），高剂量组为超营养剂量，发现亚硒酸盐治疗组（5mg/kg）肝脏肿瘤的体积显著降低，肿瘤内细胞增殖更少，可以阻碍癌症进程。另一项研究用含有亚硒酸钠的饮用水（4mg/kg）喂养化学诱导肝癌的大鼠，结果与阳性对照组相比，硒治疗组前后肝结节的数量和大小均显著减少，肝脏结构完整，而阳性对照充满了肿瘤结节，肝脏结构完全破坏。研究表明，补硒可以降低大鼠经化学诱导的肝癌的严重程度。

江苏启东是我国的肝癌高发区。一项对启东地区开展的补硒实验，对13万人每天补充 $200\mu g$ 硒，为期1年，连续跟踪3年后发现，补硒的患者原发性肝癌发病率降低了 35.1%；跟踪随访8年后，发现补硒组的乙肝病毒的感染率降低，并且在停止补硒后仍可持续抑制乙肝病毒人群感染率，从而最终降低了肝癌的发病率。

随后，在启东地区开展的另一项前瞻性研究，对2065名20～65岁肝功能正常男性，进行随机补硒（$228\mu g/d$）或安慰剂补充，通过2年随访发现，补硒组血硒显著升高，谷胱甘肽过氧化物酶随之升高，而外周血淋巴细胞微核检出率显著低于对照组。此外，补硒组肝癌发病率为170863/10万（19/1112），对照组为430220/10万（41/953），具有显著性差异，进一步证实在肝癌高发区高危人群中，尤其是低硒地区，可以预防肝癌。

肝脏是硒最主要的代谢器官，大量硒蛋白在肝脏合成并转运。而硒对人体健康的作用，最早发现的也正是对于肝脏的保护作用。合理的硒营养，不仅可以保护肝脏，还能支持肝脏的解毒功能，如拮抗重金属等。硒对于肝癌的预防作用也是多方面的，包括对于病毒性肝炎、非酒精性脂肪肝和酒精性肝病等多种慢性肝炎的预防，并且降低肝癌的发生率。

八、硒与前列腺癌

前列腺癌是男性泌尿生殖系统的常见肿瘤，在西方国家男性中的发病率仅次于肺癌。我国前列腺癌发病率虽较西方国家低，但呈上升态势。前列腺癌的发生与年龄高度相关，50岁以后男性，前列腺癌的发病率随年龄增长而快速上升。

一项前瞻性研究调查了前列腺癌风险与指甲硒水平之间的关联，研究纳入51529名40～75岁的男性，经过8年的随访，队列报告了181例新发前列腺癌病例，在控制前列腺癌家族史、体重指数、钙摄入量、番茄红素摄入量、饱和脂肪摄入量、输精管结扎术和地域后，发现指甲硒水平较高的男性，前列腺癌的发病风险更低。一项病例对照实验，调查了血浆硒水平与前列腺癌风险之间的关联，通过对参加研究的健康男性获得的血浆样本，并进行13年的随访，其间586名男被诊断出前列腺癌，并和577名对照进行对比，研究结果发现诊断前血浆硒水平与晚期前列腺癌的风险呈负相关，基线血浆硒水平与晚期前列腺癌风险之间的负相关。即使确诊后，较高水平的硒可能减缓前列腺癌的病情进展。另一项病例对照实验，比较了724例前列腺癌患者和879例对照组样本中的血清硒。病例和对照在年龄、首次筛查时间和抽血频率等方面进行匹配，并跟踪8年，研究结果发现，在吸烟者中，高血清硒与降低前列腺癌风险相关，但在总人群中仅有相关趋势。

一项荟萃分析纳入12项队列研究，包含13254名参与者，其中包含5007例前列腺癌病例，研究发现在血清/血浆硒水平低于$170\mu g/L$的患者中，硒营养状态与前列腺癌的风险之前呈显著负相关，而在高硒人群中，硒对前列腺癌的保护作用并不明显。另一项荟萃分析纳入了38项研究，包括病例对照、队列和随机对照研究，研究样本包含血清、血浆和指甲，病例样本量为36419例，对照105293例，有10项研究纳入了晚期前列腺癌患者，这项荟萃研究表明，硒最有可能对前列腺癌晚期病情进展具有保护作用。

人群研究表明：体内硒水平较高的男性，前列腺癌的发病风险更低，而在前列腺癌患病人群中，较高水平的硒可能减缓前列腺癌的病情进展，特别是在前列腺癌晚期。硒对前列腺癌的保护作用似乎在特定的吸烟人群和低硒人群中更为明显。

九、硒与宫颈癌

人乳头瘤病毒（Human Papilloma Virus，HPV）感染是引发宫颈癌的首要因素，但从宫颈 HPV 感染发展为宫颈癌是一个漫长的过程，大部分需要十年以上的时间。

1. 硒营养状态与宫颈癌

早期研究发现硒的含量与宫颈组织的 HPV 感染有关。该研究通过对比 317 例 HPV 感染病例及 148 例健康对照的宫颈组织硒含量，发现 HPV 感染的宫颈组织硒含量显著低于未感染对照组，并且硒含量随宫颈组织病变程度的增高而呈现降低趋势，推测当体内硒含量水平降低时，机体的免疫功能下降，不易将 HPV 清除。

来自"世界硒都"湖北恩施的研究发现，宫颈癌患者血清和宫颈上皮内肿瘤硒含量均低于健康对照，并且硒结合蛋白 1 与宫颈病变程度也密切相关，在宫颈癌细胞中明显降低。进一步研究发现，硒结合蛋白 1 与抑癌基因正相关，硒结合蛋白可能降低宫颈癌的复发率和转移率，减小宫颈癌的恶性程度，其表达量可能受血清硒调节，高表达可能抑制宫颈癌的发生、改善宫颈癌预后。一项回顾荟萃分析共纳入 17 项研究，评估了血清硒水平与宫颈癌之间的关系，发现宫颈癌患者的血清硒水平显著低于对照组，补充硒具有预防宫颈癌的作用。

2. 补硒与宫颈癌辅助治疗

在中晚期宫颈癌患者治疗过程中，肿瘤患者对放疗敏感性的差异导致宫颈癌预后差别明显，而硒代胱氨酸对宫颈癌细胞具有放射增敏作用，促进肿瘤细胞凋亡，有望成为宫颈癌放射治疗新的增敏靶点。一项研究对接受化疗和放疗的宫颈癌患者的血清微量元素含量及血清抗氧化活性进行了评价，共纳入了 104 名宫颈癌患者，发现与健康对照组相比，宫颈癌患者血清中微量元素、谷胱甘肽过氧化物酶活性和总抗氧化能力降低，丙二醛、谷胱甘肽还原酶升高，而接受放疗的患者，血清硒的浓度进一步降低，增加了对硒的消耗和需求。一项三期临床研究评估了硒在辅助放疗治疗宫颈癌中的作用，研究纳入了 81 名宫颈癌或子宫癌患者，在手术治疗后放疗期间补硒 $500\mu g/d$，并持续到放疗结束后 6 周，研究发现在放疗期间补硒不仅有效改善缺硒患者的血硒状态，并且能降低放疗引起的腹泻的发作次数和严重程度。

研究表明：当体内硒含量水平降低时，机体的免疫功能下降，可能增加了 HPV 病毒的感染率，而机体在对 HPV 病毒进行清除的时候，可能增加了对硒的消耗。另一方面，在辅助癌症治疗方面，有机硒对宫颈癌细胞具有放射增敏作用，促进肿瘤细胞凋亡，并且能降低放疗引起的腹泻的发作次数和严重程度。

十、硒与甲状腺癌

甲状腺是颈部前面一个蝴蝶形的器官，属于内分泌器官。甲状腺癌是最常见的内分泌肿瘤，在女性癌症发病率中位列第三，甲状腺癌的死亡率女性高于男性。甲状腺癌的病因尚不明确，在正常人群中甲状腺结节的检出率达 $50\%\sim60\%$，约 95% 的甲状腺结节为良性，不过也会有 $5\%\sim15\%$ 的甲状腺结节发生癌变。甲状腺结节好发于女性可能与女性的雌激素有关。碘是合成甲状腺激素的主要原料，大多数甲状腺疾病与碘摄入有关。碘的摄入量与甲状腺疾病的关系呈 U 形曲线。暴露于电离辐射是甲状腺癌比较明确的危险因素。此外，精神压力大、吸烟、应激（如手术、外伤等）、遗传和自身免疫也是甲状腺疾病发生的重要影响因素。

1. 硒营养状态与甲状腺癌

早期的病例对照研究发现，纳入了 43 名甲状腺癌患者及与之性别、年龄、居住地和采血年份相匹配的对照组，研究发现甲状腺癌患者血清硒

显著低于对照组，这种差异在男性和女性中均存在。一项研究纳入了 41
名结节性甲状腺肿患者、21 名甲状腺癌患者，并设置了健康对照，检测
了甲状腺疾病患者全血和甲状腺组织的硒水平，发现甲状腺癌患者的血液
中硒水平和甲状腺癌组织中硒水平均低于健康对照。在甲状腺组织中，结
节性甲状腺肿女性的硒浓度最低。甲状腺组织中的低硒可能会增加甲状腺
癌的风险。另一项对照研究纳入了 550 名良性甲状腺疾病、81 名恶性甲
状腺疾病和 687 名对照组，评估维生素 C、锌和硒等营养抗氧化剂的水
平，与对照组相比，甲状腺良性或恶性疾病患者的血液硒水平较低，且在
所有患者亚组中都发现了较低水平的维生素 C。

2. 补硒与甲状腺癌辅助治疗

一项临床研究纳入了 41 名甲状腺癌患者，经手术治疗后甲状腺球蛋
白抗体阳性的患者，在常规治疗的同时配合硒制剂的使用可有效降低甲状
腺球蛋白抗体水平，具有辅助治疗甲状腺癌的作用。一项最新研究发现，
亚硒酸钠通过促进氧化磷酸化来诱导细胞内 ROS，显著降低了甲状腺癌
细胞的活力，并诱导了癌细胞凋亡，呈剂量依赖性。研究结果表明，硒对
甲状腺癌细胞具有很强的抗癌作用，为补充硒治疗侵袭性甲状腺癌提供了
依据。由此可见，人体血清及甲状腺组织的低硒水平可能增加了甲状腺癌
的发病风险，补硒可能通过降低甲状腺癌细胞的活力诱导了癌细胞凋亡，
对甲状腺癌具有辅助治疗作用。

十一、硒与血液肿瘤

常见的血液肿瘤主要包括各类白血病和恶性淋巴瘤。白血病是造血干
细胞克隆性疾病，在骨髓和其他造血组织中白血病细胞大量增生积聚，并
浸润其他器官和组织，而使正常造血功能受到抑制，表现为贫血、出血、
感染发热、骨骼疼痛及肝、脾、淋巴结肿大。虽然发病率和死亡率均不
高，但白血病是小儿的主要癌症。

一项在中国武汉开展的研究纳入了 49 名白血病的患者，检测了红细
胞 GPx 活性，血清硒、锌和铜水平，以及铜锌超氧化物歧化酶（Cu-Zn
SOD）活性和脂质过氧化物水平，研究发现，白血病患者的血清硒和锌

浓度显著低于对照组，血清铜浓度高于对照组，白血病患者的 GPx 和 Cu-Zn SOD 活性显著增加，LPO 水平正常，表明白血病患者的必需元素改变主要取决于肿瘤活性，血浆锌、硒水平降低可能是急性白血病的不良指标。一项巴基斯坦的研究纳入了 60 例急性白血病患者，并与 30 例对照者进行研究，通过对血清硒、血清自由基和抗氧化酶超氧化物歧化酶（SOD）的检测，结果发现急性白血病患者血清 SOD 水平显著下调，自由基浓度均显著高于正常健康个体。

一项伊朗的研究纳入了 50 名新诊断的急性白血病患者和 50 名健康受试者，评估血清微量元素水平（包括硒、锌和铜）在急性白血病诊断中的价值，结果显示患者的血清硒和锌水平明显低于健康受试者，白血病患者血清锌和硒水平较低，这表明需要评估改善微量元素状态对患者总体生存率的影响。AML 患者亚组之间硒水平的差异需要进一步的大样本调查。另一项来自伊朗的研究纳入了 51 例慢性淋巴细胞白血病患者和 40 例健康对照，结果发现，与正常组相比，慢性淋巴细胞白血病组的平均血清硒浓度降低，并且随着病情的发展，硒浓度持续降低，在化疗过程中也进一步降低。

一项来自土耳其的研究纳入了 17 名白血病、13 名淋巴瘤患儿以及 25 名健康对照，检测了发硒水平，研究发现患血液肿瘤的儿童的发硒水平显著低于健康对照组，尤其是营养不良患者的头发硒水平低于对照组。一项来自意大利的研究纳入了 59 名新诊断为慢性淋巴瘤的患者和 40 名健康对照，检测血清硒浓度，结果发现淋巴瘤患者的血硒浓度显著低于对照组。在恶性淋巴肿瘤患者的临床评估中确定血清硒浓度的可能效用值得在更大的研究中进行检查。一项来自英国的研究纳入了共 430 名血液系统恶性肿瘤患者，包括 163 位急性髓细胞性白血病患者、156 名霍奇金淋巴瘤患者和 111 名滤泡性淋巴瘤患者，结果发现所有肿瘤患者的血清硒均低于正常参考范围，此外，低血清硒还与血液肿瘤的预后、总体生存率的降低有关。

由此可见，人体血清低硒水平可能增加了血液肿瘤的发病风险，并与预后、总体生存率的降低有关，因此提示补硒可能对血液肿瘤具有辅助作用。

十二、硒联合放化疗治疗癌症

手术、化学疗法（化疗）和放射治疗（放疗）、靶向疗法是目前癌症治疗主要的四大手段。手术和放疗属于局部治疗，化疗是一种全身治疗的手段。化疗药物为细胞毒性药物，最常见不良反应有：消化系统反应（如恶心、呕吐、腹泻和便秘）、骨髓抑制（如白细胞和血小板减少等）、脱发、肝肾功能损害等。靶向疗法虽然主要针对癌细胞，但是，其不良反应与化疗相似。放射治疗是利用放射线治疗肿瘤的一种局部治疗方法。放射线包括放射性同位素产生的 α 射线、β 射线、γ 射线和各类 X 射线治疗机或加速器产生的 X 射线、电子线、质子束及其他粒子束等。大约 70% 的癌症患者在治疗癌症的过程中需要用放射治疗。

1. 硒联合化疗治疗癌症

化疗作为一种全身性治疗方式，不仅可杀灭肿瘤细胞，还可损害正常组织细胞，患者往往因无法承受化疗不良反应而终止治疗。硒元素具有抗肿瘤及预防和保护作用，可通过抗氧化、抑制 DNA 损伤、抗凋亡、增强免疫功能等方式降低化疗不良反应。许多化疗药物通过上调细胞内 ROS 水平诱导细胞凋亡，硒化合物与化疗药物协同可诱导内源性和外源性凋亡，具有抗肿瘤作用。

硒化合物，尤其是有机硒化合物，在较高剂量时可诱导 ROS 生成，ROS 过量引起氧化应激反应是硒产生细胞毒性的主要机制，因此，硒与化疗药物联用可以增强化疗药物活性。化疗药物顺铂主要通过产生过多 ROS 对器官造成损害。动物实验对顺铂及硒补充治疗导致的肾脏毒性进行比较发现，1mg/kg 硒可显著提高正常组织抗氧化能力，对顺铂导致的肾脏毒性具有较好的预防作用。

一项研究在体外评价了硒代胱氨酸增强顺铂抑制人子宫颈癌细胞（HeLa 细胞）生长的效果和机制，为硒化合物联合抗肿瘤药物顺铂治疗子宫颈癌提供实验依据。另一项研究在体外评价了硒代胱氨酸对肿瘤化疗药物氟尿嘧啶（5-FU）的增敏作用，研究发现硒代胱氨酸通过调节细胞内氧化还原系统触发细胞氧化应激，并导致 DNA 损伤，增强治疗效果，诱导癌细胞的凋亡。硒代胱氨酸和氟尿嘧啶联合使用可增强抗肿瘤药物的敏感性，可作为肿瘤化疗的增敏剂，具有潜在的临床应用价值。

2. 硒联合放疗治疗癌症

放射治疗（简称放疗）即利用电离辐射治疗恶性肿瘤是最有效的手段之一。线粒体是 ROS 生成的主要场所，同时又是 ROS 作用的敏感部位。ROS 生成过多无法被清除时，最终导致细胞内源性凋亡。与化疗增敏原理类似，硒通过激活多样化的 ROS 介导的信号通路，增加细胞凋亡，从而提高肿瘤细胞对放疗的敏感性。体外实验发现，硒代半胱氨酸不仅能通过线粒体途径诱导细胞凋亡，还能活化 ROS 介导的信号通路，最终增加子宫颈癌细胞对放疗的敏感性。另一项研究发现，放疗联合纳米硒能极大地增加肿瘤细胞内 ROS 的产生，损伤 DNA，并影响细胞周期分布，诱导肿瘤细胞凋亡，调节自噬，提高乳腺癌细胞对放疗的敏感性。

放疗是一把双刃剑，在杀伤肿瘤细胞的同时，不可避免会损伤周围正常细胞。放疗过程中肿瘤细胞和正常细胞内会产生大量 ROS，不仅可以杀死肿瘤细胞，也可威胁到正常细胞的完整性和存活，产生放疗的不良反应。一项临床研究对 16 名同时接受放化疗的非小细胞肺癌患者提前 1 周口服超高剂量的硒（$>1000\mu g/d$），可减轻外周血细胞减少、食管炎等不良反应。另一项临床研究，对 11 名宫颈癌患者和 70 名子宫癌患者在手术治疗后、放疗期间和放疗结束后 6 周进行了口服补硒的研究，评估了硒对放疗不良反应的缓解作用，结果发现对血清硒浓度低于 84mg/L 的宫颈癌患者，在放疗日补充 $500\mu g/d$、非放疗日补充 $300\mu g/d$ 的硒，可改善放疗所致的腹泻。另一项研究，对接受过放射治疗的口腔鳞癌患者补充 $400\mu g/d$ 的硒，为期 6 个月，结果发现，口服补硒通过改善抗氧化防御系统，减轻放疗所致的氧化损伤，并提高血清中抗氧化剂的水平，对放疗过程中保护细胞免受氧化应激具有重要意义。

综上所述，硒具有预防肿瘤及放化疗和靶向治疗增敏的作用，并能减轻放化疗和靶向治疗不良反应。将硒与放化疗及靶向治疗联合应用，在恶性肿瘤的治疗中具有重要意义。

第五节　硒与心血管健康

　　硒在心血管健康中的作用通常被认为是必不可少的，但其特定的功能仍未明确。克山病是一种以心肌病和心力衰竭为特征的地方病，最先被确定与缺硒有关。此后，发现硒缺乏与多种心血管疾病相关，包括心肌梗死、心力衰竭、冠心病和动脉粥样硬化。硒蛋白参与许多关键过程，包括氧化应激、氧化还原调节、甲状腺激素代谢和钙通量，对维持心血管健康至关重要。缺硒可能会破坏这些过程。本节旨在认识硒在心血管健康中的重要性，陈述硒蛋白对心血管功能的特定作用，阐明硒蛋白与microRNA相互作用机制，并讨论硒作为预防或治疗心血管疾病潜在补充疗法的可能性。

一、缺硒与心血管健康

　　硒与心血管疾病功能关系的证据最早来自于克山病的发现。前面章节已详细介绍了这种地方病。口服硒可逆转硒缺乏并改善克山病的预后，证明硒与心血管功能的关系。最近的研究表明，缺硒也有助于其他心肌病和心力衰竭的发病机制。例如，一例罕见的小男孩扩张型心肌病，主要由慢性饥饿和严重缺硒引发，能够通过补硒进行逆转。另外一项大型队列研究发现，70%的心力衰竭患者血清硒浓度较低，并表现为运动能力受损的特征。该研究进一步发现，在低硒条件下，由人多能干细胞（HPSC）分化产生的人心肌细胞表现为线粒体功能减弱和ROS增加，从而显示病变心肌细胞的关键代谢过程受损。

　　人体对各种能造成人体疾病的应激源具有一定的抵抗力。细胞损伤和死亡是引发多种疾病的重要因素。然而，自噬是细胞降解和再循环过程，对其他细胞的存活非常重要。自噬被抑制是心脏病的发病机制之一。硒对心肌细胞凋亡影响的研究证实硒具有调节细胞存活的功能，主要表现为缺硒促进细胞凋亡，同时又抑制心脏自噬，其中促凋亡蛋白（如caspases-3、caspases-8、caspases-9和Bax）表达普遍上调，而抗凋亡蛋白（BCL-

2）表达下调。

　　miRNA 在维持心血管功能方面发挥重要作用，涉及细胞存活、炎症和抑制氧化应激。一项研究使用 miRNA array 检测了缺硒大鼠的 miRNA 表达，发现缺硒大鼠的心脏功能障碍与 5 种 miRNA 的上调相关，包括 miR-374、miR-16、miR-199a-5p、miR-195 和 miR-30e，以及 3 种 miRNA 的下调，包括 miR-3571、miR-675 和 miR-450a。另一份研究使用 microRNA 组分析检测缺硒鸡心肌中的 miRNA，发现 miR-2954 表达增加。生物信息学分析预测磷酸肌醇 3 激酶（PI3K）是调节细胞凋亡和自噬的关键蛋白，并且是 miR-2954 的靶基因。miR-2954 的过度表达通过调节 PI3K 途径导致心肌细胞的自噬和凋亡。同样的 miRNA 组分析还确定 miR-200a-5p 以编码环指蛋白 11（RNF11）的基因为靶基因触发心肌细胞坏死。RNF11 参与细胞的程序性坏死。缺硒心肌细胞中 miR-200a-5p 的敲除导致坏死诱导剂 z-VAD-fmk 处理后细胞存活率提高。上述 miRNA 组学检出的 miRNA 主要参与细胞死亡途径，这与先前关于缺硒导致程序性细胞死亡途径增加的研究结果一致。今后需对 miRNA 和硒在心脏中的相互作用进行进一步研究，以确定二者参与导致心肌病和其他心血管疾病的分子机制。

二、硒在心脏中的代谢

　　硒是支持心脏功能的必需微量元素。保持体内足够的硒水平至关重要，因为低硒和过量硒都会对心血管健康产生有害影响。如前所述，缺硒诱发心肌病，包括克山病和心力衰竭。另一方面，过量的硒摄入可能导致严重的毒性和致命的心脏疾病。虽然足够的硒水平可以维持正常的心血管功能，但关于硒代谢如何导致心血管疾病的分子机制仍缺乏全面了解。硒的代谢过程主要发生在高度依赖硒的细胞中，如肝细胞，但在心肌细胞中尚未明确。为此，本节总结了硒在心脏中的代谢以及缺硒饮食可能导致的多种心血管疾病。

　　反式硒化途径是硒代谢的一个重要组成部分。Sec 作为 SeMet 代谢的副产物在此代谢途径中形成。有 3 种主要酶参与这一过程，即胱硫醚 β-合成酶（CBS）、胱硫醚 γ-裂解酶（CGL）和硒代半胱氨酸裂解酶（SCLY）。CGL 和 CBS 依次将硒高半胱氨酸转化为 Sec，而 SCLY 在哺乳动物各种组织中将 L-Sec 分解为 L-丙氨酸和硒化氢（H_2Se）。目前尚不清楚 SCLY 在心脏中是否具有类似功能，然而 CGL 和 CBS 都被认为可以保护心脏免受缺血性损伤。

CBS 是转硫途径中的第一种酶，催化 Ser 和高半胱氨酸转化为胱硫醚和 H_2O。关于这种酶在心脏中的作用还不清楚。然而有研究表明，硫代硫酸钠和 CGL 抑制剂炔丙基甘氨酸（PAG）的组合对治疗经历缺氧和复氧的大鼠心脏成肌细胞系 H9C2 细胞以及经历缺血/再灌注（I/R）的大鼠心脏，可以在一定程度上改善病情，这表明 CBS 发挥了保护作用，因为在这个过程中 CGL 的功能被 PAG 抑制，已排除其在心脏保护机制中起作用的可能性。

CGL 是一种以 L-半胱氨酸为主要底物产生硫化物（H_2S）的酶，因此是位于甲硫氨酸循环后的转硫途径的成员。在心脏中，CGL 的特异性过表达可防止永久性冠状动脉结扎引起的心力衰竭，并显著改善小鼠的存活率。在小鼠再灌注时给予外源性 H_2S 也可防止可能导致心力衰竭的有害左心室重构，并通过减轻氧化应激和线粒体功能障碍来保护心脏功能。

SCLY 首先被鉴定为一种在真核生物中将 L-Sec 分解为 L-丙氨酸和 H_2Se 的酶。被 SCLY 降解的 Sec 通常从饮食中获得，它可以通过反式硒化途径而产生，也可以因硒蛋白的降解而被释放出来。SCLY 最早从猪肝中纯化，后来在包括心脏的几个人体组织中也被检测出，但含量仅处于中等水平。有趣的是，用 H_2Se 同系物硫化氢（H_2S）处理 H9C2 细胞后，氧化应激显著减弱。此外，H_2S 处理增加了 SCLY/H_2Se 信号转导，并导致多种硒蛋白（包括 GPx1 和 TrxR2）的活性和表达增加。因此，SCLY 可能在心脏中发挥作用，但它是否涉及心血管疾病的发病机制仍有待探索。

三、心脏中的硒蛋白

1. 谷胱甘肽过氧化物酶（GPx）

人体内有五种含 Sec 的 GPx：GPx1、GPx2、GPx3、GPx4 和 GPx6。

GPx1 是已被明确证实存在于心脏组织中，并对小鼠 I/R 损伤具有干预作用的硒蛋白。缺乏 GPx1 的小鼠由于凋亡增加而表现出对 I/R 损伤的高度敏感性。GPx1 还能够调节氧化应激。缺氧诱导因子（HIF）-2α 敲除小鼠表现出与低水平 GPx1 相关的高水平氧化应激。GPx1 是一种应激反应硒蛋白，即它受硒水平的严格调节。缺硒会造成 GPx1 的低表达，降低心脏对氧化应激的反应能力，不利于细胞存活。

GPx3 和 GPx4 在心脏中也表现为高表达。GPx3 主要是一种血浆 GPx 酶，可清除细胞外部空间和血管系统中的活性氧。已经证明，GPx3 通过调节一氧化氮的生物利用度来预防脑卒中，并且被发现在心肌肥大期间也表现为上调。

GPx4 保护细胞脂质免受氧化损伤。线粒体中 GPx4 的过表达保护新生大鼠心肌细胞免受缺血损伤。还有研究表明，GPx4 在肥大期间保护细胞脂质免受氧化损伤。最近，一项蛋白质组学研究表明，在急性心肌梗死（MI）期间，GPx4 的下调会加剧铁死亡，这是一种铁依赖性非凋亡细胞死亡。这一发现得到了其他研究证据的支持。例如，研究表明，铁死亡诱导剂 erastin 下调了 H9C2 大鼠心脏成肌细胞中 GPx4 的表达。此外，使用另一种铁死亡抑制剂 liproxstatin-1 不仅抑制了铁死亡，还保护心脏免受缺血损伤，并恢复了 GPx4 表达。这些研究表明，增加心脏中 GPx4 的表达可能有助于预防铁死亡这一诱发心肌梗死的一个重要因素，铁死亡抑制也被其他研究证明可保护心脏免受缺血损伤，提示 GPx4 在调节心血管功能方面发挥关键作用。

2. 甲状腺素脱碘酶（DIO）

DIO 的主要功能是调节甲状腺激素水平。DIO 有三种亚型：DIO1、DIO2 和 DIO3。DIO1 和 DIO2 催化甲状腺激素释放外环碘，将四碘甲状腺原氨酸（T_4）转化为有活性的 3-3'-5-三碘甲状腺原氨酸（T_3），而 DIO3 则通过从分子中去除内环碘使 T_3 和 T_4 失活。DIO2 在心脏、棕色脂肪组织和垂体中高度表达。DIO1 主要在肝脏、肾脏和甲状腺以及许多组织中表达，而 DIO3 则在胎盘、子宫、大脑和胎儿组织中表达。甲状腺激素的失调主要影响心肌的发育和分化。在压力超负荷肥大的小鼠模型中，DIO2 在小鼠中的过表达增强了心肌收缩力，同时伴有 SERCA2a 表达的增加和收缩力的改善，其原因可能与肌质网 Ca^{2+} 摄取的增加有关。上述生理过程可能是：脱碘酶首先调节甲状腺激素水平，甲状腺激素水平的改变再调节骨骼肌和心脏中的 SERCA 表达。

甲状腺激素还可减轻心肌梗死后的心脏重塑。血浆中甲状腺激素（尤其是 T_3）水平的降低和心室衰竭与 DIO3 表达增加有关。一份最近的研究在大鼠受到 I/R 损伤之前进行 $6\mu g/$ （kg·d）的 T_3 注入，结果发现 T_3 治疗改善了损伤后的心功能。在 I/R 损伤前给予 T_3 的大鼠中，危险区域（缺血损伤周围区域）的 DIO1 和 DIO2 表达显著增加，但未给予 T_3 的大鼠中，远端区域（远离缺血损伤的区域）的 DIO1 和 DIO3 下调，这表明，DIO 的三种亚型在 I/R 损伤中都具有作用。

一项研究检测了 miRNA 对 DIO3 的调节，发现 miR-214 与 DIO3 在心肌梗死后的心肌细胞中共同表达。在左心室中，DIO3 的表达先于 miR-214 的表达，并局部抑制了 T_3 激素的心脏保护作用。T_3 的高表达显著降低了 miR-214，表明存在一个 miR-214 控制 DIO3 表达的负反馈环。在心血管疾病（如心肌梗死）中研究 miRNA 如何微调 DIO 表达和 T_3 的可用性，将是未来一个新的研究领域。

3. 硫氧还蛋白还原酶（TrxR）

在哺乳动物中，TrxR 主要调节细胞内氧化还原反应，并涉及多种功能，如 DNA 合成、转录因子（如 NF-κB 和 AP-1）的氧化还原状态、免疫调节和凋亡调节。TrxR 使用 $NADPH/H^+$ 作为还原剂将氧化型硫氧还蛋白转变为还原型硫氧还蛋白，用于还原细胞蛋白中被氧化的半胱氨酸残基。TrxR 酶有 3 种类型即 TrxR1、TrxR2 和 TrxR3，它们在心血管功能中都具有良好的作用，如缓解压力超负荷造成的肥大所激发的氧化应激和改善左心室重塑。

最新的研究以啮齿动物和细胞模型，进一步调查了 Trx 和 TrxR 在多种心血管疾病和氧化应激期间的作用。为了探索低硒的鸡心肌细胞中 Trx 敲除后硒蛋白表达的变化，研究人员通过 siRNA 处理敲除了细胞中的硫氧还蛋白基因，并给予鸡心肌细胞低剂量硒（0.033mg/kg），通过 qRT-PCR 分析发现，几种硒蛋白（包括所有三种 TrxR）的 mRNA 表达显著降低，表明硫氧还蛋白水平对心肌细胞中 TrxR 的调节非常重要。

4. 硒蛋白 P（SelP）

临床证据显示，低的 SelP 水平与增加的急性心力衰竭患者死亡风险和全因心血管死亡率相关。在心血管疾病患者中，低的循环 SelP 水平也与增加的代谢综合征风险相关。

5. 硒蛋白 T（SelT）

硒蛋白 T 已被证明参与了心脏发育，因为在体外的 I/R 模型中，SelP 的表达显著增加。这种上调表明，当心脏功能正常时，可能不需要激活 SelT，但在应激时却需要激活 SelP。SelP 还可以调节钙稳态，其在心脏中的上调可能是一种补偿效应，以阻止钙超载介导的细胞死亡。应注意的是，SelT 的研究非常有限，因此，对 SelT 在 I/R 损伤中的作用下结论要十分慎重。

6. 硒蛋白 K（SelK）

在心脏中，SelK 最早被鉴定对心肌细胞具有抗氧化作用。使用重组腺病毒系统在心肌细胞中过表达 SelK，可减弱 ROS 并保护其免受 H_2O_2 诱导的氧化应激。除了抗氧化能力外，SelK 还可以调节免疫细胞中的钙通量。在心脏中，由于炎症增加，免疫细胞可能加剧心肌梗死后的组织损伤。此外，免疫细胞也有助于动脉粥样硬化的发展。SelK 本身也可能在动脉粥样硬化形成中起作用。在主动脉斑块中，尤其是在巨噬细胞中检测到 SelK。同样，SelK 敲除动物也表现出动脉粥样硬化减少的特征。

7. 硒蛋白 MsrB1

MsrB1 还原甲硫氨酸亚砜（甲硫氨酸残基被 ROS 氧化的副产物）。经鉴定，MsrB1 是一种硒蛋白，在 T_3 甲状腺素和异丙肾上腺素治疗后的心脏应激期间中到高度表达。MsrB1 的表达上调被认为是一种代偿反应，以防止氧化损伤或诱导调节心肌肥大期间的肌动蛋白重塑。今后的研究还需进一步评估心肌肥大期间 MsrB1 上调的分子机制。

8. 硒蛋白 W（SelW）

与其他硒蛋白一样，SelW 作为抗氧化剂，参与钙调节和氧化还原调节。它可能参与肌肉生长和分化，因为该蛋白在增殖成肌细胞中高表达，但在分化成肌细胞中低表达。绵羊和灵长类动物的心脏、肌肉和大脑中硒含量最高，但啮齿动物的心脏中硒含量较低，表明 SelW 对心脏的作用具有物种特异性，可能仅在非啮齿类哺乳动物中起作用。然而，也有研究表明，硒处理会增加鸡心肌细胞中 SelW 的表达，并证实它是一种对硒水平较为敏感的心脏硒蛋白。未来的研究可以关注缺硒是否调节 SelW 的作用以及这种蛋白在心脏功能中可能的作用。

9. 硒蛋白 S（SelS）

SelS 与心血管功能有关。在芬兰和中国的队列研究中，单核苷酸多态性（SNP）与冠心病和缺血性脑卒中风险的增加相关，同时与 2 型糖尿病相关，这种类型的糖尿病会增加心血管风险。

四、硒营养与心血管疾病

如前所述，硒在多种心血管疾病的发病机制中发挥着作用，尤其是硒摄入不足引起的心肌病、冠心病、心肌梗死、心血管应激反应和心肌肥大。克山病和心力衰竭最先被发现与硒元素缺乏有关，随后又发现一系列硒蛋白在 I/R 损伤、心肌病和心力衰竭中起着至关重要的作用。近年，又发现过量硒与猪的心输出量下降和 2 型糖尿病发病率增加相关。

1. 补硒与心肌梗死和 I/R 损伤

硒在心肌梗死期间发挥重要作用，如减少缺血损伤和左心室重构，这可能是由于氧化应激降低所致。最近有报道称，大多数心肌梗死患者存在缺硒情况。在加拿大因纽特人队列研究中，高硒水平患者的心血管疾病发生率最低，包括心肌梗死。这表明，在缺硒的个体或人群中补硒，可减轻心脏的缺血性损伤。

研究表明，在体内 I/R 损伤前用硒预处理大鼠能缓解心血管病进程。另一项研究发现，放射性 Se^{75} 以硒化物的形式靶向心肌 I/R 损伤后的受损组织。根据细胞损伤的标志物，如中性粒细胞积聚、心脏肌钙蛋白水平和心功能测量，得出结论，硒化物治疗减少了对心脏的损伤。另一份报告表明，SeMet 可有效防止大鼠 H9C2 成肌细胞中的坏死细胞死亡。

2. 补硒与动脉粥样硬化

动脉粥样硬化从机制上讲是通过增加低密度脂蛋白（LDL）的转运、增加炎症、内皮功能障碍和白细胞迁移到动脉内膜而发展形成的，并且此部位出现单核-巨噬细胞增殖并吞噬脂质。氧化应激增加被认为是动脉粥样硬化发展的主要因素，ROS 是导致动脉粥样硬化和脂肪条纹形成的炎症信号通路的关键因子。

由于硒蛋白在抗氧化应激中起着重要作用，硒可能在动脉粥样硬化的形成中起作用。几项动物模型研究表明，补充硒可预防动脉粥样硬化。最近，在动脉粥样硬化小鼠模型中测试了 SeMet 补充的效果。将载脂蛋白 E 敲除（ApoE$^-$/$^-$）小鼠置于不添加硒的高脂饮食中，或给予含 2mg/kg SeMet 的高脂膳食 6 周或 12 周。SeMet 干预 6 周或 12 周后，显示病变负荷显著降低，同时形成更稳定的斑块，GPx1 的表达和活性也明显升高。在墨西哥裔美国人受试者中发生动脉粥样硬化的风险与这些人 SCLY 中的插入和删除型（INDEL）SNP（催化 SeMet 代谢的酶）有关。

最近，相关的研究开始集中于使用其他形式的硒，如硒纳米颗粒，以确定它们是否能在小鼠和大鼠动脉粥样硬化模型中起到预防动脉粥样硬化的作用。用 50mg/（kg·d）的硒纳米颗粒治疗 8 周的动物显著减轻了血管损伤，并伴随着显著降低的血清甘油三酯、总胆固醇和低密度脂蛋白胆固醇水平，同时伴随着降低的血清丙二醛（MDA）水平和升高的 GPx 与 SOD 的活性，表明硒纳米颗粒可以通过抑制高血脂和氧化应激减轻动脉粥样硬化的发展。

3. 硒与其他心血管疾病

还有一些研究报道了补硒对其他心血管疾病的预防效果，如围生期心肌病和冠心病。伴有围生期心肌病（左心室射血分数＜45%）和硒缺乏（＜70mg/L）的患者被随机分配接受口服 SeMet（200μg/d）3 个月。尽管服用 SeMet 的患者的心力衰竭症状有所减轻，但对照组与补硒组左心室射血分数（Left Ventricular Ejection Fraction，LVEF）的百分比保持相似。尚不清楚较长的 SeMet 治疗疗程是否最终会改善 LVEF，但结果表明，补硒组的心力衰竭有所缓解。

第六节　硒与脑健康

硒主要以硒蛋白的形式存在于哺乳动物的脑中，脑组织是硒蛋白存在最为丰富的器官之一，脑组织中硒蛋白主要分布在海马、嗅球、大脑、皮质和小脑等区域。动物研究也发现有相同的规律，脑内硒蛋白的适量表达和硒代谢对于维持脑健康至关重要。随着人们对硒和硒蛋白重要性认识的不断提高，多种脑功能正常发挥所必需的硒蛋白被鉴定出来。

根据遗传学研究显示，脑内硒蛋白的表达受阻和硒代谢障碍会导致脑功能受损进而引发神经退行性及神经发育性疾病。本章将重点介绍硒及硒蛋白与脑功能的关系和硒对脑疾病的防治作用及机制。

一、硒及硒蛋白与脑功能的关系

硒在动物体内主要以硒蛋白的形式存在。硒浓度在成年人不同脑区的分布也不尽相同，研究结果有两种趋势：①脑中灰质的硒含量比白质高；②硒在大脑富含腺体的区域有聚集现象。硒蛋白是硒在体内发挥生物学功能的主要形式。随着人类遗传学技术的不断发展，人们逐渐意识到硒蛋白表达的先天性差异会导致特异性的脑部功能障碍。近年来，研究人员通过建立动物模型揭示了硒及硒蛋白在脑功能中所发挥的诸多作用。所有种类的硒蛋白几乎都在脑中表达，而脑中的神经元细胞是各类硒蛋白的主要表达场所。因此，脑中出现的与各种硒蛋白缺乏直接相关的功能障碍和病理特征，很可能与不同脑组织结构及区域神经元中相关硒蛋白的表达缺乏有关。

1. 全部硒蛋白缺乏与脑功能

在脑中，tRNA$^{[Ser]Sec}$（基因符号为 $Trsp$）是所有硒蛋白表达的必需基因。在神经元特异性的 $Trsp$ 基因敲除小鼠中，脑部硒蛋白的表达水平显著降低，大脑内神经元数量减少、大量神经元发生退化和凋亡、脑室扩大并出现小头症等现象。与此同时，小鼠还表现为生长发育迟缓、平衡能力降低而兴奋性异常增加，且小鼠脑切片在体外也呈现出癫痫样的病理特性。

此外，在定向缺失 $Trsp$ 基因的小鼠小脑内，大量的浦肯野细胞发生死亡，颗粒细胞前体增殖减少且细胞凋亡增多，中间神经元损伤及星形细胞显著减少，这些小鼠最终表现为小脑发育不全并出现功能性障碍。然而，关于硒蛋白在小脑中各类细胞发育过程中的具体作用，还有待深入研究。

硒代半胱氨酸插入序列结合蛋白（SECIS binding protein 2，Secisbp2）在硒蛋白的合成过程中发挥重要作用，其特异性的失活会导致脑内神经元硒蛋白的表达减少。虽然在 Secisbp2 缺陷小鼠脑内硒蛋白的表达水平比 $Trsp$ 基因敲除小鼠中高，但其也表现出过度兴奋及海马和皮质区的中间神经元数目减少，最终造成小鼠的运动性病理特征。

2. 特殊硒蛋白缺乏与脑功能

（1）谷胱甘肽过氧化物酶 4（GPx4）缺失　GPx4 是神经元中必需的硒蛋白之一。目前已有许多实验室在多个实验模型中成功使 GPx4 基因失活。有研究发现，GPx4 缺陷小鼠在断奶之前就已出现与脑相关的神经退行性疾病。行为学上，GPx4 缺陷小鼠表现为过度兴奋，脑内海马和皮质区神经元逐渐退化且数量减少。此外，GPx4 系统性失活则会引发小鼠脑内星形胶质细胞增生和海马区神经元减少，最终导致小鼠死亡。

（2）硫氧还蛋白还原酶（TrxR1 和 TrxR2）缺失　硫氧还蛋白依赖系统是细胞氧化还原平衡的重要调节因子，硫氧还蛋白还原酶在大脑中发挥着重要的抗氧化作用。研究表明，在脑内神经系统特异性胞质（TrxR1）和线粒体（TrxR2）硫氧还蛋白还原酶缺失的小鼠中，特异性 TrxR2 缺失小鼠发育正常，而 TrxR1 缺失小鼠表现出体积明显变小、共济失调、震颤及明显可见的小脑发育不全。此外，TrxR1 缺失小鼠小脑外颗粒层增生明显减少，小脑皮质裂隙形成和层片状组织受损，浦肯野细胞异位分布，树突发育不良，伯格曼神经胶质网络紊乱且纤维强度明显降低。硫氧还蛋白还原酶 1 缺失后，小脑发育不全并非由脑内神经元细胞凋亡增加引起，而是由颗粒层内颗粒细胞的前体细胞增殖减少所造成。

（3）硒蛋白 P（SelP）缺失　硒蛋白 P 在各种组织中广泛表达，是一种负责转运硒的硒蛋白，其生物学功能主要与硒转运有关。SelP 缺失小鼠脑中，皮质、中脑、脑干和小脑中的硒含量显著较低，海马形态学正常，神经元突触传递和突触可塑性发生损伤。与此同时，SelP 缺失小鼠运动能力下降，无焦虑表现，条件恐惧学习和记忆正常，但其空间学习和记忆能力发生障碍。

（4）硒蛋白 T（SelT）缺失　硒蛋白 T 是一种重要的硫氧还蛋白，也是神经元所必需的一种硒蛋白。该蛋白具有类似硫氧还蛋白的结构，主要存在于内质网中，并在儿茶酚胺分泌、保护多巴胺神经元和脑发育过程中发挥重要作用。硒蛋白 T 广泛分布于小鼠脑中，且具有局部差异性，主要集中在前脑（新皮质和丘脑）、中脑和后脑。形态测量分析显示，在出生后第一周早期，硒蛋白 T 条件性敲除小鼠的不同脑结构出现体积减小和形态变化。这种表型可归因于未成熟神经元的丧失，而不是神经胶质细胞，在这些未成熟神经元中同时也观察到胞内活性氧水平升高。然而，SelT 基因敲除小鼠表现出过度活跃的行为（包括成年后的多动症），这表明发育过程中硒蛋白 T 缺乏会引发成年期的脑功能障碍。因此，硒蛋白 T 在大脑发育过程中发挥重要的神经保护作用，尤其是成人正常行为所必需，这两个阶段的两种现象可能相关，因为神经元分化的改变可能会破坏控制大脑功能的回路。

（5）硒蛋白 K（SelK）缺失　硒蛋白 K 是一种位于内质网膜的单跨膜整合蛋白。硒蛋白 K 在人和啮齿动物的脑、心脏、脾、骨骼肌、胰腺、肝脏、睾丸等许多种组织器官中均有表达。研究表明，SelK 缺失小鼠脑内皮质区和海马区谷胱甘肽耗竭、TrxR、SOD 的酶活性和脂质过氧化物的含量增加，内质网应激水平增加，线粒体损伤，铁含量降低，并造成铁稳态失调，最后导致脑内神经元凋亡。SelK 缺失小鼠最终表现为空间学习记忆能力降低，焦虑增加。

（6）硒蛋白 S（SelS）缺失　硒蛋白 S 是一种内质网和细胞膜的驻留蛋白。硒蛋白 S 在各种组织中具有广泛分布，如脑、肝脏、骨骼、脂肪等都有其特征表达。目前的研究初步发现，SelS 缺失小鼠脑内神经元数量、形态和结构、能量代谢等并无明显改变，但突触数量减少，线粒体分裂增多，融合减少。SelK 缺失小鼠学习记忆能力没有变化，但表现出类抑郁症状。

（7）硒蛋白 R（SelR，又称 MsrB1）缺失　硒蛋白 R 在脑内各个细胞中均能表达，但在胶质细胞中更高，其主要在细胞核和细胞质中表达，与脑部的神经突触发育密切相关。SelR 缺失小鼠脑内，神经元活力未见有变化，但星形胶质细胞增生，树突棘丢失，突触发生损伤，最终导致脑内神经系统功能紊乱。硒蛋白 R 敲除小鼠表现为空间学习记忆能力受损。蛋白质组学分析表明，SelR 在小鼠大脑中与多种生理及病理过程相关，可见其功能的广泛性与重要性，或可成为治疗相关疾病的潜在靶点。

（8）硒蛋白 W（SelW）缺失 硒蛋白 W 是哺乳动物中发现的最小的硒蛋白，对硒水平敏感，在大脑中大量表达。SelW 缺失小鼠中，小鼠的表现与性别密切相关，雌性小鼠脑内杏仁核和海马体的组织形态学改变，神经元树突棘退化减少，最终导致焦虑样行为增加，并损害恐惧记忆。在这个过程中，雌性通常比雄性表现出更强的条件恐惧记忆。采用基于串联质量标记的比较蛋白质组学方法分析显示，SelW 可能与脑内少突胶质细胞分化、发育的生物学过程及相关雌激素的水平密切相关。

（9）其他硒蛋白缺失 硒蛋白 M（SelM）是含有硫氧还蛋白样折叠的内质网硒蛋白。SelM 缺失小鼠中，其脑胰岛素通路可能发生了变化，相关行为学的表型研究正在进行中。硒蛋白 N（SelN）、硒蛋白 F（SelF）也是内质网硒蛋白。在 SelF 缺失小鼠中，小鼠存活和生育能力良好，脑形态正常，没有内质网应激激活等其他病理。硒蛋白 O（SelO）是线粒体硒蛋白，硒蛋白 H（SelH）定位在细胞核中。还有其他硒蛋白的研究目前正处于初始阶段，其具体的生物功能尚不明确，但是由于它们都直接地或间接地与多种重大疾病密切关联，所以进一步研究这些硒蛋白在脑中的功能和作用具有重要意义。

3. 低硒利用率与脑功能

哺乳动物在缺硒时会出现自发性脑部神经性病理症状即在缺硒饮食饲养的 Balb/c 小鼠中会出现上述症状。

二、硒对脑疾病的防治作用及机制

1. 与硒有关的人类脑部疾病

硒及硒蛋白对维持人体正常的大脑功能非常重要，硒水平或硒蛋白功能降低会导致认知功能受损和引发神经精神类疾病。本部分主要讲述硒及硒蛋白与婴幼儿脑部神经发育，儿童青少年时期常见的广泛发育障碍性疾病如孤独症谱系障碍（autism spectrum disorder，ASD）、注意缺陷多动障碍（attention deficit hyperactivity disorder，ADHD）、精神分裂症和癫痫，老年时期常见的神经退行性疾病如阿尔茨海默病（老年痴呆症的一种，Alzheimer's disease，AD）、脑卒中和帕金森病（Parkinson's disease，

PD）等的关联。

（1）硒与婴幼儿脑部的发育　波兰的一项大规模母婴队列研究分别评估了孕早期、孕中期和孕晚期三个阶段母亲及胎儿脐血血浆中的硒水平与1岁、2岁婴幼儿脑部神经运动功能的关联，结果表明孕早期母体血硒水平与1岁儿童的精细运动、2岁儿童的言语发展功能呈正相关。此外，在上海开展的关于必需微量元素硒与新生儿神经行为发育的研究发现，胎儿脐血中的硒水平与新生儿行为神经测定评分呈现 U 形关系，硒的缺乏和过量摄入都可能导致婴幼儿脑部认知功能损伤。

（2）硒与孤独症谱系障碍　孤独症谱系障碍（ASD，又称自闭症），是一种非常复杂的、异质性的广泛脑部神经发育障碍疾病，患者表现出一系列认知能力和行为缺陷。目前世界范围内儿童发病率大约为1%，男性是女性的4倍，但女性发病时症状较男性严重，且至少70%的 ASD 患者通常还伴有其他疾病。ASD 的病因具有多重性和不确定性的特点，目前认为其病因可能是遗传、环境风险因素等相互作用的结果。

ASD 的病理特征主要表现在脑局部出现炎症，一方面在炎症中胶质细胞会被激活，引起谷氨酸转运体（glutamate transporter，GLT）水平增加，谷氨酰胺合成酶（glutamine synthetase，GS）水平下调，进一步突触间隙谷氨酸积累，最终导致 N-甲基-D-天冬氨酸受体（N-methyl-D-aspartic acid receptor，NMDAR）过度激活形成 ASD；另一方面，炎症会引起犬尿氨酸途径激活，最终也导致 NMDAR 过度激活进而形成 ASD。

研究发现硒稳态失衡可能与 ASD 的发病相关。目前，国内外研究人员针对硒与 ASD 的关联研究主要集中于通过 ASD 病例和对照之间的对比研究来探究 ASD 患儿体内硒水平与发病之间的关联，有两项研究结果发现 ASD 患儿头发硒水平较健康儿童明显降低，并且与患儿的刻板行为呈负相关，而两者之间血清硒水平则没有统计学差异。有研究发现，ASD 患儿体内硒水平与年龄有关，2~6 岁 ASD 患儿头发硒水平与健康对照儿童相比，没有明显差异，而血清硒水平较健康对照儿童明显降低；6~10 岁 ASD 患儿头发硒水平较健康对照儿童明显升高，而血清硒水平与健康对照儿童相比，却无明显差异。此外，ASD 患儿饮食中的硒摄入量也明显低于健康对照儿童。由于 ASD 病因的复杂性和异质性，目前对于 ASD

患儿与体内硒水平的研究尚未得到一致结论，需要从多角度、多中心研究不同生物指标进而来全面评估 ASD 患儿与硒之间的关系。

（3）硒与注意缺陷多动障碍　注意缺陷多动障碍（ADHD）是儿童时期较为常见的脑神经发育障碍性疾病，影响了全世界近 5%～10% 的儿童。ADHD 临床表现主要为注意力缺陷、活动过度和行为冲动，结构性核磁共振结果显示 ADHD 患儿全脑体积、全脑灰质和局部脑区灰质表面积明显减小。从现有研究来看，ADHD 病理病因是多种因素导致的，其与遗传、环境因素密切相关，且有多种复杂的发生机制。

有研究表明硒可能在 ADHD 的发病机制中发挥重要作用。有关人群研究数据显示，ADHD 患儿硒的日常摄入量明显低于健康对照儿童，而富硒饮食摄入与 ADHD 的症状呈负相关；动物实验发现低硒饮食可诱发大鼠多动、兴奋、紧张、探究行为活跃等与人类 ADHD 相类似的症状，神经递质表现为血清 5-羟色胺、去甲肾上腺素水平降低而多巴胺水平增高，以上神经递质水平虽在脑组织中有变化，但并没有统计学差异，这可能与硒对神经递质的调节作用有关。目前该领域的研究相对较少，也有待进一步深入研究。

（4）硒与精神分裂症　精神分裂症是一种严重且复杂的神经发育障碍性疾病，其典型临床表现为妄想、幻觉、思维障碍、快感缺乏、意志减弱、社交退缩、思维贫乏和认知功能障碍等，影响全球约 1% 的人口。虽然有许多抗精神病药物可以减轻精神分裂症的症状，但这些药物的反应率低于预期，它们作用缓慢，而且常常产生严重的不良反应。虽然精神分裂症的病因尚不清，但多种神经递质和神经调节剂，包括 5-羟色胺（5-HT）、γ-氨基丁酸（GABA）、甘氨酸、d-丝氨酸和神经活性类固醇等都与其病理生理学密切相关。

目前有多项研究探索了硒与精神分裂症之间的关联，发现血清硒水平与精神分裂症患者的代谢综合征密切相关。血清硒水平与精神分裂症患者症状的严重程度呈负相关，硒缺乏与精神分裂症发病风险之间呈现剂量-反应关系。有研究表明精神分裂症患者的大脑背外侧前额叶皮质硒结合蛋白 1(selenium binding protein 1，Selenbp1) mRNA 显著上调，同时也有研究发现慢性精神分裂症患者外周血中 Selenbp1 mRNA 也显著上调。此外，在一项全家庭关联的调查研究中，*Selenbp1* 基因也已经被定义为精神分裂症的易感基因，且其基因的表达水平与精神疾病的诊断呈现正相关。目前关于硒水平和精神分裂症患者尚无一致性结论，这可能与基因突变、不良的生活方式（吸烟、熬夜、酗酒、药物滥用、精神刺激）对 *Selenbp1* 基因和蛋白表达的影响有关。

（5）硒与癫痫　癫痫俗称"羊角风"或"羊癫风"，是大脑神经元突发性异常放电，神经元信号异常传导，造成短暂的大脑功能障碍的一种慢性脑部疾病，已经成为神经科仅次于头痛的第二大常见病。目前癫痫发作主要分为三大类：部分性或局灶性发作、全面性发作和不能分类的发作。近些年来，许多研究人员发现癫痫的发作有一定的生物节律性，不同类型的癫痫在不同状态和不同时间段的发作频率会有不同。

一项婴儿的临床研究发现，血液中低硒水平会导致婴儿惊厥和精神问题的产生，且高热惊厥患儿血清中的硒含量显著低于健康对照幼儿。另有一项研究对生活在同一地域的 53 例 1.5～12 岁各种类型的癫痫患儿和 53 名同年龄大小的健康儿童的血清硒水平进行比较发现患儿血清硒含量明显低于健康对照儿童。有关研究人员认为癫痫患者血清硒水平降低是过量氧化应激使硒消耗增加所造成的，也有学者认为癫痫发展是由患者脑内硒耗竭所推动的。此外，有研究发现难治性颞叶内侧型癫痫患者脑中海马区的硒蛋白如 SelW、GPx1 和 TrxR1 等的表达升高，表明癫痫患者脑内的硒利用率增加，用于抵抗过度的氧化应激。

（6）硒与阿尔茨海默病　阿尔茨海默病（AD）是老年痴呆症的一种，是一种在老年人群中常见且复杂的脑部神经退行性疾病。随着世界老龄化人口的不断增多，AD 患者数量也在不断增加，如果不受控制，预计到 2050 年，这些数字将增加 2 倍以上。AD 的致病过程是一个多因素、多机制、渐进性的复杂过程，其发生与多种基因的突变和遗传相关联，如淀粉样前体蛋白（APP）、早老素（PS1、PS2）、载脂蛋白 E ε4 型（ApoE ε4）、凝集素等。β-淀粉样多肽（Aβ）由 β-分泌酶和 γ-分泌酶对 APP 顺序剪切而成，Aβ 在脑内神经细胞外聚集沉淀形成老年斑，为 AD 重要病理特征之一。tau 蛋白过度磷酸化造成的微管损伤和神经纤维缠结（neurofibrillary tangles，NFT）是 AD 的另一重要病理特征。与此同时，炎症、金属硫蛋白失调、金属离子动态平衡紊乱、二硫键异构酶氧化等因素诱导产生的氧化应激，是神经细胞毒性和 AD 形成的关键因素。此外，AD 发病因素还与某些信号转导分子如胞内钙水平升高、蛋白激酶/磷酸酯酶平衡失控等因素相关联。AD 患者的临床症状主要表现为记忆力缺失、认知功能障碍、生活自理能力低下等。对于 AD，目前还没有有效治疗这种疾病的药物，临床上虽然有多奈哌齐、他克林、美金刚、卡巴拉汀四种药物，但仅能轻度缓解 AD 症状，很难真正阻止或逆转 AD 的病理进程。

有研究表明，体内硒水平降低可能与老年人认知功能损伤有关，对年龄在 60～89 岁的 AD 患者体内硒水平检测发现，与健康对照组相比，AD 患者脑脊液、血液和指甲中的硒水平明显降低，且 AD 患者硒的摄入与对照组相比明显偏低，硒缺乏所引起的氧化应激可能是造成认知功能障碍的原因。另有研究报道，AD 患者与健康对照相比虽然红细胞和血清 GPx 活性及硒水平无显著性差异，但 AD 患者的 GPx 活性和硒水平随年龄增高而降低。然而与上述结果不一致的报道也有，如 AD 患者与健康对照的脑脊液和血清硒水平没有明显差异，AD 患者脑中海马区或脑杏仁核区硒水平显著升高。对于硒与 AD 模型动物的研究有许多报道，目前普遍认为在 AD 模型小鼠脑中和血清中硒水平比正常对照组显著降低。总之，动物实验结果相对较一致，而人群实验结果则不尽相同。这可能由于实验鼠模型基因品系一致、生活方式简单，其实验结果易于统计。而人群实验所涉及的受试者基因型、饮食习惯、生活方式等都存在个体差异，导致较难得到统一结果。此外，人群实验中所摄取硒的形态、检测部位、AD 检测指标等的不同，也直接影响到实验结果的一致性。

（7）硒与帕金森病　帕金森病（PD）是老年人中第二常见的脑部神经退行性疾病，约有 1% 的 60 岁以上成年人受其影响，其发病率仅次于 AD。PD 其主要病理特征是中脑黑质区域的多巴胺神经元的病理生理损失或发生变性死亡，从而造成纹状体多巴胺水平显著减少。PD 患者以运动和非运动症状为特征，典型临床表现主要为静息性震颤、僵直、运动迟缓和弯腰姿势。PD 还与神经行为障碍（抑郁、焦虑）、认知障碍（痴呆）和自主神经功能障碍（如多汗症）有关。PD 的确切病因目前并不清楚，但有研究表明机体内包括硒在内的微量元素代谢失调，可能在 PD 的发生和发展过程中发挥至关重要的作用。

目前有许多研究探究了硒与 PD 之间的关联，发现体内硒元素水平与 PD 密切相关。有 3 项研究探究了 PD 患者与健康对照组脑脊液中硒水平，检测结果显示，PD 患者脑脊液硒水平显著高于对照组。另外，有 2 项研究探究了 PD 患者与健康对照组头发中硒的水平，结果显示，PD 患者头发硒含量显著低于对照组。PD 患者脑脊液中硒水平的升高可能是由于中枢神经系统中的硒蛋白和具有抗氧化性能的酶合成增加的结果，这是对神经系统氧化应激的一种代偿反应。

(8) 硒与缺血性脑卒中　缺血性脑卒中是临床常见的脑血管疾病，具有高发病率、高致残率及高病死率等临床特征，给社会和众多家庭造成沉重的经济负担和巨大的痛苦，现已成为世界第二大死因和致残的首要因素。脑卒中临床表现主要为肢体无力、言语不清、视物模糊、恶心呕吐、口角歪斜等。研究表明，出血性脑卒中是受遗传和环境因素共同影响的疾病，且炎症反应在脑卒中的发生、发展过程中发挥重要作用，脑缺血后持续发展的炎症反应可加重缺血损伤。

现有的人类数据表明，脑卒中与硒水平及 GPx 活性的显著降低有关。采用嵌套病例-对照研究设计，一项研究对 1255 例首发脑卒中患者和 1255 例匹配对照进行分析，采用电感耦合等离子体质谱（ICP-MS）测定参与者血浆硒浓度，并通过条件 Logistic 回归模型估计血浆硒与首次脑卒中风险之间的关系。研究结果显示，血浆硒与第一次缺血性脑卒中风险之间的非线性负相关在男性中被发现，而在女性中没有。此外，在维生素 E 水平较高的男性中，血浆硒和首次脑卒中之间存在更强的相关性。

(9) 硒与其他脑部疾病　除了与以上几种典型的脑疾病息息相关外，硒还与脑肿瘤（如脑胶质瘤）、儿童智障者、脑发育不全、脑血管病（主要包括脑梗死、脑出血、蛛网膜下腔出血）等有关。例如，生活在土壤高硒地区人群脑血管疾病的发病率和死亡率明显低于生活在土壤低硒地区的人群。有研究也发现，脑梗死和脑出血患者头发的硒含量降低，仅为对照组的 27％左右，表明脑血管疾病与缺硒有关。

2. 硒补充对脑疾病的防治作用及机制研究

硒对维持脑部中枢神经系统的生物功能具有非常重要的作用，生物摄入硒后优先供给脑部。近年来，人们已经逐渐认识到硒与许多脑疾病有关，尤其是分子生物学的研究有力地促进了人们对硒元素和依赖硒的酶的认识。硒类化合物的药物在医药界也是不可缺少的，并且在 30 年前就已经用硒化合物治疗过疾病。硒化合物的存在形式主要依赖于其化学形态和浓度，这里主要存在有机硒和无机硒两种形式，其可以治疗癌症、心血管疾病和脑病等多种疾病。因此，科学合理地补充硒（硒膳食和硒化合物）或者利用硒资源，对于预防和治疗相关脑疾病具有重要的意义。

目前研究较多的具有生物学活性的有机硒类化合物主要有 SeMC、SeMet、依布硒啉（ebselen）、硒唑嘌呤（selenazofurin）、乙烷硒啉（ethaselen）、氨苄硒林（amselamine）以及它们的衍生物和类似物；无机硒类化合物主要有硒酸钠、亚硒酸和亚硒酸钠。此外，近些年，随着纳米科技的发展，纳米硒材料也日益成为研究热点。这些硒化合物及硒纳米材料在脑疾病中防治的作用和机制正在被逐步探明，硒与人体的健康关系也将被逐步阐明。

（1）硒补充对阿尔茨海默病作用及机制　大量的研究表明，补充硒显示出治疗 AD 的潜力。有研究表明，每两天服用 $100\mu g$ 有机硒有利于维持 AD 患者病情，补充含硒混合物可以改善认知功能。基于 AD 复杂的病理特征，不同的硒形态及不同的硒化合物在 AD 防治中的作用效果也不尽相同。对于这些硒化合物的研究表明，硒酸钠能特异地、极其显著地促进蛋白磷酸酯酶 PP2A 活性，对 AD 防治的作用效果可能与硒的浓度及不同人群或者动物实验模型的种类和月龄有关。此外，不同硒化合物防治 AD 的作用机制也不尽相同。有机硒化合物 SeMC 主要是通过调控三转基因 AD 模型小鼠脑内金属离子的内稳态，抑制脑内的神经炎症反应，进而减少 tau 的过度磷酸化和 Aβ 的产生，最终改善 AD 模型小鼠的学习记忆能力。依布硒啉主要通过调控神经元线粒体功能进而改善小鼠的认知功能。此外，SeMet 在阿尔茨海默病的防治中一方面主要是通过调控脑内自噬的水平，进而调控磷酸化 tau 蛋白的清除，另一方面 SeMet 补充可通过调控硒蛋白的水平，进而改善脑内神经元突触损伤，最终减缓了 AD 的病理进程。

对于无机硒化合物在 AD 防治中的作用，硒酸钠主要是通过调控 PP2A 通路进而调控相关硒酶的表达，进而减少氧化应激，减少了大脑海马区过度磷酸化和抑制神经元凋亡，最终达到改善 AD 的作用。

（2）硒补充对脑血管疾病作用及机制　适量补硒可增强机体抵抗力，维持脑、肺、心等重要脏器功能，预防脑血管等疾病发生。一项临床研究采用药物和补硒的联合治疗来探究补硒对脑缺血性脑卒中患者的治疗作用，对照组联合采用丁苯酞（国药准字 H20050299）与尤瑞克林（国药准字 20052065）治疗，口服丁苯酞 0.2g/次，3 次/天；将 0.15PNA 尤瑞克林注射液与 1500mL 生理盐水混合后进行静脉滴注，1 次/天。研究组联合采用丁苯酞及尤瑞克林和补硒治疗，丁苯酞及尤瑞克林用法用量同对照组保持一致；补硒的方式为患者制定营养膳食食谱，多食用胡萝卜、芦笋、海藻、动物肾、动物肝、虾、鱼等富含硒元素的食物，保证硒摄取量在 $250\sim300\mu g/d$。对照组和联合给药补硒组两组患者均持续治疗 1 个月。对临床治疗前后各组血清 NO、NOS、SOD、MDA 水平、NIHSS 评分及日常生活活动能力的各项指标进行检测，结果表明在常规治疗基础上实施补硒治疗可有效改善缺血性脑卒中患者血清中 NO、iNOS、tNOS、SOD、MDA 等这些病理指标的水平，通过增强抗氧化能力，极大地改善了缺血性脑卒中患者神经功能及日常生活能力。

（3）硒补充对脑肿瘤作用及机制　硒元素不仅对脑血管疾病有着举足轻重的作用，对脑胶质瘤、脑膜瘤、垂体瘤等疾病同样具有强大的防治作用。其主要作用机制如下：硒可改善免疫功能，提高抵抗力。恶性脑肿瘤患者，如胶质母细胞瘤患者，免疫功能下降是比较突出的现象，同时免疫力下降也是肿瘤发生、发展的重要因素之一。而抗肿瘤免疫主要是细胞免疫，因此提高机体的细胞免疫功能十分重要。研究表明，硒对免疫系统所包含的全部三种调节机制（即细胞免疫、体液免疫和非特异免疫）具有显著影响。硒还能促进淋巴细胞产生抗体，使血液免疫球蛋白水平增高或维持正常。因此，临床中给胶质瘤患者适量补硒，可有效提高患者机体免疫功能，增强机体防癌和抗癌能力。

从人类遗传学和小鼠遗传学的严谨应用来看，脑中硒蛋白的表达和活性对于维持脑健康具有重要的作用。尽管我们对其作用机制了解尚少，但是可以确定的是硒蛋白在脑部发育及功能发挥中起着至关重要的作用。缺乏某些特定的硒蛋白或其生物合成受损或减少，会导致脑功能性障碍并引发神经退行性疾病。可以预测，在不久的将来，随着全外显子组测序时代的到来，更多因硒蛋白缺乏而引起的脑健康问题将会被发现。此外，随着研究的不断深入和科学技术的逐步发展，也会有更多新型的含硒化合物和含硒材料将会被合成，并应用于脑疾病的防治研究，它们在脑疾病中的作用机制也将被逐步阐明。

第七节　硒与眼病

眼睛是人类最重要的器官，约有 80％的信息都是通过眼睛获得。作为人体的重要视觉器官，眼睛也是人体富含硒的代表性器官之一，硒在眼的各个结构中如水囊、玻璃体、晶状体、视网膜、巩膜和角膜均有分布，其中晶状体和视网膜中硒含量较多，虹膜硒积累最多。硒及硒蛋白在眼部可通过不同的作用方式发挥着重要生物学功能。

本节主要从硒及硒蛋白在眼表疾病、白内障、眼底疾病、甲状腺相关眼病等的生物学功能及硒在眼科药物及临床中的应用研究方面进行阐述。

一、硒蛋白在眼病中的功能

硒在机体内主要以硒蛋白的形式发挥其生物学功能，硒及硒蛋白在眼部可通过不同的作用方式发挥重要生物学功能。对缺硒大鼠视网膜进行了光镜和电镜观察发现，缺硒饲粮喂养 12 个月后，大鼠眼中内核层细胞核数量减少，而感光核数量正常，肥大细胞和水平细胞的细胞核明显减少。使用饲喂缺硒粮 1.5 年后，大鼠的视网膜感光细胞明显减少，视网膜色素上皮脂褐素颗粒未见增加，说明硒缺乏与眼部的神经损伤密切相关。眼内组织富含血管，细胞因子丰富，眼部疾病的发病非常复杂，硒蛋白能够通过各种有效途径保护视功能，减少自身免疫反应，减轻氧化应激，并在各种眼部疾病中发挥重要作用。

1. 硒蛋白 R(SelR)

SelR 被称为蛋氨酸亚砜还原酶 B1(MsrB1)，是一种硒依赖酶，像其他蛋氨酸亚砜还原酶一样，是晶状体细胞存活所必需的。为了研究 SelR 在人晶状体上皮细胞（hLE）损伤保护中的作用，研究者将 SelR 基因敲低，并探究其对 D-半乳糖诱导的人晶状体上皮细胞凋亡的影响。结果表明，siRNA 敲除 D-半乳糖和 SelR 基因均可独立诱导氧化应激。当 SelR 基因沉默的 hLE 细胞暴露于 D-半乳糖后，葡萄糖调节蛋白 78 蛋白水平进一步升高，线粒体膜电位显著降低，并伴有线粒体细胞色素 c 的释放，同时 hLE 细胞凋亡细胞百分比和 caspase-3 活性明显升高。上述结果显示，SelR 可保护 hLE 细胞线粒体，减轻 D-半乳糖诱导的 hLE 细胞氧化应激和内质网应激的凋亡，也表明 SelR 作为一种重要的硒蛋白可能在眼部晶状体相关疾病中能够减少线粒体损伤，发挥抗氧化和抗内质网应激的作用。

2. 硒蛋白 15(Sep15)

Sep15 是一种类似硫氧还蛋白的内质网驻留蛋白，通过与糖蛋白葡萄糖转移酶的相互作用参与糖蛋白折叠的质量控制。Sep15 受膳食硒和未折叠蛋白反应的调控，但其具体功能尚不清楚。有研究者通过靶向去除富含半胱氨酸的葡萄糖：糖蛋白葡萄糖基转移酶结合域 Sep15 基因的外显子 2 来获得 Sep15 敲除小鼠，并发现 Sep15 敲除小鼠能够正常生育，脑形态正常，内质网应激通路未被激活。然而，这些小鼠肝脏中的氧化应激参数升高。此外，还发现 Sep15 的 mRNA 在眼睛中晶状体发育过程中富集，Sep15 敲除小鼠的进一步表型表征显示，其在早期就出现了明显的核性白内障。Sep15 敲除小鼠中这些白内障似乎与严重的氧化应激调节无关，而是由 Sep15 缺乏症引起的晶状体蛋白折叠状态不正常所导致的。

3. 硒蛋白 P(SelP)

硒蛋白如 SelP，在泪腺中高度表达，SelP 可改善角膜干眼指数和抑制氧化应激。由于营养硒缺失导致 GPx1 缺失也被推断可引起大鼠白内障，并被证实可通过靶向基因破坏引起小鼠白内障。

二、硒与白内障

　　白内障主要是晶状体混浊，是导致有用视力丧失的最常见原因之一，全球估计有 1600 万人受到影响。除了年龄增加外，还发现了一些风险因素如遗传成分、紫外线照射和糖尿病等与白内障有关。到目前为止，没有任何有效的方法可以阻止白内障晶状体的形成，唯一有效的治疗方法是手术摘除白内障并植入人工晶状体。随着白内障手术摘除的进步，包括小切口手术、激光手术、黏弹性材料的使用以及人工晶状体的发展，使得白内障治疗非常有效，并且在大多数情况下视力恢复迅速。尽管取得了这些进展，但白内障仍然是一个重要的公共卫生问题，随着全球人口的增加和预期寿命的延长，这一问题的重要性将日益增长。

　　老年性白内障的发病机制尚不清楚，目前的假说包括渗透性休克、遗传缺陷或氧化损伤。其中氧化损伤假说认为，白内障的发病机制与晶状体上皮细胞的氧化应激、晶状体蛋白的糖基化等多种作用有关，其中氧化应激是其重要的关键环节，晶状体中硒含量丰富，硒及硒蛋白在白内障中的抗氧化应激方面发挥关键作用。研究表明，白内障患者血清硒水平可能与晶状体代谢及人类健康密切相关，失调的硒水平可能会对晶状体代谢及其透明度产生不利影响。通过质谱法检测眼中晶状体组织，发现晶状体组织中含硒水平随年龄的增加而不断减少。硒及硒蛋白通过保护晶状体上皮细胞、减轻蛋白质异常折叠等多种方式参与白内障的发生发展。许多学者也在基因水平验证了不同种类的硒蛋白在白内障中病理进程中所发挥的重要作用，例如国外学者分析了年龄相关性白内障患者血清硒水平和谷胱甘肽过氧化物酶基因 1 和 4（GPx1 和 GPx4）之间的相关性，认为血清硒水平的降低可能是年龄相关性白内障的潜在危险因素。

　　补充硒可能通过多种硒蛋白作用来减轻眼中晶状体的氧化应激水平进而减慢白内障的发生和发展。一项针对白内障的临床研究发现，给予白内障患者连续食用富硒饼干 3 个月，其血硒水平明显提高，视力有所改善。在一定范围内补硒有益于白内障的防治，不仅缺硒会造成白内障，过量的硒补充也可能诱导产生核性白内障。例如，利用亚硒酸盐可诱导白内障

（即硒性白内障），硒性白内障形成可能因晶状体上皮细胞蛋白质的巯基受亚硒酸盐氧化，内环境受损，使钙从玻璃体进入晶状体核部所造成的。亚硒酸盐诱导大鼠出现的白内障，是一种非常快速、方便的研究白内障的实验模型，已经被广泛运用于白内障药物的研究。所以，针对不同年龄和不同环境中的白内障患者，补充硒的剂量、种类、形态、时间、方式、有效性等方面仍需进一步深入研究。

三、硒与青光眼

青光眼又称绿内障，是以视野缺损及视力下降为特征的慢性眼病，是一种常见的不可逆性视网膜神经退行性疾病，发病机制复杂，严重威胁人类眼健康。

硒与青光眼的发生和发展也密切相关。有临床研究选择 47 例原发性开角型青光眼患者（平均眼压 18.87mmHg）和 54 例对照者（平均眼压 15.04mmHg），采用高效液相通道质谱法对收集的血浆和房水标本进行硒含量的检测，探讨血浆和房水硒含量与原发性开角型青光眼的关系。研究结果显示，在校正相关混杂危险因素后经过比较发现，血硒含量高水平（218.5～398ng/mL）加剧了青光眼的病理进程（即血浆硒的高含量是青光眼患者眼内压升高的独立危险因子）；房水硒含量中度水平则降低了青光眼发生的危险。这些研究表明，青光眼的发生与硒含量水平有关。在被排泄之前，过量的硒可能对机体产生潜在的损害作用，房水可以有效维持硒在一个合适的水平，在硒严重缺乏时可以保持硒水平的稳定，而在硒摄入增加时也可以保持硒的含量不至于过度升高。

有研究人员用硒化合物对小梁网细胞进行处理，发现硒能够减少金属蛋白酶-1 和金属蛋白酶-2 的分泌，从而改变基质金属蛋白酶与其组织抑制剂之间的平衡，影响房水流出通路上细胞外基质之间相互转化的平衡，增加房水流出阻力，进而影响青光眼的发病进程。此外，也有研究表明硒对于维持小梁网细胞内稳态具有非常重要的作用。然而，目前对于硒与青光眼的研究报道还较少，基于青光眼发病的复杂机制，硒在青光眼病理进程中的作用还需深入研究。

四、硒与甲状腺眼病

Graves 眼病（GO）又称甲状腺相关眼病，为一种临床常见的眼眶疾病，也是一种自身免疫疾病，其病理特征是眼眶炎症和眶后组织增生引起的眼睑退缩、眼球突出、复视及眼球运动受限等，严重时可危及视力。GO 不仅严重影响生活质量，也因为容貌受到影响，可能导致心理问题，不能正常参与社会活动甚至工作。

根据中国十个城市居民甲状腺疾病的流行病学数据显示，在人群中甲状腺功能亢进症（甲亢）的患病率约为 1.6%，而 90% 的 GO 发病与甲亢有关。在国外，研究显示在缺硒的澳大利亚人群中，GO 患者血清硒含量低于普通 Graves 病患者，表明硒相对缺乏可能是 Graves 眼病患者的独立危险因素。在国内，一项针对 198 例 Graves 病患者（其中包括 101 例 Graves 眼病患者和 97 例无眼病对照者）的研究显示，2 组人中血清硒水平明显下降，且 GO 组下降更为显著。同富硒地区相比，硒缺乏地区 GO 的发病率更高，这使得补硒成为 GO 潜在的防治策略。

体内和体外研究均显示硒作为一种重要的抗氧化剂能够用于 Graves 眼病的治疗，在细胞毒性氧化应激下，硒可通过拯救眼眶成纤维细胞的坏死和凋亡来防止细胞损伤。Giovanna 等人研究报道硒能够以 SeCys 的形式减少眼眶成纤维细胞中的氧化应激，上调细胞促炎因子的产生和分泌。此外，SeCys 能够以独立于 H_2O_2 所诱导氧化应激的方式降低 GO 成纤维细胞中的透明质酸释放，这表明硒对眼眶成纤维细胞存在直接的作用，成纤维细胞可能是防治 GO 的主要作用靶点。近年来，随着研究的不断深入，硒在 Graves 眼病中的作用机制也逐渐被阐明，将硒应用于 Graves 眼病的治疗也在如火如荼地进行。

五、硒与老年性黄斑病变

年龄相关性黄斑变性是一种复杂的、多因素的视网膜疾病，与不良生活习惯譬如吸烟等也有关系，是全球 50 岁以上人群视力严重丧失的主要原因之一。预计到 2040 年，全球患有老年性黄斑病变的人数将会达到 3 亿，因此老年性黄斑病变构成了重大的公共卫生问题，对社会经济具有重大的影响。老年性黄斑病在临床上分为早期至晚期，早期老年性黄斑病变的临床表现包括水肿、视网膜色素上皮异常等，晚期老年性黄斑病变可分为新生血管性（也称为湿性或渗出性）和非新生血管性（称为萎缩性、干性或非渗出性）。晚期老年性黄斑病变会导致严重的永久性视力损害和失明，这对患者的生活质量和功能独立有重大影响。

年龄相关性黄斑变性是一种多因素疾病，其发病机制涉及补体、脂质、血管生成、炎症和细胞外基质通路的失调，主要的非遗传风险因素是吸烟和膳食中抗氧化剂（锌和类胡萝卜素）摄入量低。因此，从早期到晚期的疾病进展可以通过高剂量的锌和抗氧化维生素补充剂来减缓。此外，玻璃体内抗血管内皮生长因子治疗（如雷尼珠单抗、阿非利西普或贝伐珠单抗）在治疗新生血管性年龄相关性黄斑变性方面非常有效，并显著降低了世界范围内人群中视力损害的患病率。

目前对于硒与老年性黄斑病变的研究较少。但在一项临床研究中，有学者发现，在老年性黄斑病变患者晚期阶段，视网膜中硒的水平显著性下降。同时，也有研究人员测定了 236 例老年性黄斑病变患者与 236 例年龄匹配的正常对照者血浆中硒的水平，结果表明两者血浆中的硒含量并无显著性差异。此外也有发现，补充抗氧化维生素和含硒矿物质可以有效地预防老年性黄斑变性。以上这些研究表明，硒与老年性黄斑病变发生相关，但是其具体的作用机制还有待进一步研究。

六、硒与近视眼

近视是世界上最常见的眼科疾病之一，这是眼睛的一种状况，平行光线集中在视网膜前面，而不是直接在视网膜表面。儿童近视患病率的增加可能导致老年人潜在视力威胁及相关并发症的增加。

近视的病因复杂，是遗传、环境和生活习惯等共同作用的结果，氧化应激是参与近视眼发生发展的重要因素之一。高度近视与眼球大量组织学改变有关，近视发展过程中巩膜生物力学的改变被归因于基质成分的改变，主要是胶原蛋白含量降低。近视眼巩膜胶原蛋白堆积减少是胶原蛋白合成减少和胶原蛋白降解加速的结果。

目前关于硒与近视眼之间关系的研究还较少。研究发现在近视眼中锌、铜、硒和锰等金属离子的代谢发生异常，说明硒与近视眼的发生发展密切相关。例如，对83名7～17岁的青少年（女55例，男28例）近视眼患者的血清金属离子水平进行检测发现，与正常健康组相比，近视眼患者血清中硒水平明显下降。然而，对92例年龄7～17岁的青少年（女62例，男30例）近视眼患者的头发中的硒含量进行检测发现，硒水平在近视眼患者和健康对照组的头发中没有显著差异。

以上这些结果表明，近视眼应该注意用眼卫生，同时，微量元素硒在近视眼的发病机制中可能起着较为重要的作用。但是硒对儿童近视影响的具体机制还有待进一步研究。

七、硒与眼干燥症

眼干燥症是比较常见的眼部疾病。最近的研究表明，眼干燥症是一种炎症性疾病，与自身免疫性疾病具有许多共同的特征。眼表的应激（环境因素、感染、内源性应激、抗原、遗传因素）被认为是致病的触发机制。促炎细胞因子、趋化因子和基质金属蛋白酶导致自体反应性 T 辅助细胞的扩张，这些细胞渗入眼表和泪腺，其结果是眼表损伤和炎症的恶性循环。

前期研究表明，SelP 在泪腺中表达，在泪液中分泌，为角膜上皮提供硒，在眼干燥症患者泪液中 SelP 浓度显著降低。但日本学者利用泪腺切除制备干眼模型大鼠，将复方硒滴眼液应用于大鼠干眼模型，观察复方硒对眼干燥症的治疗效果，结果显示复方硒滴眼液对大鼠眼干燥症的症状并无明显的改善作用。然而，硒乳铁蛋白滴眼液对兔干眼模型角膜损伤有挽救作用，且生理状态下不饱和铁的硒乳铁蛋白比饱和铁的硒乳铁蛋白效果更显著。以上这些结果表明，不同状态或不同形式的硒在眼干燥症中发挥的效果不同。此外，西安医学院的研究表明，硒可以增加维生素 A，维生素 A 缺乏也是发生眼干燥症的重要原因。

八、硒与角膜炎

　　各种因素所引起角膜发生的炎症反应统称为角膜炎，它是眼科常见疾病之一，也是我国主要致盲眼病之一。角膜炎又可以分为麻痹性角膜炎、病毒性角膜炎、细菌性角膜炎和真菌性角膜炎等。除麻痹性角膜炎外，在临床上大多数角膜炎患者都有明显的发炎表现，如疼痛、羞明、流泪和眼睑痉挛等。角膜炎患者不但有睫状充血，也有虹膜充血，严重患者的球结膜甚至连眼睑都会发生水肿。不同种类角膜炎的治疗方法也有所不同，例如对于真菌性角膜炎，主要使用抗真菌药物包括纳他霉素、两性霉素 B、棘球白菌素类等；对于细菌性角膜炎，一般采用左氧氟沙星滴眼液这种常规的眼药水。当患者在角膜炎比较严重的情况下，如果药物干预无效甚至感染加重，角膜呈现穿孔趋势或者溃烂，则可根据感染灶的具体情况选择合适的手术方式进行后续治疗。

　　硒及硒蛋白在角膜炎的预防、角膜损伤的修复等方面发挥着非常重要的作用。伴随着角膜接触镜在人群中的广泛使用，与角膜接触镜有关的角膜炎发病率也在逐渐上升。Mathews 等研究者发现，对于戴角膜接触镜后的细菌增殖所诱发的眼表炎症，可以通过在角膜接触镜表面涂抹具有活性的硒，利用硒的超氧化反应减轻角膜炎的发生。硒不仅在预防角膜炎中发挥作用，而且在促进角膜愈合、防止角膜发生溃疡等方面也发挥着重要作用。有学者在角膜炎的兔眼模型中，利用含维生素 E 和硒的溶液对其进行处理，发现其同样能够加速角膜溃疡的愈合，同时也证实了硒在角膜炎防治中的重要作用。

九、硒在眼科药物及材料中的应用

　　近年来，硒因其在许多生理过程中的重要作用而受到广泛关注。硒由于具有抗氧化、抗菌、抗糖尿病和抗癌等作用，在生物医学和制药领域都有广泛的应用。硒能与自身或其他元素形成动态共价键，并能在最佳条件下发生复分解和再生反应，且含硒聚合物的动态特性使其对某些环境变化具有显著的敏感性。在过去的十年中，一些含硒聚合物也被合成并用于制备具有氧化、还原和辐射响应的纳米载体。对于硒及硒蛋白在眼部疾病中的功能及作用，关于将硒应用于眼疾病相关药物和材料的研究也日益受到人们的关注，也具有良好的前景。

对于硒在 Graves 眼病药物中的应用，目前许多研究发现硒制剂或含硒中药治疗 Graves 眼病的疗效好，可以改善 Graves 眼病的症状，提高患者的生活质量，并能防止 Graves 眼病的复发。一项随机、双盲、安慰剂对照临床试验显示：给予硒治疗 6 个月后与安慰剂组相对比，GO 患者的症状及生活质量均有显著的改善。有研究发现联合加硒药物治疗组中单纯性突眼及浸润性突眼者的治疗总有效率分别为 96.67% 和 93.33%，均高于单独常规治疗组，且治疗后 3 个月与 6 个月时的炎症介质如 IL-6 的血清含量有所降低。

中药中各种微量元素也越来越受到重视，这些微量元素是中药的基本成分，也是中药功效差异的重要化学基础。中药治疗甲状腺眼病以复方为主，将其应用综合治疗甲状腺眼病，可以明显改善突眼症状，很可能是中药中的微量元素硒对甲状腺眼病地产生了影响。根据中国科学院对各类中草药的硒进行检测，决明子、栀子、菊花、泽泻、龙胆、夏枯草的含硒量分别为 0.560mg/kg、0.391mg/kg、0.319mg/kg、0.273mg/kg、0.178mg/kg、0.130mg/kg。对中药方治疗 Graves 眼病的研究显示，与西医药治疗相比，含硒中药方联合西药治疗可以显著提高改善患者突眼度的效率；与安慰剂相比，含硒中药方治疗甲状腺相关眼病有效；与西医治疗相比，含硒中药方治疗有效率明显较好。由此可以看出，与单独使用西医药治疗 GO 相比，含硒中药治疗具有很大的优势，不仅疗效好、不良反应少，而且复发率低、患者满意度较高。以上实践表明，随着 GO 患者病情的不断发展，其血清中的硒含量不断降低，较之单纯的眼科西药治疗，对轻中度的 GO 患者再联合补充硒制剂，在改善患者症状、预防 GO 患者病情进展方面具有明显的优势。

由于眼干燥症患者泪腺缺乏硒，导致角膜损伤并伴有角膜氧化应激的增加。有研究表明，含有 SelP 的滴眼液能够挽救眼干燥症患者角膜损伤，因此认为 SelP 对眼干燥症的治疗是有效的。虽然 SelP 是临床应用于眼干燥症治疗的良好候选物质，但仅使用培养系统难以合成大量 SelP，因此大批量生产和应用 SelP 还需解决 SelP 的产量问题。

硅胶水凝胶材料对戴角膜接触镜的患者的角膜健康有许多好处，但引起急性红眼或角膜溃疡的细菌仍然不可忽视。因此，开发一种既能抑制细菌又不会对角膜产生不利影响的涂层可以提高佩戴角膜接触镜的安全性。有研究表明，给角膜接触镜上共价硒涂层，给予家兔长达 2 个月时间佩戴，然后进行蛋白质和脂质沉积分析和安全性评价，并进一步评估其对角膜接触镜上细菌的抑制能力。研究数据表明，在角膜接触镜上涂硒可以减轻急性红眼和细菌溃疡，安全测试表明，这种积极的影响可以产生，且不会对角膜健康产生不利影响，这项研究表明硒可能在角膜接触镜中具有极大的应用价值。

第八节　硒与生殖健康

人类繁殖能力主要与遗传、营养和环境有关。微量元素在其中起着重要作用，其含量即使发生细微的变化都会对动物的生殖健康产生明显的影响。硒是哺乳动物必需的一种微量元素。作为哺乳动物体内多种酶的重要组成部分，硒在包括雄性和雌性动物生殖等一系列的生物学过程中发挥功能。本节将分别从雄性和雌性生殖两个方面阐述硒在人类生殖健康中的作用。

一、硒与雄性生殖健康

硒对雄性生殖系统的酶系统有着显著的影响。与其他系统相比，硒在生殖系统中表现出了特定的生理功能。在雄性生殖系统中，睾丸的硒浓度最高。不同剂量的膳食硒（有机硒和无机硒）补充会增加硒在生殖系统中的浓度。

雄性生殖器官的发育需要睾丸中的硒处于最佳水平。硒是硒蛋白（包括 GPx1、GPx3、mGPx4、cGPx4 和 GPx5）的组成部分，在整个精子成熟过程中保护精子免受氧化损伤。另外，硒蛋白（如 mGPx4 和 snGPx4）

还是成熟精子的结构成分。因此，硒和硒蛋白确保了精子的生存能力，并为其提供对活性氧的防护。硒蛋白基因敲除研究表明，精子发生过程中硒蛋白的缺失导致精子异常，进而影响精液质量和生育能力。偏离膳食硒的最佳量，无论是硒不足还是硒过量，都可能导致精子的多重异常，并影响精子的运动和可育性。研究还表明，硒也可增强男性性欲。

目前已知的硒蛋白有 25 种。现将雄性生殖系统中存在的硒蛋白及其在雄性生殖方面的作用列于表 5-3。

表 5-3　雄性生殖系统中存在的硒蛋白及其在雄性生殖方面的作用

名称	硒蛋白	定位	功能
GPx4(PHGPx)	磷脂氢谷胱甘肽过氧化物酶	睾丸内膜	胞内抗氧化物
snGPx4	精子核 GPx4	精子细胞核	精子发生过程染色质的浓缩
mGPx4	线粒体 GPx4	中段线粒体囊	精子发生过程中的抗氧化防御；成熟精子的结构成分
cGPx4	胞质 GPx4	睾丸、附睾上皮	抗氧化物
GPx5	分泌酶（GPx）	附睾腔	H_2O_2 清除
GPx3	胞质 GPx	附睾上皮细胞	保护上皮
GPx1	胞质 GPx	附睾上皮	具有抗氧化物特性
SelP	血浆硒蛋白 P	血液	转运 Se 至睾丸
ApoER2	载脂蛋白 E 受体-2	睾丸支持细胞	睾丸支持细胞内摄取 SelP

1. 硒对雄性生殖器官的影响

动物实验表明，硒对雄性睾丸的大小和组织形态学有较大的影响。低硒膳食（$2\sim7\mu g/kg$）喂养的雄性小鼠后代表现为睾丸生长和发情期延迟；第二代和第三代小鼠睾丸形态受低硒膳食的影响更大；到第四代时，小鼠的睾丸大小不到硒摄入充足（$250\sim300\mu g/kg$ 亚硒酸钠）小鼠的一半，睾丸双侧萎缩，精原细胞失去有丝分裂活性。另外，小鼠的细精管直径缩小，由内衬支持细胞或少量干细胞排列，伴有骨化生，生精活性不全或降低。硒的缺失可以导致大鼠睾丸重量减小、生殖能力受损。

公牛注射 50mg 硒，并在 3 周后再注射 30mg，其睾丸和精囊中硒的浓度升高，但附睾中硒浓度没有变化。对公鸡的一项研究表明，饲料中亚硒酸钠或有机硒的添加率为 0.2mg/kg（以硒计），能促进公鸡的性成熟。

饲料中有机硒的添加率为 0.15mg/kg 时，山羊的睾酮分泌明显增多，在公羊口粮中亚硒酸钠含量为 0.1mg/kg 时，能提高阴囊的长和周长。饲料中含有硒添加剂的公羊在第 19 周便产生了精液，饲料中无硒添加的公羊在第 26 周才形成精液。食用富硒饲料的公羊表现出了清晰的生精细胞层次结构，包括精原细胞、精母细胞、精子细胞和精子。纳米硒也被发现能够影响公羊睾丸的超微结构形态。

一般来说，硒与维生素 E 存在协同作用。Ali 等观察到，与单独添加维生素 E 相比，维生素 E 与硒同时添加的饲料使得公羊的生殖能力更好。对于雄性大鼠，饲料中添加过量的硒（6.0mg 和 8.0mg 亚硒酸钠）会导致大鼠体重、睾丸和尾附睾重量降低，生精细胞数量降低，也会造成生精小管直径、管腔直径、生精上皮高度和尾附睾小管直径缩小。

2. 硒对精子发生的影响

雄性生殖系统中充足的硒对于精子的正常形成和成熟是必不可少的。低于或高于正常的硒水平将会导致精子成熟过程中断。异常的精子成熟过程会使得精子的质量和可育性下降。Brown 和 Burk 发现，$^{75}SeO_3^{2-}$ 注射到雄性大鼠体内后，^{75}Se 转移到睾丸，并在此整合到精子的中段部位。

Kehr 等采用 X 射线荧光显微镜观察到了硒在精子发生过程中的作用。它们发现 SelP 负责将硒从血液转运至睾丸。转运到睾丸中的硒被用来合成睾丸和附睾内的硒蛋白。睾丸中主要的硒蛋白为磷脂氢谷胱甘肽过氧化物酶（GPx4 或 PHGPx），主要表达于精子中。硒以 SeCys 的形态被血浆中的 SelP 转运至睾丸后，SelP 在睾丸支持细胞内被载脂蛋白 E 受体-2（ApoER2，脂蛋白受体家族的一个成员）所识别，进而实现硒从血液向生精细胞的转运，最终用于精子的形成。如果 SelP 或 ApoER2 缺失或不足，将导致生精细胞内的硒浓度降低，使得生精作用所产生的精子出现形态学缺陷。例如，SelP 不足将使得睾丸中硒的含量降低 77%。

已有研究表明，含有 SeCys 的硒蛋白位于成熟精子中间部位的线粒体囊。蛋白质组学分析表明，在成熟的精子和附睾精子中，线粒体 GPx4（mGPx4）的酶活性处于失活状态。然而，对于生精过程中正在形成的精母细胞和精子细胞来说，mGPx4的酶催化活性处于活性状态，因此可以阻止活性氧对精母细胞和精子细胞的线粒体造成损伤。另外，通过亚硒酸钠和硒化酵母喂养，能够导致与鸡睾丸形态和功能相关基因的表达上调。Marin-Guzmen等发现，缺硒饲料喂养的野猪，其精子的尾部、中部、线粒体嵴以及质膜都表现异常。与添加0.2mg/kg有机硒的饲料相比，添加0.5mg/kg有机硒的饲料喂养能明显提高公羊精浆的硒浓度。这些结果说明，精子和精液的质量高度依赖硒。

在精子细胞核中发现了GPx4的另一个变种snGPx4，它在生精过程的后期形成，并在精子成熟过程中起到稳定凝聚态染色质的作用。snGPx4的巯基氧化酶活性被转移到精蛋白，以便精子染色质凝聚。缺硒小鼠的精子常表现为头部异常。GPx1和胞质GPx4(cGPx4)在附睾上皮中表达，保护精子免受活性氧（ROS）的伤害。GPx5是一种被分泌到附睾腔的酶，其酶活性不依赖硒。在附睾腔内，GPx5与GPx3共同作用，并在精子成熟的整个过程中与精子一起移动，保护其免受活性氧伤害。SelP、ApoER2、mGPx4、snGPx4等硒蛋白基因的敲除均表明它们的缺失会形成不正常的成熟精子，最终导致繁殖力异常（表5-4）。

表5-4 不同硒蛋白基因敲除对小鼠生殖产生的影响

被敲除的硒蛋白基因	基因敲除的影响
mGPx4	线粒体功能受损和精子发夹样尾部弯曲
SelP	精子异常，尾巴弯曲，呈发夹状，少弱精子症
ApoER2（不是硒蛋白，但与硒蛋白P的摄取有关）	异常精子，尾巴弯曲，呈发夹状，少弱精子症
snGPx4	精子染色质凝聚缺陷，精子头部异常
GPx5	与对照小鼠交配产生的后代，在幼年死亡，流产率增加、发育缺陷
GPx4	所有的GPx4变种（如mGPx4、snGPx4和cGPx4）缺失，胚胎发生早期出现死亡现象

3. 硒对雄性可育性的影响

小鼠的硒摄入不足（0.2mg/kg亚硒酸钠）和过量（1.0mg/kg亚硒酸钠）都会造成脂质过氧化、丙二醛和ROS水平升高，并对精液产生不利影响，例如，可活动精子的数量和浓度降低、无尾无头精子的数量增加。

GPx4 包括三种亚型：mGPx4、snGPx4 和 cGPx4。每种亚型具有独特的功能，但是它们都由 GPx4 基因编码。对于精子，线粒体位于其中段部位。精子线粒体内 GPx4 的亚型主要为 mGPx4，它与雄性的生育力有关。在雄性动物发情期，mGPx4 的浓度会升高，用于清除线粒体电子传递链一系列氧化还原反应所产生的 ROS。mGPx4 分子之间以及 mGPx4 与其他蛋白之间的交叉连接，都能维持精子线粒体囊的结构。随着 mG-Px4 水平的降低，精子线粒体的完整性降低，最终导致不育。Imai 等报道在不育男性中，mGPx4 的表达量极低，精子表现为数量低、形态异常、活动性丧失。

少弱精子症是缺硒引起的不育小鼠的一个典型的临床特征。GPx4 敲除小鼠表现为不育特性，并伴随着诸多特殊的表型。例如，在生精小管内的精子细胞变少，导致附睾内的精子数量降低。另外，精子线粒体功能受损以及精子尾巴弯曲成发夹状，导致精子向前活动性丧失。硒蛋白 P 和 ApoER2 敲除的小鼠精子内，同样观察到精子的尾巴呈发夹状。硒蛋白基因敲除小鼠和严重缺硒小鼠均表现为少弱精子症，充分证实了硒对雄性可育性的重要性。

GPx5 敲除的小鼠，其附睾内的精子呈现较低水平的 DNA 凝聚，产生的后代表现出自发流产、胚胎缺陷以及夭折的现象。因为只用了雄性小鼠模型，因此认为其后代的流产、夭折和发育缺陷都是由于精子质量较低造成的。

4. 硒对精液质量的影响

Marai 等研究发现，0.1mg/kg 亚硒酸钠添加的饲料能够提高公羊的精液质量。例如，公羊每次射精的精液量增加，死精数量、异常精子和顶体损伤率降低。以不添加硒的饲料喂养的野猪，其精子的活动性下降、形态异常比率高。以添加硒的饲料喂养的野猪，其精子尾巴的异常率较低。

对于肠道吸收和组织存留来讲，有机硒是最好的硒源。与无机硒添加的饲料喂食的野猪相比，以有机硒添加的饲料喂养的野猪每次射精的精子浓度高、精子总数多、精子顶体膜的渗透抗性强。与补充无机硒的公鸡相比，补充有机硒的公鸡，其精子中段弯曲、肿胀、破裂、螺旋以及精子头部肿胀、卷曲等异常的发生率较低，精液质量较高。

老龄化不利于精液质量。随着老龄化的进行，附睾精子 GPx4 的活性明显降低。老龄大鼠附睾精子的 GPx4 活性比年轻大鼠降低了一半，导致 ROS 大量产生，并造成精子凋亡以及精液质量的下降。硒通过提高精液质量和抑制自由基两种方式来提高雄性的生殖能力。

5. 补硒对性欲的影响

有几项研究表明，补硒可以提高雄性动物的性欲：如补充 0.1mg/kg 硒可提高公羊的性欲；硒添加率从 0.2mg/kg 增加至 0.5mg/kg，能够轻微提高公猪的性欲。Jacyno 等发现，补充有机硒对公猪性欲的提升作用较补充无机硒更明显。

二、硒与雌性生殖健康

重要的细胞过程，包括脱氧核苷酸到脱氧核糖核酸的合成、有机过氧化物的清除、氧化蛋白和膜的还原、氧化还原态信号控制、甲状腺激素的代谢、蛋白质折叠以及硒的运输和储存，都依赖硒蛋白。有证据表明，硒在许多不利的妊娠健康状况中起到作用，例如，先兆子痫、自身免疫性甲状腺疾病、流产和早产。对于牛，缺硒可能造成生育率下降、胎盘滞留和子宫炎等的发生。补硒后生育率的增加归因于妊娠前 30 天胚胎死亡的减少。

以往关于硒与雌性生殖健康的大多数研究主要集中于硒在妊娠中的作用。近期，硒在卵母细胞发育和卵巢生理学中的潜在作用才被阐明。雌性哺乳动物的生育、生殖和发育与部分硒蛋白有关，这些硒蛋白的功能见表 5-5。

表 5-5　与雌性哺乳动物生育、生殖和发育有关的硒蛋白的功能

硒蛋白	缩写名称	功能描述	对雌性生殖功能的潜在作用
谷胱甘肽过氧化物酶 1	GPx1	抗氧化	奶牛和妇女卵泡生长、成熟，卵泡的微环境，保护优势卵泡免受 ROS 伤害
谷胱甘肽过氧化物酶 2	GPx2	抗氧化	保护胚胎和胚胎外组织免受个体发育期产生的活性氧的影响

续表

硒蛋白	缩写名称	功能描述	对雌性生殖功能的潜在作用
谷胱甘肽过氧化物酶3	GPx3	保持细胞氧化还原状态,细胞外液中的抗氧化	排卵后子宫内膜重塑过程,通过减少子宫内膜中的 H_2O_2 为植入做准备,正常妊娠和分娩,母体-胎儿间的硒转移,先兆子痫和妊娠相关高血压中的作用,大型健康卵泡生长期间防止氧化应激诱导的细胞凋亡
谷胱甘肽过氧化物酶4	GPx4	脂质氢过氧化物的解毒,抗氧化	胚胎发育,子痫前期的潜在影响
谷胱甘肽过氧化物酶5	GPx5	清除 H_2O_2	通过影响精子的完整性来影响胚胎的生存能力
硫氧还蛋白还原酶1	TrxR1	甲状腺系统,抗氧化,氧化还原调节,细胞信号,转录因子活性、细胞增殖和凋亡的控制	早期胚胎发育
硫氧还蛋白还原酶2	TrxR2	甲状腺系统,抗氧化,氧化还原调节,细胞信号	胚胎的发生
脱碘酶1	DIO1	T_4 向 T_3 或 rT_3 转化,甲状腺和外周组织中 T_3 的生成	自身免疫性甲状腺疾病和产后甲状腺疾病,DIO2 和 DIO3 在妊娠大鼠植入部位高度表达,DIO3 在人类子宫-胸膜单位和胎儿上皮中的高表达,在防止胎儿过度暴露于 T_3 中有潜在作用
脱碘酶2	DIO2	T_4 向 T_3 的转化,外周组织中 T_3 的生成	
脱碘酶3	DIO3	T_4 向 T_3 的转化,rT_3 的生成	
硒蛋白 H	SelH	与谷胱甘肽系统有关基因的上调	调节滋养层(Swan-71、JEG-3 和 BeWo 细胞)中的线粒体生物发生,与胎盘氧化应激有关
硒蛋白 P	SelP	硒的转运和抗氧化	母婴之间的硒转移,妊娠和先兆子痫
硒蛋白 S	SelS	细胞氧化还原态平衡,免疫力	定位于大的健康和闭锁卵泡的颗粒细胞,也在鞘层表达,牛卵泡发育中有潜在作用

1. 硒及硒蛋白母体-胎儿之间的转运

Bösl等发现，Trsp$^{-/-}$纯合子胚胎丧失了硒蛋白的合成能力，造成了胚胎死亡。妊娠母鼠有必要为胚胎和胎儿提供硒，以支持硒蛋白的合成。硒通过胎盘进行转运具有双向性，可能会影响硒在母体、胎儿和新生儿组织中的净滞留。两种细胞外硒蛋白，即SelP和GPx3，约占小鼠总血硒的97%。SelP主要在肝脏中产生，负责将硒转运到其他组织。SelP与ApoER2的结合介导了硒的转运，该受体是循环系统中的硒被内吞的介质。胎盘中的ApoER2与其他器官和组织中的ApoER2一样，都承担着摄取硒的功能。最新研究表明，SelP和GPx3都负责将硒从妊娠母体向发育中的胎儿进行转运。

在小鼠模型中已证明，内脏卵黄囊介导的母体-胎儿之间的硒转运发生在妊娠早期和晚期，且通过胎盘进行。内脏卵黄囊吸收来自子宫的液体以及其中的SelP和GPx3，而胎盘通过ApoER2介导的内吞作用从母体血液中吸收硒，这两种摄取机制都依赖硒蛋白，在身体缺硒的情况下起作用。

然而有研究显示，硒转运并不依赖于SelP和GPx3（血浆硒蛋白）。当给予高硒含量的饮食，SelP和GPx3敲除的小鼠仍可存活，表明体内还存在其他运输硒的途径。这些研究证明了体内存在两种硒转运的机制，即下层机制和上层机制。

下层转运机制不直接依赖硒蛋白，可能涉及硒糖或硒的另一种小分子形式。这种转运机制高度依赖妊娠母体的硒状态。因此，在缺硒情况下的转运效率较低，只有在硒充足的情况下才可以发挥作用。上层机制（如SelP-ApoER2机制）根据目标组织的需要向其进行硒转运，即使在膳食硒有限的情况下仍可以运转。通过内脏卵黄囊的硒转运也具有上层转运机制的特征。尽管它并不是硒蛋白受体介导的，但它依赖于细胞对硒蛋白的摄取，并在缺硒的情况下发挥作用。因此，内脏卵黄囊和胎盘都通过上层机制（硒蛋白依赖性）发挥母体-胎儿之间的硒转运功能，用以保护缺硒孕妇的胎儿。

2. 雌性生殖组织硒蛋白的表达

有机硒和无机硒均参与硒蛋白表达的调节。大鼠妊娠期胎盘中硒蛋白的表达与伴随硒含量的升高同时发生。子宫内能够表达 SelP、DIO3 和 TrxR，牛卵巢颗粒细胞内能够表达 GPx1、GPx2、GPx3、GPx4、SelS（也称为 VIMP）、SelT、Sep15、SelH、硒磷酸合成酶 2（SEPHS2）、DIO3、DIO1 和 SelM。与健康牛卵泡相比，小型闭锁牛卵泡的 SelP 表达上调，GPx1 和 GPx3 表达下调。随着小鼠妊娠的发展，胎盘和子宫 SelP 的表达发生变化。通常，在小鼠出生前四天，SelP 表达水平增加，并在足月时达到最大水平。

甲状腺激素对哺乳动物繁殖力和发育阶段具有重要作用。人类和啮齿类动物生育能力下降、动情周期紊乱、子宫和着床结构受损以及妊娠维持的其他方面与甲状腺激素分泌不足有关。研究发现，妊娠大鼠子宫和着床部位的 DIO3 mRNA 均存在高表达。着床部位 DIO3 mRNA 的高表达水平是为了防止发育中的胎儿过度暴露于母体的甲状腺激素中。同样，在人类胎盘细胞中，DIO3 的活性随胎龄的增加而升高。这些研究充分说明，妊娠子宫胎盘组织在调节胎儿对母体甲状腺激素的暴露水平方面具有重要作用。还有研究发现，DIO3 在合体滋养层、细胞滋养层、胎盘血管内皮衬层、脐带羊膜鞘、子宫蜕膜、人胎儿上皮和非妊娠人子宫内膜中也有较高表达。这些发现表明，甲状腺状态在女性生殖的所有阶段都至关重要。

许多其他因素也在胎盘和子宫中起作用。Trx 和 TrxR 在人和啮齿动物的胎盘中存在特异性表达。组织化学观察表明，这两种蛋白都集中在滋养层、子宫内膜上皮组织和茎绒毛的基质细胞，它们可在炎症条件下保护胎盘组织。

3. 硒在卵泡发育和卵巢功能中的作用

女性生育能力、硒状态和 GPx 活性之间的关系已在极少数研究中得到证实。总体上，这些研究观察到较低的血清和卵泡液水平与较高的不孕症发生率相关。1995 年，Paszkowski 及其同事首次报道，在人类卵泡液存在硒的痕迹并具有硒依赖的酶活性。对 112 名患者经阴道取卵中获得的 135 份卵泡液样本进行评估，作者观察到，与已知不孕原因（如输卵管不孕或男性相关因素不孕）相比，先天性不孕患者卵泡的硒水平显著降低。作者推断，卵泡微环境中 GPx 的抗氧化活性可能在配子发生和受精过程中发挥重要作用。

Ceko 等调查并提出了 GPx1 在决定人类卵泡的生长、成熟和优势方面的实质性功能和重要性。为此，利用体外受精和胞质内精子注射获得了卵丘-卵母细胞复合体（COC）衍生的人类卵丘细胞（CC）。与未导致妊娠的胚胎移植相比，妊娠期胚胎移植前从 COC 中恢复的这些 CC 表现出显著高的 GPx1 表达。许多研究人员已经证明，在缺硒的饮食条件下，GPx1 表达显著降低，这表明通过补硒能够一定程度上改善卵巢疾病。这些发现将作为流行病学研究的基础，以概述膳食硒摄入、GPx1 在体内的表达以及排卵相关疾病的发生。

颗粒细胞的生长被认为是卵泡发育过程中的一个重要特征。小的初级卵泡（具有较少的颗粒细胞）向成熟的排卵前卵泡（具有许多细胞层）的增殖是卵泡发育的特征事件。动物实验已证明硒可能调节成人卵巢颗粒细胞的生长和 17β-雌激素的生物合成。大型健康卵泡中硒和硒蛋白水平增加，可能在卵泡后期生长和增殖过程中发挥重要的抗氧化功能。然而高硒可能不利于胎儿卵巢的功能和发育。Grazul Bilska 及其同事报告，与硒充足组（6g/kg 体重）相比，母体饮食中的高硒水平（80g/kg 体重）抑制了绵羊胎儿卵巢中原始、次级和窦状卵泡、基质和血管系统的生长。高硒饮食后，增殖原始卵泡的数量和原始卵泡的标记指数（增殖细胞百分比）减少。

4. 硒在卵巢病理和辅助生殖中的意义

氧化应激、女性生育能力下降与缺硒之间的关系是一个重要的科学问题。因为硒的抗氧化特性，多囊卵巢综合征中 ROS 的过度生成可能会导致硒的过度消耗。然而，低硒状态会导致抗氧化剂不足，并增加活性氧。总的来说，活性氧被认为是多囊卵巢综合征的诱因。

识别患有卵巢自身免疫性不孕症或原发性卵巢功能不全（POI）的患者，可能有助于替代化疗、环境、遗传和辐射相关因素的治疗方案。硒结合蛋白 1（SBP1）是卵巢自身免疫不孕症和 POI 所特有的。Edassey 和同事在患有先天性不孕症和 POI 的妇女中发现了与血清自身抗体相关的抗原。在患有先天性不孕和卵巢早衰的妇女中，观察到 SBP1 水平显著升高。在印度，Singh 等观察到子宫内膜异位症患者卵泡液 ROS 和丙二醛的生成显著增加（与对照组相比）。此外，与输卵管不孕患者相比，因子宫内膜异位症不孕的患者的硒水平显著降低。2013 年，土耳其的一项研究表明，与对照组相比，36 名多囊卵巢综合征患者的血浆硒浓度显著降低，并认为血清低的硒浓度可能与高雄激素血症有关。

适当补充包括硒在内的微量营养素可能对卵泡微环境的氧化还原平衡产生重大影响，从而影响体外受精结果。最近两项与抗反转录病毒疗法相关的临床研究已经证明补硒可以改善体外受精的结果。

与成人相比，胚胎的抗氧化酶活性较低，因此胚胎对氧化损伤特别敏感。理想的培养基是保证胚胎的生存能力和质量的一个先决条件。尽管目前有许多胚胎培养基可用，但都未达到最佳环境，关于胚泡促进物质仍有待研发。为了确保所培养的细胞中硒蛋白的充分合成，所有的主流组织培养基中都添加了硒。GPx 活性不仅依赖硒和吡哆醇，而且还取决于 GSH。

在胚胎培养过程中加入硒，能够降低氧化损伤和程序性细胞死亡，提高了猪孤雌胚胎的发育能力和整体质量。研究表明，向培养基中添加亚硒酸钠（2.5μg/L 和 25μg/L）可提高囊胚率、细胞数和内细胞质量率，并可减少囊胚凋亡、BAX/BCL-xL 基因的比例和 Caspase3 的表达，提高猪孤雌胚胎中 GPx 和 ERK1/2 的表达。

此外，补硒还能够提高细胞内 GPx 浓度和活性，调节体外卵母细胞成熟过程中的基因表达，提高囊胚发育和体外受精牛胚胎的质量。最近有一个研究小组研究了卵泡液中补硒对减数分裂、DNA 完整性、卵母细胞的发育能力、裸露卵母细胞中的 GPx 活性、卵母细胞体外成熟过程中硒蛋白基因表达的影响，结果发现，与对照组（0μg/mL 亚硒酸钠）相比，在体外成熟培养基中添加硒（2μg/mL 和 4μg/mL 亚硒酸钠）后，卵丘细胞中的 DNA 损伤显著减少，总 GPx 活性、囊胚形成率和硒蛋白相关基因的表达显著增加。

在另一项阐明亚硒酸钠作用的体外研究中，Abedelahi 的团队报告，补充硒（在培养基中添加 5μg/L 或 10μg/L 亚硒酸盐）可减轻 ROS 诱导的氧化应激，并改善从玻璃化和非玻璃化卵巢组织中获得的窦前卵泡的总抗氧化能力和 GPx 活性，显著提高卵泡、卵母细胞和胚胎发育率。同样，在早期的体外研究中，证明了亚硒酸钠（在培养基中添加 5μg/L 和 10μg/L 亚硒酸盐）对卵泡和卵母细胞的生长和活力具有剂量依赖性的改善作用。

总的来说，这些发现在某种程度上代表了一种提高哺乳动物体外卵母细胞成熟和发育能力的方法，并可作为该领域未来研究的基础。

5. 母体的膳食补硒效应

在妊娠期间，膳食硒补充不仅能增强抗氧化活性，刺激雌二醇、孕酮和 T_4 的产生，而且还能改善主要营养素的整体代谢。最近的一些研究评估了母体补充有机硒、无机硒以及其他维生素（如吡哆醇）的效果，发现吡哆醇对有机硒向 GPx 的转化具有积极作用，以便响应氧化应激。

6. 硒与胎盘氧化应激

胎盘氧化应激是妊娠相关并发症的病理生理学的一个重要因素，例如先兆子痫、子宫内生长受限、妊娠糖尿病和早产。彻底理解胎盘氧化应激诱导的滋养层细胞凋亡，能够为先兆子痫的干预措施提供见解。据报道，先兆子痫每年导致 8 万多早产，约有 7.5 万产妇死亡。有研究报道，硒改善滋养细胞线粒体的功能并触发了线粒体的生物发生机制，认为上述功能的实现是由于硒促进了抗氧化剂的生成，减少了活性氧的产生，从而保护了线粒体的功能并促进了生物生成激活剂的表达。此外 SelH 可激活转录因子（例如 NRF1 和 PGC-1α），进而改善滋养层细胞线粒体的生物发生。这些发现将有助于理解滋养层细胞对氧化应激的响应机制，以及硒是如何通过介导线粒体活性的方式来调节滋养层细胞相关基因的上调并改善细胞的存活率。

7. 硒在妊娠中的作用

氧化损伤在妊娠过程中一般都会增加。因此，硒蛋白的抗氧化防御机制在妊娠中发挥着重要作用，能够影响围生期发病率和死亡率。妊娠前和妊娠期补硒、囊胚质量提高、着床前损失减少，说明妊娠前和妊娠期是补充硒的最佳孕周阶段。随着妊娠的发展，大量硒由胎盘被 SelP 转运至胎儿，母体血硒浓度会逐渐降低，容易造成许多妊娠相关并发症的发生。

由于硒能够改善氧化应激、内质网应激和炎症，并保护内皮、调节二十烷酸的产生和血管张力以及抑制感染，补硒能降低流产和早产风险，并能降低先兆子痫和自身免疫性甲状腺疾病的发生风险。

子宫内生长抑制是围生期发病和死亡的首要病因。ROS 和炎症因子是子宫内生长抑制的诱因。据报道，补硒能明显提高女性的脉动指数。补硒还能够降低对复发性流产、小于胎龄婴儿、产后甲状腺功能障碍以及永久性甲状腺炎的发生风险。还有证据表明，补硒能降低甲状腺过氧化物酶抗体的滴度，从而抑制甲状腺功能减退和产后甲状腺疾病的发生。

8. 硒在生殖系统肿瘤中的意义

硒和硒蛋白对癌症的预防、抑制或促进是一个持续争论的话题。现有文献已对硒和硒蛋白在女性生殖系统癌（如卵巢癌）中的作用提供了多个证据。与健康女性相比，患有宫颈癌或卵巢癌的受试者血浆中硒浓度和 GPx 活性显著降低，表明较低的抗氧化能力（硒相关）可能有利于女性生殖系统致瘤性疾病的发展。Agnani 等报告了患有乳头状浆液性卵巢癌女性的 GPx3 活性的阶段性下降。在大鼠和人类中，也观察到 GPx3 在所有级别的子宫内膜腺癌中均下调，而与肿瘤级别无关。然而，有些研究中发现，与对照组相比，透明细胞上皮性卵巢癌组织中 GPx3 的表达更高。尽管潜在的分子机制尚不清楚，但这些结果表明 GPx3 活性具有肿瘤特异性。

最近的一项抗肿瘤研究发现，与铂耐药组相比，铂敏感组的 GPx3 活性下调。GPx3 介导肿瘤抑制作用的机制可能涉及启动子高度甲基化、c-Met 表达失调以及有害自由基的清除作用。然而抗肿瘤药物反应的确切机制仍不明确，需要进一步阐明。

综上所述，已有研究为硒和硒蛋白对女性生殖功能的改善作用提供了有力证据。阐明补硒和硒蛋白（GPx、SelP、SelS 及其类似物）对卵巢功能、妊娠相关并发症和整体女性生殖效率影响的研究将具有重要价值，并将进一步完善补充这种微量元素的益处。

第九节　硒与内分泌疾病及糖尿病

"内分泌"是指生物活性物质向机体内部的分泌。内分泌系统通过激素对机体进行调节。激素（hormone）指由某些特殊细胞分泌的、可传递信息的化学物质，它可以由一个细胞传递到另一个细胞，也可以由细胞的某一部分传递到同一细胞的另一部分，对人体生长发育和功能正常起到重要的调节作用。硒蛋白是发育和成年期激素稳态的重要调节因子。

一、硒与内分泌系统

硒状态和单个硒蛋白是发育期和成年期激素稳态的重要调节因子。由于内分泌细胞和器官持续参与激素分泌和反馈传感器功能，因此需要充分控制其氧化还原状态来维持激素分泌机制。几种硒蛋白参与了这一基本功能，这可能解释了内分泌组织中较高的相对硒含量。具体来说，下丘脑-垂体反馈调节对硒敏感，甲状腺、胰腺中的胰岛（胰脏里的岛状细胞团，由一群分泌激素的细胞所组成）、肾上腺皮质和性腺受到硒状态的巨大影响。脱碘酶硒蛋白有助于下丘脑对饱腹感、食物摄入和能量消耗的控制，以及维持几种内分泌组织的发育和功能正常。硒状态不佳与甲状腺自身免疫性疾病、胰岛素分泌和抵抗受损、软骨细胞分化延迟、骨形成缺陷和性腺功能下降有关。几个硒蛋白基因的单核苷酸多态性影响营养硒状态和几个激素轴。TrxR2的失活突变导致家族性糖皮质激素缺乏症。因此，充足的硒供应对内分泌系统的正常功能和激素的作用至关重要。

1. 硒对下丘脑-垂体反馈轴（激素）的调节

不同的下丘脑神经元群被称为核，通过整合来自中枢神经系统的感觉输入和来自外周组织的代谢信号，参与激素分泌的中枢协调。这些核将这些信息转化为各种"释放激素"的产生，这些激素指示垂体前叶细胞分泌促腺激素。在两种内分泌结构中均发现了多种硒蛋白和高硒含量。其中SelM在小鼠体内的基因失活改变了身体组成并增加了白色脂肪组织质量。这可能是通过降低控制饱腹感的下丘脑中心的瘦素敏感性发生的。由白色脂肪组织产生的瘦素是能量消耗、饱腹感和食物摄入的主要调节因子。目前尚不清楚这一观察结果是否与二苯二烯[(PhSe)2]和对氯二苯二烯[(p-ClPhSe)2]的厌食作用有关。

硒蛋白T表达于垂体前叶以及其他几种内分泌组织（如甲状腺和睾丸间质细胞），参与能量代谢的激素调节。PACAP是SelT表达的主要激活因子，尤其是在胰岛的 β 细胞和 δ 细胞中。在这些胰岛中，PACAP 可激活细胞内 Ca^{2+} 分泌，并显著促进 β 细胞和 δ 细胞分泌胰岛素和生长抑素。β 细胞中 SelT 的基因失活会损害葡萄糖耐受性，与野生型小鼠相比，这些胰岛的数量和大小均减少。

下丘脑室旁核是调节能量代谢的关键结构，含有促甲状腺激素释放激素（TRH）产生神经元。TRH 刺激垂体前叶促甲状腺素（TSH）的产生，TSH 是甲状腺激素（TH）形成的主要刺激因子。TRH 和 TSH 的反馈调节都是由活性的 $3,3',5$-三碘-L-甲状腺原氨酸（T_3）负调控的，它结合核 T_3 受体。通过 $5'$-去碘酶（DIO1，DIO2）从激素原 L-甲状腺素（T_4）局部产生 T_3。在下丘脑中，T_4 和 T_3 也可能被 TH 代谢物灭活，而 TH 代谢物不调节细胞 T_3 受体的功能。该反应是由 DIO3 催化的。DIO2 主要在伸长细胞中表达，伸长细胞是一种特殊的室管膜细胞，位于第三脑室，利用其延伸来连接脑室底与下丘脑中基底之间的距离。这些扩张细胞向下丘脑 TRH 神经元传递信号，如局部产生的 T_3。神经元 DIO2 活性较低，但表达 T_3-灭活 DIO3。神经元、星形胶质细胞和其他脑细胞中表达的复杂 TH 转运体模式有助于局部 TH 生物利用度。与其他组织相比，下丘脑 DIO2 对 T_4 诱导的泛素依赖性失活不敏感，这可能解释了下丘脑对 T_4 反馈抑制的高敏感性。硒状态的营养变化是否能显著改变下丘脑和垂体 DIO 活动尚不清楚。但严重的硒消耗会影响 DIO 调节的 TRH 和 TSH 反馈。在严重的非甲状腺疾病和饥饿时，炎性细胞因子对 DIO2 和 DIO3 功能的强烈抑制作用导致 TH 轴不适当的依赖反馈调节。

2. 硒与甲状腺激素代谢调节

硒状态对 TH 稳态的影响已被证实。呆小症的发病机制与硒和碘缺乏有关，适当的 TH 合成需要充足的硒。甲状腺细胞表达多种硒蛋白，有助于持续的细胞氧化还原控制和抗氧化防御，以保护 ROS 暴露的腺体。甲状腺癌是最常见的内分泌组织相关恶性肿瘤。在女性中，自身免疫性甲状腺炎和甲状腺癌的发展对甲状腺的影响很大。这两种疾病可能都与腺体持续暴露于 H_2O_2 和 ROS 有关。在 TH 代谢和作用方面，重要的是要知道这三种 DIO 都是硒蛋白，在实验动物模型中严重的营养性硒缺乏会损害它们的功能，主要导致活性 TH、T_3 的酶形成减少。然而，即使在 SelP

基因失活导致小鼠严重系统性硒缺乏的情况下，组织 DIO 功能仍维持在接近正常水平。此外，血清 TH 浓度，包括 TSH 反馈调节仍处于正常状态。在肝脏特异性或完全敲除 DIO1 或 DIO2 的小鼠中，观察到与 TH 轴和代谢功能相关的显著轻度表型。在小鼠中观察到三种 DIO 同工酶均被敲除的相似表型，主要表型只有在 DIO3 失活时才能观察到，这种失活改变了下丘脑-垂体-甲状腺轴的设定值，从而导致生长、发育、代谢功能受损和短暂性甲状腺功能减退。

令人惊讶的是，甲状腺特异的 tRNA$^{[Ser]Sec}$ 基因失活（耗尽甲状腺细胞中所有功能性硒蛋白）对小鼠中甲状腺形态和功能的影响很小。即使在碘缺乏的实验挑战之后，这种情况仍然存在，碘缺乏并没有破坏这个"未受保护的腺体"。事实上，尽管暴露在氧化应激环境中，甲状腺仍会继续产生接近正常水平的血清 TH。这些结果表明，硒蛋白的表达对甲状腺功能和（或）细胞氧化还原控制的其他成分不是必需的。抗氧化防御可能充分处理滤泡暴露于 H_2O_2 和 ROS，即使在碘缺乏的刺激条件下。这一在小鼠中的发现与目前的临床观察结果形成对比，表明补充硒和充足的硒状态，特别是在合并碘缺乏的条件下，可能：①保护良性和恶性甲状腺疾病；②改善甲状腺功能；③减少甲状腺体积和甲状腺肿大小；④降低自身免疫性甲状腺炎中循环抗甲状腺过氧化物酶（TPO）抗体的滴度。然而，除了少数病例外，这些中间结论主要来自小型和有争议的研究，这些研究仅为临床指南和日常操作规范提供了一些思路。

低硒状态与甲状腺癌发病率之间的联系尚未得到证实。目前还不清楚在各种甲状腺功能不全和自身免疫性疾病的情况下观察到的低硒状态是不是这种情况的原因或结果。甲状腺状态的改变已被证明会影响微量元素的体内平衡，如硒、铜、锌和铁。目前，在预防和治疗甲状腺相关（自身免疫性）疾病中，硒的化学形式、持续时间和剂量存在分歧。效果主要观察剂量高于 $100\mu g/d$ 和超过 3 个月，而亚硒酸盐、硒蛋氨酸和其他有机形式似乎有效的患者缺乏硒状态。一些研究表明，补充硒化合物具有性别特异性作用。

有证据表明，甲状腺细胞摄取碘的速率限制步骤对硒状态很敏感，因为硒增加了位于血管酚-囊单位基底外侧膜的碘化钠转运体（NIS）的表达和功能。硒依赖的 TXN/硫氧还蛋白还原酶和细胞氧化还原状态的改变也被证明可以增强氧化还原敏感转录因子 Pax8 的结合，这对 TSH 依赖的 NIS 转录至关重要。

虽然硒化合物可能增强组织特异性 DIO 活性，但它们也可能干扰或抑制 TH 代谢。炎性细胞因子在转录和转录后水平上影响 DIO 的表达。通常情况下，在体外细胞培养或适当的离体动物模型中，DIO1 和 DIO2 会减少，而 DIO3 可能会增加。然而，在体外不同细胞系中，补充硒并不能完全挽救细胞因子受损的 DIO 活性。

葡萄牙的一项研究报告显示，在 SEPS1 和自身免疫性甲状腺炎中，SEPS1 为 105 GA 和 AA 基因型的人群，桥本甲状腺炎的易感性风险增加 2 倍。GG 表型携带者可能更有效地合成抗氧化硒蛋白，表现为其较高的 GPx 活性，并且他们的 SEPS 表达可能在炎性细胞因子的影响下受损较小。硒对体液和细胞免疫系统各组成部分的影响已经有报道。SeMet（80μg/d 或 160μg/d）治疗 6 个月或 12 个月对自身免疫性甲状腺炎患者 TPO 自身抗体滴度和甲状腺形态均无影响。然而，血清中干扰素-γ 依赖的趋化因子减少，这表明这些趋化因子可能作为自身免疫性甲状腺炎硒敏感的生物标志物。在实验性自身免疫性甲状腺炎雌性大鼠模型中，高硒摄入（2μg/kg）可改善甲状腺形态，降低循环甲状腺相关自身抗体滴度，增加 TH1/TH2 细胞因子比例，并减轻炎症反应。一些已知的因素可以改变 TH 状态和硒相关参数和生物标志物，反映了它们之间的相关性。特别是慢性肾脏疾病和血液透析会干扰硒的稳态，肾功能受损和晚期慢性肾脏疾病分别与血清 SelP 和 T_4 水平的升高和降低有关。血清 TH 浓度的季节性变化也被报道与极端气候生活条件下营养硒摄入量的变化有关。

在甲状腺功能正常和（亚临床）甲状腺功能减退或亢进的患者中，科学工作者研究了单独或结合其他微量元素补充不同剂量的硒和不同的硒化合物对甲状腺功能血清参数的影响。但这些研究以干预甲状腺功能正常化为目的，并没有提供任何结论。一项与剂量相关（100~300μg 富硒酵母）的被指定为丹麦硒干预预防癌症初步研究的结果发现，在 491 名年龄在 60~74 岁的受试者中（有 361 名受试者完成了 5 年的干预期），血清游离

T_3 水平和 T_3/T_4 比值未见变化，但硒剂量降低了血清 TSH 和游离 T_4 浓度。在进一步的研究表明硒化合物对甲状腺疾病的治疗作用之前，应使用碘补充来预防甲状腺肿，并应继续处方 T_4 单独或与碘联合治疗甲状腺功能减退。抗甲状腺药物是甲亢治疗的首选药物。硒化合物的适当补充似乎对这些疾病有辅助作用，且无不良反应。

与健康孕妇对照相比，甲亢孕妇血清 TSH 和硒浓度较低，TH 水平较高。然而，妊娠与硒或 TH 之间没有已知的因果关系。妊娠期间母体硒状态的改变是否会影响胎儿和出生后儿童的发育（直接或通过母体-胎儿单位依赖硒的 TH 状态）需要长期随访研究。在妊娠期间观察到硒状态的改变，并可能影响胎盘 DIO 活动和胎儿供应与母体 TH。在实验动物和人类胎盘中进行的有限的研究并不支持营养硒状态对改变的胎盘 DIO 活性（尤其是 DIO3）有直接影响，即使在子痫前期也不支持。

在胎儿和出生后（脑）发育过程中，结合营养性硒碘缺乏被认为是导致克汀病发生的一种机制。"神经性克汀病"可能由孕妇和胎儿在妊娠期间的硒和 TH 缺乏引起，而黏液性克汀病则可能由产后硒和碘同时缺乏引起。在后一种情况下，TSH 刺激的 H_2O_2 产生升高导致纤维性变化，不可逆地破坏功能性甲状腺组织。考虑到在过去的三十年中已经发表了超过 700 篇关于在碘摄入的情况下硒状态与甲状腺功能之间关系的人和动物实验研究，但导致克汀病的确切分子机制仍然是未知的，这种疾病影响 500 多万人，可能与大骨节病有关。

3. 硒与肾上腺激素的代谢

最近，研究表明 TrxR2 的纯合子突变可导致家族性糖皮质激素缺乏和肾上腺细胞氧化还原平衡受损，从而将硒蛋白基因缺陷与内分泌系统联系起来。这表明受损的线粒体抗氧化防御对肾上腺皮质激素生物合成有显著影响。缺少功能性 TrxR2 不会减少线粒体的 Trx_2，而 Trx_2 与 Grx2 可共同使 H_2O_2 失活。Gr 可作为 Trx_2 的代偿补充。但 H_2O_2 的积累可能会损害肾上腺功能，导致血管滤泡 TH 生物合成受损。

没有令人信服的数据表明硒状态与调节血压和渗透压保持稳态的激素有关，如肾（肾素-血管紧张素-醛固酮系统）、肾上腺（儿茶酚胺、盐皮质激素）、心脏（利钠肽）和垂体（抗利尿激素/抗利尿激素）的激素。此外，即使在样本量足够大的流行病学研究中，硒水平与高血压之间的密切关系也尚未得到证实。然而，与肥胖、糖尿病、代谢综合征、高脂血症、多囊卵巢综合征和其他心血管疾病相关的临床条件可能会间接影响硒状态，从而改变激素水平和作用。特别是妊娠期间的低硒状态可能是对高血压、子痫前期和心血管并发症产生不利影响的危险因素。硒状态是否会改变内皮素的产生和内皮素受体的功能尚不清楚，但硒可能保护内皮细胞免受重金属的影响。

4. 硒与调钙激素

硒参与组成骨骼的有机成分，但不是羟基磷灰石矿床的成分。典型大骨节病表型表明，重度硒缺乏会严重损害软骨细胞分化、骨骼发育和钙化。然而，尽管一些硒蛋白敲除小鼠模型显示出显著的骨表型变异，但目前还没有报道硒状态对激素调节 Ca^{2+} 和磷酸盐保持稳态的明显影响。骨是 SelP 介导的 ApoER2 硒传递的靶点，这表明 SelP 敲除小鼠骨骼中硒含量下降，在该模型中转基因表达人 SelP 后恢复正常硒状态。激素调节骨骼中的几种硒蛋白。例如，雌二醇刺激破骨细胞中 GPx1 的表达，1α,25-二羟基维生素 D_3 在成骨细胞分化过程中可诱导 TrxR1 的表达。同样，硒蛋白 DIO2 的局部表达产生与 T_3 受体结合的 T_3，从而启动对骨骼正常发育至关重要的步骤。在骨髓基质细胞向骨细胞分化的过程中，充足的硒供应对骨髓基质细胞的发育和功能也是必不可少的。

沙特成年 T2DM 患者补充维生素 D_3 片（2000IU/d）6 个月可降低血清甲状旁腺激素浓度，但也可增加血清硒和镁浓度，这种干预还伴随着代谢血清参数的几个性别特异性变化。维生素 D 和硒状态之间联系的机制尚不清楚。在一项为期 6 年的前瞻性欧洲骨质疏松和超声研究中，对 2374 名绝经后甲状腺功能正常的女性进行了骨折相关因素的评估，观察到硒状态参数与骨骼之间的关系。SelP1 浓度与髋和腰椎骨密度呈正相关，并伴有骨形成（骨钙素）和骨吸收（C 端肽和 N 端肽）血清标志物的降低。研究人员得出结论，在甲状腺功能正常的老年女性中，充足的硒状态与骨密度和骨转换参数分别呈正相关和负相关。然而，硒、维生素 D、钙和代谢参数之间的激素联系需要更详细的研究。此外，目前尚不清楚硒状态是否会影响成纤维细胞生长因子 23（FGF23），这是骨细胞分泌的主要的磷氨酸激素，调节磷酸盐的稳态及其肾脏排泄。

5. 硒与胰岛素调节

几种硒蛋白在胰岛表达，硒状态与胰岛素分泌有关。有争议的是，高硒摄入也被认为会增加 2 型糖尿病（T2DM）患病率。H_2O_2 和 ROS 相关的氧化应激以及高血糖诱导的 β 细胞损伤可能导致 β 细胞衰竭。这些细胞表现为抗氧化酶（过氧化氢酶和 GPx）的低表达，而 SelP 的高表达可以保护高葡萄糖暴露下的 β 细胞和 α 细胞。除了 GPx 亚型，TrxR 家族成员在胰岛中表达，SelW 对鸟胰腺中硒半胱氨酸-tRNA$^{[Ser]Sec}$ 合酶（SEP-SECS）与硒半胱氨酸-tRNA$^{[Ser]Sec}$ 合酶 1（SEPHS1）平行暴露有强烈的反应。在另一项调查硒蛋白转录本对鸟类胰腺中硒状态的响应的研究中，一组基因（*TrxR1*、*SelS* 和 *SPS2*）在硒缺乏的条件下高表达。另一组基因（*TrxR2*、*GPx1*、*GPx3*、*SelI*、*DIO1*、*SelP*、*SelW*、*SelO*、*SelT*、*SelM*、*SPS2*）在相同条件下显著降低，这与 NO 合酶活性和 NO 含量有关。

在胰岛素分泌的调节中起主要作用的是 PACAP 调节的硒蛋白——SelS1，它受高糖诱导。小鼠 β 细胞中 SelS1 的条件失活会损害葡萄糖耐量和葡萄糖诱导的胰岛素分泌。这些老鼠的胰岛更小、更少。SelS1 在 PACAP 刺激 δ 细胞分泌生长抑素中的作用尚未明确。

与其他组织类似，胰腺和 β 细胞的发育需要及时表达 DIO3 来防止过量的 T_3 暴露。敲除小鼠胰岛母系遗传的 *DIO3*，可导致胰岛更小，β 细胞更少，葡萄糖诱导的胰岛素分泌减少，以及葡萄糖不耐受。

高糖刺激肝因子 SelP 的表达和分泌，抑制胰腺胰岛素分泌。这种相互依赖可能是内分泌反馈回路的一部分，但这可能被过度解释为高血清硒会导致 T2DM。相反，SelP 升高是高葡萄糖浓度的结果而非原因。在西班牙的一项队列研究中，流行病学研究也表明 SelP 的 SNP 与胰岛素抵抗之间存在关联，以及硒状态与（妊娠期）T2DM 或其他代谢疾病（如脂质状态）之间存在关联。其他一些研究表明，充足的硒可以改善葡萄糖调节，可能是有益的，也可能是无效的。在 GPx1 过表达的小鼠模型中观察受损的葡萄糖调节明确表明，β 细胞中硒蛋白对 H_2O_2 和 ROS 信号的调节以及氧化还原控制是正常葡萄糖调节胰岛素分泌所必需的。

不同的研究小组已经研究了高硒供应是否可能改善 β 细胞功能，同时降低目标组织（如肝脏、肌肉和脂肪组织）的胰岛素敏感性。这些研究使用了能量或脂质代谢受损的几种动物模型（如小鼠、大鼠、鸡），实施了不同的硒干预。尽管高硒可能改善 β 细胞功能和胰岛素分泌，但它也可能通过增加肝脏对脂肪组织释放的脂肪酸的暴露和由此产生的更高的肝脏氧化应激来诱导脂肪变性。

根据脂联素的评估，第一个随机对照试验涉及妊娠期间中等剂量的硒（60μg/d），结果显示对糖代谢或胰岛素抵抗没有不良影响。此外，一项更大规模的老年人群流行病学研究显示，硒水平与 T2DM 之间没有关联。

在糖尿病和高血糖患者中，心脏组织中 GPx4 活性降低，氧化应激标志物浓度升高。这些观察结果与 GPx4 单倍不足和高脂肪高蔗糖饮食小鼠的心脏代谢损伤相吻合，这导致了脂质过氧化物的升高。这种情况与小鼠中 GPx1 的低表达不同，在小鼠中发现胰岛素分泌受损，尽管它们免受胰岛素抵抗和脂肪变性的影响。

二、硒与内分泌疾病调节及机制

由于硒既是抗氧化剂，又是免疫稳定剂，故可保持甲状腺细胞免受氧化应激损伤，调节免疫功能，防止甲状腺组织受到免疫系统的攻击。当硒缺乏时，甲状腺结构及功能都将受损，导致自身免疫性甲状腺疾病的发生。硒缺地区有着甲状腺炎高发的风险，因为硒依赖的抗氧化酶——谷胱甘肽过氧化物酶活性降低。曾有德国南部的研究表明，该地区轻度缺碘和缺硒，补充亚硒酸钠可改善自身免疫性甲状腺疾病患者的炎症活动性。

1. 硒减轻甲状腺组织细胞的氧化损伤

硒可以通过硒蛋白发挥其抗氧化作用，保护细胞组织免受氧自由基的损伤。人体氧代谢会产生大量的氧自由基，若不及时被中和，将会造成 DNA 损伤、细胞膜损伤及其他细胞结构的损伤，并加重炎症反应甚至造成细胞死亡。甲状腺组织富含 H_2O_2，在甲状腺激素合成及代谢中发挥重要作用，可将无机碘氧化成活性碘，同时产生活性氧。但即使在正常生理情况下，碘化过程中产生的活性氧仍大于过氧化氢的消耗量。硒蛋白特别是 GPx 和 TrxR，可以中和这部分的活性氧而缓解上述细胞组织损伤过程，进而维持甲状腺正常的功能。有实验已证实，补充硒可以使机体血清硒水平及谷胱甘肽过氧化物酶活性明显升高。因此补充硒可以保护甲状腺组织细胞免受活性氧的损伤，维持其正常功能，这也是在自身免疫性疾病中补充硒而达到缓解的机制之一。

2. 硒上调调节性 T 细胞数目

在自身免疫性甲状腺小鼠模型中，其 CD4$^+$、CD25$^+$、Foxp3$^+$ 调节性 T 细胞数目减少，脾脏细胞 Foxp3 mRNA 表达减少，但是补硒可使调节性 T 细胞数目上升，且可使 Foxp3 mRNA 表达恢复正常。调节性 T 细胞可抑制机体针对自身的免疫反应，若缺乏则导致针对自身组织的免疫反应，造成组织损伤。而 Fox3$^+$ 作为一种转录调节因子，对 T 细胞的发育及功能有着重要影响。小鼠外周血和胸腺 Foxp3$^+$ 细胞主要是 CD4$^+$、CD25$^+$ T 细胞。Foxp3 表达异常时，导致 CD4$^+$、CD25$^+$ 调节性 T 细胞减少，继而发生免疫损伤，提示硒可能通过上调调节性 T 细胞而抑制抗体产生。

3. 硒调节 Th1/Th2 细胞因子的表达

硒通过影响 Th1/Th2 细胞因子的表达而调节自身免疫性甲状腺疾病患者的免疫功能。Th1 细胞因子可以激活巨噬细胞，产生补体及抗体，因此具有细胞毒性，促进甲状腺疾病的进展。Th2 细胞因子则相反，可以抑制 Th1 细胞因子的产生。在炎症过程中，Th1 细胞因子和细胞 Th2 因子是动态变化的，并且与调控炎症过程密切相关。Tan 等测定了实验性自身免疫性甲状腺小鼠 3 种 Th1 细胞因子（包括 IL-2、TNF-α、IFN-γ）和 3 种 Th2 细胞因子（包括 IL-4、IL-10、IL-6）。在这些小鼠体内 Th1 细胞因子的表达较 Th2 细胞因子的表达增加明显，IL-2、TNF-α、IL-6 水平升高，提示这些细胞因子在甲状腺炎中有着重要作用。IL-2 可被硒剂量依赖性抑制。然而未发现 TNF-α 水平在补硒组和对照组中有明显差异，且抗 TNF-α 治疗没有降低疾病的危险性。IFN-γ 在补硒小鼠中增加，但是在不同的补硒剂量的亚组中无明显差别。他们认为 IL-2 是唯一一个目前明确发现可随硒水平依赖性降低的细胞因子。Migita 曾报道 IL-2 可以明显增加单核细胞的细胞毒性，导致自身免疫性甲状腺炎的发病。Setoguchi 等也曾阐述阻断 IL-2 可以抑制自身抗原反应性 T 细胞的增殖。因此补充硒可以降低 IL-2 的水平。另外，TAN 还发现在补硒组中，IL-4 和 IL-10 随硒的水平轻度上升。自身免疫性甲状腺炎小鼠 IL-6 水平增高，但是不同的补硒剂量组之间无明显差异。以上结果表明，Th1 细胞因子在自身免疫性甲状腺炎发病中的作用较 Th2 重要。特别是 IL-2，可诱导细胞凋亡及滤泡损害，而硒的补充可以抑制 IL-2 的产生。

4. 硒减少细胞核因子 NF-κβ 表达

炎性组织的氧化应激的增加导致细胞核因子 NF-κβ 表达，特别是在硒缺乏时，导致趋化因子 mRNA 表达增加。硒可以抑制 NF-κβ 信号通路，减少细胞因子产生，并且可以减少抗凋亡基因的激活，减轻甲状腺细胞的炎症损伤及凋亡。

5. 硒增强摄取和保存碘的能力

对甲状腺功能亢进患者，在 ^{131}I 治疗时，补硒可以增加甲状腺摄碘率，减少 ^{131}I 的用量，降低放射治疗后甲减的发生率，还可以稳定甲状腺功能，减少甲亢复发的概率。放射治疗是治疗甲状腺功能亢进的一线治疗方案。^{131}I 原子通过裂解释放 β 射线，损伤局部甲状腺组织而达到甲状腺功能的正常。放射剂量偏少会导致治疗甲亢失败，剂量偏大则有发展为甲减的风险。因此需要寻找一个既能减少 ^{131}I 的剂量，又可以维持甲状腺功能的稳定的治疗方案。研究发现 ^{131}I 治疗后，甲状腺摄碘率降低，但补充硒后小鼠甲状腺摄碘率较前升高。^{131}I 照射治疗后，其体内 T_3、T_4 水平降低，而促甲状腺激素水平较对照组升高。但补硒后，其体内 T_3、T_4 水平及促甲状腺激素水平明显改善。这与硒的抗氧化能力修复能力和保持甲状腺滤泡的完整性有关。

三、硒与糖尿病

糖尿病（diabetes mellitus，DM）是一种内分泌疾病，发生在身体不再产生足够的胰岛素或当它不能有效地使用所产生的胰岛素。糖尿病主要有 3 种类型。1 型糖尿病（T1DM），以前被称为胰岛素依赖型糖尿病，通常是由产生胰岛素的胰腺细胞的自身免疫性破坏引起的，这一现象背后的机制尚不清楚。2 型糖尿病（T2DM），以前称为非胰岛素依赖型糖尿病，是一种复杂的代谢和内分泌紊乱疾病，其特征是高血糖导致胰岛素抵抗和胰岛素相对缺乏。妊娠期糖尿病（Gestational Diabetes Mellitus，GDM）的特征是孕妇的高血糖水平，且以前没有诊断出糖尿病。T2DM 约占糖尿病病例的 90%，其余 10%主要为 T1DM 和 GDM。

1. 硒和 T2DM 相关性研究

许多横向和纵向的观察研究了硒状态与 DM、空腹血糖或胰岛素抵抗之间的关系。有研究发现血清/血浆硒与 DM/T2DM 之间存在显著的正相关，但一些研究发现它们与硒状态增加存在相当复杂的非线性关系，也有一些研究甚至发现了显著的负相关。

最早的相关研究始于趾甲硒分析。在一项随访研究中，对 361 名健康对照男性和 688 名糖尿病男性的趾甲硒进行了比较，发现糖尿病男性的趾甲硒状态低于健康对照组。随后的一项队列研究跟踪了 3630 名女性和 3535 名男性，他们分别在 1982～1983 年和 1986～1987 年未患有 T2DM 和心脏病。随后的 21～26 年中，有 780 例 T2DM 事件发生，其间测定趾甲硒浓度多变量调整后，发现 T2DM 的风险在硒增加的五分位数中较低。然而一项意大利的队列研究测量了女性基线趾甲硒，发现 16 年后硒水平与 T2DM 呈"U 形关系"。

2019 年，对评估了 47930 名受试者的 20 项观察性研究进行的荟萃分析，发现高硒水平与糖尿病的发生存在显著相关。该研究评估了血液硒、饮食硒、尿液硒和趾甲硒，研究发现，除了趾甲硒，高的血硒、饮食硒和尿液硒与糖尿病发生之间存在显著相关。迄今为止规模最大的观察性研究的荟萃分析结果是由 Vinceti 和合作者发表，他们评估了 34 项关于硒和糖尿病风险的非实验研究。大部分证据表明血液、饮食和尿液中的硒水平与糖尿病风险之间存在直接关系，但与趾甲硒无关，趾甲硒可能被认为是不太可靠的生物标志物。当膳食硒含量超过 $80\mu g/d$ 时，糖尿病风险增加，这种相关性呈非线性。全血硒浓度为 $160\mu g/L$ 与 $90\mu g/L$ 的风险比率为 2。

一项研究测定了 4339 名参与者的全血硒浓度、空腹血浆胰岛素和葡萄糖、糖化血红蛋白（HbA1c）和胰岛素抵抗指数（HOMA-IR）。当模型根据年龄、性别、吸烟状况、体力活动、代谢综合征和体重指标（BMI）进行调整时，硒状态与胰岛素和 HOMA-IR 相关，但与葡萄糖的相关性不再显著。

175 名（79 名服用硒和 96 名服用安慰剂）参与者接受了改良的口服葡萄糖耐量试验，以评估葡萄糖值的变化。安慰剂组的平均空腹血糖浓度显著高于补硒组。随访 2.9 年后，补硒组和安慰剂组之间的胰岛素抵抗指数没有统计学差异，表明硒量 200μg/d（硒酵母）对 β 细胞功能或胰岛素敏感性没有显著不良影响。

2. 硒营养稳态与胰岛素调节

（1）超营养硒摄入和硒蛋白缺乏都可能导致代谢紊乱　许多动物研究调查了膳食硒供应和硒蛋白水平控制对能量代谢的影响。在这方面，最具特征的硒蛋白是 GPx、TrxR 和 SelP。在小鼠中，GPx1 的过度表达或超生理剂量的 SelP 注射导致了 T2DM 等代谢综合征的发生，并伴有高胰岛素血症或胰岛素作用受损。通过基因操纵，在硒蛋白生物合成抑制的小鼠中观察到类似的代谢紊乱。这与硒蛋白最大表达和硒蛋白缺乏促进小鼠 T2DM 样表型发展的观察结果一致。

虽然膳食中超营养剂量的硒补充也会影响胰岛素的功能和分泌，但其信号和代谢途径的相应改变通常更微妙，且不一定会诱发糖尿病。母体的硒水平可能使后代易患代谢疾病：在大鼠幼崽中观察到与胰岛素缺乏或抵抗相关的糖尿病样表型，这主要取决于母鼠在妊娠和哺乳期间是否接受硒缺乏或高硒饮食。综上所述，除了缺乏或超生理学的硒蛋白生物合成之外，极低和高硒摄入量都会促进或加剧代谢紊乱。然而，轻微的硒缺乏或供应过剩（也发生在人类身上）不会产生明显的糖尿病或代谢综合征。

（2）硒水平和硒蛋白影响胰岛和胰岛素靶组织的组织稳态和代谢途径　在动物模型中，硒稳态失衡通常会造成高胰岛素血症或低胰岛素血症。这些观察结果的依据来自胰腺 β 细胞中脆弱的氧化还原稳态以及硒酶在其中的作用。由于抗氧化酶 SOD、CAT 和 GPx 的活性较低，β 细胞主要依靠由 Prx、Trx 和 TrxR 组成的抗氧化系统来抵御氧化应激。细胞 GPx 和 TrxR 活性依赖于足够的硒水平，严重的硒缺乏可能导致 β 细胞氧化损伤和胰岛素降低。在代谢或氧化应激条件下，这些硒酶对 β 细胞的细胞保护作用非常明显，因此 TrxR 的抑制会使 β 细胞更容易发生 H_2O_2 诱导的细胞死亡。高脂饮食饲养的 GPx1 基因敲除小鼠在胰岛素产生和分泌方面比野生型同窝小鼠出现更严重的缺陷。相反，GPx1 过度表达可保护小鼠免受链脲佐菌素治疗诱导的 β-细胞丢失，并逆转 db/db 小鼠（一种自发产生 T2DM 样表型的模型）的低胰岛素血症和高血糖。GPx1 过表达对 β 细胞功能的拯救作用归因于控制 β 细胞增殖、分化以及胰岛素产生的转录因子（如 MafA、Pdx1、Nkx-6.1）。GPx1 过表达诱导这些转录因子的表达升高与核定位，最终造成 β 细胞数量和胰岛素水平增加。然而，这些变化并不一定有益，因为 GPx1 过度表达最终会引发基础胰岛素分泌失调造成的高胰岛素血症，并触发 T2DM 样表型的发展。超生理 GPx1 表达产生的这种矛盾结果使人联想到在高硒饮食喂养的动物中发生的高胰岛素血症，提示 β 细胞中硒酶的表达和活性不应最大化或超过生理水平，以避免对氧化还原稳态的严重干扰。最近的一项研究进一步强调了这一点，该研究报告了 SelP 治疗造成了胰岛 β 细胞的胰岛素分泌途径减少。然而，这些发现尚待确认，因为它们与先前报道的体内和体外高硒刺激胰岛素分泌形成鲜明的对比。通常，氧化还原信号参与了 β 细胞的分化、成熟以及胰岛素分泌，因此抗氧化酶（包括硒酶）可能会干扰这些过程。

除血清胰岛素浓度升高外，当啮齿动物暴露于高硒饮食或表现出超生理学硒蛋白表达和活性时，经常观察到这些动物的胰岛素敏感性受损。硒蛋白对胰岛素拮抗作用主要是由于较少的 H_2O_2 会造成胰岛素信号级联中的反调节磷酸酶（例如 PTP-1B、PTEN）出现短暂的失活。因此，过高的抗氧化酶活性会干扰和减弱胰岛素信号，但是，只要失衡的 ROS 就这一点而言，不至于引发氧化应激诱导的胰岛素信号转导中断，低抗氧化水平可支持胰岛素敏感性。当喂食高脂饮食时，GPx1 缺陷小鼠的肝脏和骨骼肌不会产生胰岛素抵抗。特异性肝细胞 GPx1 敲除的小鼠肝脏中，胰岛素敏感性和碳水化合物代谢参数得到改善，在喂食促进肥胖或脂肪性肝炎的饮食时，这些小鼠肝脏炎症较轻。

肝细胞相关的研究也支持硒蛋白在胰岛素抵抗中的重要作用。db/db 小鼠以及肥胖和 T2DM 患者的白色脂肪组织（White Adipose Tissue，WAT）中 GPx1 和 GPx3 水平降低，导致胰岛素抵抗、氧化应激和炎症，因此 GPx1 和 GPx3 的下调降低了脂肪细胞对胰岛素的敏感性，说明 GPx 通过对抗氧化应激和炎症支持 WAT 的功能。然而，与 WAT 中 GPx1 和 GPx3 对胰岛素敏感性的促进作用相反，缺乏 TrxR1 促进了脂肪细胞中胰岛素反应和脂肪生成，因此表明 TrxR1 对胰岛素信号的抑制作用。

（3）硒蛋白 P 在超生理剂量下诱导胰岛素抵抗　肝源性 SelP 对系统硒稳态至关重要，因为它为肝外组织提供硒蛋白生物合成所需的硒。T2DM 患者的高血糖与血浆 SelP 含量升高相关。SelP 缺乏会使得小鼠肝脏和骨骼肌的胰岛素敏感性提高，相反，腹腔内注射硒可损害胰岛素信号转导，因此，SelP 已被认为是一种肝因子，即能够诱导胰岛素抵抗。研究表明，SelP 中和抗体可改善受过量 SelP 处理小鼠的葡萄糖代谢，因此提出从血液中夺走 SelP 可能是 T2DM 治疗的一种新的措施。然而，这种治疗方式可能会导致肝外组织硒供应不足，可能会导致其他健康方面的问题。

对人类的干预研究表明，每天摄入 $50\sim100\mu g$ 硒时，血浆 SelP 水平达到饱和，即使摄入更大剂量的硒补充剂也不会进一步增加。血浆 SelP 水平升高可被视为胰岛素抵抗和高血糖的辅助现象，例如，肝脏 SelP 的生物合成被胰岛素所抑制，但被高浓度的葡萄糖浓度所促进。因此，肝脏 SelP 的转录受转录因子 FoxO1、HNF-4α 以及协同激活剂 PGC-1α 的调节，类似于糖异生酶的转录，在高血糖和胰岛素抵抗的条件下可能失调。

（4）非硒蛋白态硒化合物在信号转导和代谢途径上的特异性作用　在足够或轻微超营养的硒摄入量下，大多数硒蛋白的表达和活性已经饱和，高硒诱导的能量代谢改变不可能只是单一地依赖硒蛋白介导。据推测，低分子量硒化合物和有活性的硒中间体可能通过调节蛋白质中的氧化还原敏感性的半胱氨酸残基，或者通过干扰硫氧还蛋白依赖性的抗氧化系统介导能量代谢。此外，高剂量的膳食硒化合物可能具有相反的效果：虽然亚硒酸盐已被证明可以抵抗胰岛素信号并加剧胰岛素抵抗，但亚硒酸钠可作为胰岛素模拟物并改善糖尿病小鼠的高血糖。特别是，亚硒酸盐在高浓度下通过氧化还原循环诱导氧化应激，这可以解释其对胰岛素信号转导的不利影响。

硒酮酸是一种新的有机硒化合物，存在于鱼类中，可改善非酒精性脂肪肝小鼠肝脏脂肪变性和肝细胞损伤，尽管小鼠的肝脏硒蛋白 mRNA 水平降低。最近发现，一种新的非标准形态的硒结合到蛋白质中，称为兼性蛋白质硒化。这种情况在小鼠高硒 SeMet 补充时发生，对小鼠棕色脂肪组织中的关键代谢蛋白进行了修饰，并通过增强产热来保护动物免于发胖。总之，硒补充的效果不仅取决于剂量，还取决于摄入的硒化合物种类。

硒作为糖尿病及其并发症的潜在危险因素的问题已经在科学界讨论了多年，但意见不同。事实上，硒稳态、硒蛋白、胰岛素信号和分泌、碳水化合物和脂质代谢以多种复杂的方式密不可分地联系在一起，因此其中某一方面的变化可能会影响其他方面的变化，有时甚至以一种矛盾的方式进行。在人类中，硒供应、硒蛋白表达和活性的波动通常不如在许多实验动物研究中应用的波动明显。因此，尽管许多动物研究为硒在代谢中的作用提供了重要的见解，但由于人体实验的条件控制比较复杂和困难，仍然需要进一步研究。

第十节　硒与抗病毒

硒可以维持人体正常的免疫功能，人体缺硒与柯萨奇病毒、汉坦病毒、流感病毒、人类免疫缺陷病毒、新冠病毒的易感性和疾病结局相关。本节将阐述硒缺乏促进病毒突变、复制和毒力的证据，揭示硒抗病毒的机制，包括硒恢复宿主抗氧化能力、减少细胞凋亡、内皮细胞损伤和血小板聚集。另外，通过新冠病毒 M^pro 主蛋白的致病机制分析，简介以新冠病毒 M^pro 为靶点的补硒治疗措施和含硒药物的研发。

一、硒与病毒感染、复制和毒力

1. 硒与柯萨奇病毒

Beck 和 Levander 证明了毒力较为温和的柯萨奇病毒对缺乏硒的小鼠具有高毒力。克山病就是一个显著的例子。它是一种病毒性（柯萨奇病毒）心肌炎，发生在中国的东北和西南的贫硒区。氧化应激与克山病患者的心肌损伤程度相关，硒蛋白参与其发病机制。有研究表明，低硒条件下柯萨奇病毒毒力增强。随着硒摄入量的增加，这种病毒性疾病的发病率显著降低。研究发现，GPx1 构建了宿主细胞对 ROS 的关键防御，可催化过氧化氢变成水的解毒反应。

在缺乏 *Gpx1* 基因的小鼠中（*Gpx1*$^{-/-}$），柯萨奇 B3 病毒低毒株（CVB3）的接种导致病毒基因组突变，加重了病毒毒性和心肌炎，但野生型小鼠没有上述症状的发生。此外，*Gpx1*$^{-/-}$ 模型重现了硒缺乏饮食对野生型小鼠的影响，并促进低毒性 CVB3 毒株突变为强毒株。此外有研究发现，硒缺乏野生型小鼠和 *Gpx1*$^{-/-}$ 小鼠在接种甲型流感病毒后表现出更高的炎症反应和更严重的肺部病变，进一步提供了 GPx1 参与了抵抗病毒呼吸道感染的分子证据。

2. 硒与汉坦病毒

汉坦病毒属于 RNA 布尼亚病毒科，可引起肾综合征出血热（hemor-rhagic fever with renal syndrome，HFRS）。这是一组临床上类似的疾病，包括韩国出血热、流行性肾病和流行性出血热。在中国，缺硒地区的 HFRS 发病率高出贫硒地区六倍。在缺乏硒的情况下，汉坦病毒的病毒复制更高，摄入硒能显著抑制病毒的复制，并将病毒滴度降低到一个较低的水平。值得注意的是，Hou 观察到，对 80 名汉坦病毒流行性出血热患者进行为期 10 天的高剂量亚硒酸钠短期干预后，死亡率降低了 80%。这两项研究表明，与柯萨奇病毒相似，硒化合物对汉坦病毒在低硒地区的发病率和严重性有较好的临床干预效果。

3. 硒与流感病毒

Moya 等研究发现，在 H1N1 流感大流行期间，H1N1 肺炎患者组比对照组（非 H1N1 但呈现流感样疾病）更缺乏硒。此外，如果 H1N1 肺炎患者的血液硒水平能满足 GPx 达到最佳活性，那么这些患者恢复得更快，生存率也比硒水平较低的 H1N1 肺炎患者更高。

通过小鼠模型研究了感染 H1N1 病毒的小鼠在缺硒喂养和补硒喂养下的表现，结果发现硒缺乏小鼠的死亡率为 75%，而硒补充小鼠的死亡率仅为 25%。Nelson 等在缺硒小鼠中观察到流感病毒 A/Bangkok/1/79（H3N2）基因组中的突变增加，产生了更具毒性的表型。事实上，缺硒小鼠感染 H3N2 后比非缺硒小鼠感染 H3N2 后的肺组织损伤更严重。

4. 硒与人类免疫缺陷病毒 1 型（HIV-1）

几十年来，多份研究报告表明，HIV/AIDS 的疾病进展或死亡率风险与特定人群硒状态有关。此外，许多临床试验证明补硒对治疗 AIDS 的益处。一项研究能够根据美国各州的饲料作物硒水平（分为低、中、高），将 1990 年非洲裔美国人艾滋病死亡率与硒状况联系起来。

5. 硒与冠状病毒 SARS-CoV-2

新冠感染（COVID-19）是一种以呼吸道病变为主的多器官疾病，原始毒株引起的发病率高、重症监护室收治率高且死亡率高。Zhang 等开展的一项流行病学研究显示，COVID-19 患者的治愈率与中国 17 个地区人群的硒水平（头发硒）呈正相关，即人口的硒状态越低，新冠感染患者的恢复率越低。同时，在他们的研究结果中有一点值得注意，即湖北省恩施市是世界上硒摄入量最高的城市之一，其新冠感染的治愈率几乎是湖北省其他城市（包括武汉市）平均水平的 3 倍。这一观察结果一方面表明硒的效应不仅对于硒缺乏人群中很重要，另一方面也说明高于正常的硒水平可以为人群提供保护性作用，防止病毒感染。德国的一项临床研究证实，COVID-19 住院患者的血清硒水平与该疾病的终局高度相关。44.4% 患者的血清硒水平极低，死者中低硒水平者的比例为 65%，但幸存者中低硒水平者的比例为 39%。

此外，与健康成年人相比，老年人更容易感染具有非典型临床表现的新冠感染。他们严重的并发症和死亡率风险显著增加。根据国际数据，60 岁以上的平均病死率为 4%～5%，80 岁以上的病死率可能高达 14.8%。许多因素可以解释这一点，如免疫反应迟钝、与衰老相关的虚弱、多种慢性并发症以及一定程度的营养不良。此外，衰老的成纤维细胞比年轻的成纤维细胞更容易受到氧化应激，会消耗更多的硒。但在这些细胞中添加高浓度的硒会增加 GPx 活性并减少活性氧。

二、硒的抗病毒机制

1. 硒促进硫氧还蛋白还原酶（TrxR）生物合成恢复

TrxR 是宿主细胞主要的一种酶，有利于 DNA 复制、防御氧代谢引起的氧化损伤以及氧化还原信号。Taylor 等人提出了计算和体外研究证据，证明 HIV-1 和埃博拉病毒扎伊尔毒株（Ebola virus，EBOV）通过 RNA：RNA 反义相互作用靶向细胞硒蛋白 mRNA，目的是劫持细胞 mRNA 的硒代半胱氨酸插入序列（SECIS 元件），用于表达病毒自己的硒蛋白。在这种情况下，TrxR 亚型的 mRNA 似乎也是被靶向的。他们还通过绿色荧光蛋白报告基因分析提供了支持这一机制的证据，其中明显读取到了 HIV-1 nef 蛋白和 EBOV 核蛋白基因的 3′-UGA 终止密码子。病毒的这种对宿主细胞 mRNA 的劫持机制还可能导致宿主细胞被病毒靶向的 TrxR 下调，使得宿主细胞的氧化应激增加，最终成就了病毒致病性。

Taylor 和 Ruzicka 随后提出了新的证据，证明寨卡病毒 mRNA 对包括硒 SelP 和 TrxR1 在内的几种硒蛋白 mRNA 进行了类似的反义靶向，并提出病毒的"核糖核苷酸库争夺"策略，即宿主细胞 TrxR 亚型的反义敲除可能是为了让 RNA 病毒通过抑制宿主 DNA 的合成来增加病毒自身 RNA 合成。关于这一机制的解释，主要是由于 TrxR 在硫氧还蛋白系统中的重要作用，该系统是将核糖还原为 2′-脱氧核糖的氢供体。当宿主细胞 TrxR mRNA 被病毒 RNA 反义靶向，会阻止宿主细胞核糖还原为脱氧核糖，最终使得宿主细胞的 DNA 合成减少、病毒的 RNA 合成增多。由于 TrxR 是哺乳动物中的一种硒蛋白，这可能解释了包括 SARS-CoV-2 在内的各种 RNA 病毒与宿主硒状态的关系。

TrxR 的敲除会削弱宿主细胞的抗氧化能力，但可以通过增加硒的摄入量来促进 Sec 合成硒蛋白，进而一定程度上恢复宿主细胞的抗氧化能力。亚硒酸钠是一种能被生物快速利用的硒形态，比其他形态的硒更容易穿过血脑屏障，仅需药理学剂量即可快速恢复 TrxR 的生物合成，从而重建细胞的 DNA 合成和抗氧化能力。

2. 硒抑制病毒诱导的细胞凋亡

病毒感染能够诱导促活性氧生产酶的表达，进而造成宿主细胞的氧化应激。感染流感 AH1N1 RNA 病毒的细胞模型中 ROS 增加。亚硒酸钠降低了这些感染细胞中 ROS 以及 ROS 诱导的细胞凋亡。

此外，NF-κB 具有抗凋亡和促凋亡的双重特性，这主要取决于环境。RNA 病毒可以触发宿主细胞 NF-κB 的激活，并将 NF-κB 的功能变得有利于病毒自身。Liao 等研究表明，SARS-COV 核衣壳蛋白感染造成细胞NF-κB 活化，可以导致严重急性呼吸综合征患者的炎症性肺损伤。此外，NF-κB 通路的激活是促炎细胞因子和炎症趋化因子产生的关键。这些细胞因子的过度产生会导致危及生命的"细胞因子风暴"。

小鼠模型中，通过抑制 SARS-CoV 诱导的 NF-κB 可以导致更高的存活率。硒是 NF-κB 的抑制剂，可以减少病毒诱导的细胞凋亡，并有助于缓解与严重新冠感染相关的细胞因子风暴。

3. 恢复宿主的硒库存

硒以硒代半胱氨酸的形式并入硒蛋白中，发挥免疫和抗炎作用。已在人类中鉴定出至少 25 种硒蛋白，其中许多参与抗氧化过程。膳食补硒能增加硒酶活性，表明某些人群的基线硒水平可能还不足以使硒酶达到最佳活性状态。

事实上，包括 SARS 冠状病毒在内的 RNA 病毒能够将宿主细胞的硒向病毒进行转移，以便合成病毒自身的硒蛋白。因此，病毒不断地复制将导致宿主细胞的硒缺乏。在这种情况下，外源硒供应可以恢复宿主的"硒储备"，便于细胞硒蛋白的生物合成和抗氧化防御能力的提高。

4. 硒保护内皮细胞并抑制血小板聚集

COVID-19 的独特之处在于，它与血栓形成事件有关，如大血管血栓、动脉和深静脉血栓形成、肺栓塞和微血管血栓形成，这主要是由于内皮功能障碍、血小板活化和炎症引起的。研究证明，SARS-CoV-2 诱导的内皮炎是多种器官内皮细胞直接感染和宿主炎症反应的结果。硒酶如 GPx 和 TrxR 在内皮细胞功能中发挥重要作用。亚硒酸盐可通过诱导

TrxR 和 GPx 来减少人体内皮细胞中的氧化损伤。

新冠感染还与血小板减少症有关，即使在年轻患者中，脑卒中的发病率也在增加，这是新冠感染病理学中最令人担忧的一个问题。在血栓形成中，血栓素 A2(thromboxane，TXA2) 是血小板活化和聚集的关键因素，导致血液凝固/血栓形成，并使在重症监护室中的新冠感染患者必须使用抗凝剂。已证明亚硒酸钠可以通过减少 TXA2 的形成来抵抗血小板聚集。此外，健康成人较高的血清硒水平往往伴随着较高的血小板数量。

因此，亚硒酸钠有很大的潜力来帮助减少由内皮炎和全身性血液凝固引起的损伤，而这是严重新冠感染的常见和关键特征之一。

5. 硒化合物对病毒其他致病机制的抑制

M^{pro} 是 SARS-CoV-2 一种半胱氨酸蛋白酶，称为主蛋白。这种酶能够对宿主细胞内的多种硒蛋白进行酶切，使这些硒蛋白片段化并丧失活性。通过 Procleave 算法发现，GPx1 活性位点序列与 M^{pro} 的酶切位点高度吻合，因此 M^{pro} 的酶切位点是蛋白的半胱氨酸。GPx1 蛋白水解酶敲除与先前记录的 SARS-CoV M^{pro} 在转染细胞中的作用高度一致，包括活性氧增加和 NF-κB 激活。NF-κB 会激活许多促炎细胞因子，这种机制有助于增加 COVID-19 的炎症和细胞因子风暴。除了具有对宿主细胞的硒酶进行酶切的功能外，M^{pro} 负责病毒在宿主细胞内复制时的多肽加工。使用基于网络的蛋白酶切割位点预测工具，发现 M^{pro} 可能不仅靶向宿主细胞的 GPx1，而且靶向宿主的其他几种重要硒蛋白，包括 Sep15、TrxR1 以及 GSH 合成的限速酶即谷氨酸-半胱氨酸连接酶。Trx 系统由 Trx 和 TrxR 构成，是宿主细胞的氧化还原系统之一。当这个系统受到 M^{pro} 的干扰时，细胞将会受到氧化应激。

另外，SARS-CoV-2 还靶向宿主细胞的谷氧还蛋白系统。在宿主细胞中，与 GSH 还原酶一起，GSH 和谷氧还蛋白构成了 Grx 系统，这个系统是宿主细胞的另一个氧化还原系统，涉及向核糖核苷酸还原酶（RNR）提供电子。当宿主细胞的硫氧还蛋白系统和谷氧还蛋白系统受到 SARS-CoV-2 的干扰时，首先将阻碍 RNR 的形成，进而阻碍宿主细胞的 DNA 合成。在这种情况下，SARS-CoV-2 可以增加自身 RNA 合成的核糖核苷酸库，最终有利于病毒自身的复制和新病毒颗粒的形成。

SARS-CoV-2 还含有另外一种与 M^pro 具有相似功能的蛋白，即 PL^pro，它是一种木瓜样蛋白酶。该酶也是半胱氨酸蛋白酶，负责酶切宿主细胞硒蛋白特定氨基酸之间的多肽键，对于 CoV2 在人体细胞中的复制和新生病毒颗粒的组装也起着关键作用。

两项研究结果提供了宿主细胞 GPx1 与 M^pro 之间关系的证据。M^pro 能够促进病毒的复制，因此，它可以作为治疗干预的靶点。M^pro 的三维晶体结构已被解析，这促进了潜在抗病毒药物的结构辅助药物设计和虚拟筛选工作。从超过 10000 种化合物库中进行筛选，发现有机硒化合物 ebselen 是最强的 M^pro 抑制剂。ebselen 被认为是 GPx1 模拟物，因为它通过类似于 GPx1 的机制还原 ROS，由此硒醇基团被氧化并随后由谷胱甘肽还原。相应的，GPx1 在 COVID-19 中的潜在参与机制也在一项研究 SARS-CoV-2 与人类蛋白相互作用的工作中得到了确认。在此，Gordon 等在 HEK293 细胞中表达了 29 种推测的 SARS-CoV-2 病毒蛋白中的 26 种，并通过亲和纯化和 MS 定量筛选潜在的相互作用蛋白。对于 SARS-CoV-2 蛋白酶 M^pro，使用野生型和催化失活突变型 M^pro（Nsp5 C145A）进行筛选，以避免与催化半胱氨酸巯基的杂合共价结合。三种高度可信的相互作用蛋白被鉴定为：组蛋白去乙酰化酶 2（HDAC2）、tRNA-二甲基转移酶（TRMT1）和 GPx1。综上所述，GPx1 模拟物 ebselen 对 M^pro 抑制作用的发现以及 M^pro 和 GPx1 之间相互作用的发现进一步暗示了 GPx1 对新冠感染的重要抑制作用。

因此，GPx1 和 SARS-CoV-2 的 M^pro 之间的相互作用代表了新冠感染的一个新的分子靶点，这种相互作用表明宿主硒状态在抵抗 SARS-CoV-2 中起着关键作用。Zhang 等的研究进一步支持了这一观点，证明硒状况与中国新冠感染治愈率之间存在正相关。考虑到患者的 GPx1 活性可能会极大地影响预后和疾病严重程度，因此需要优先考虑有症状和无症状的 SARS-CoV-2 感染个体中硒浓度的检测，这可能为揭示新冠感染患者症状差异的内在机制提供新的见解，并使得新冠感染患者最可能受益于硒补充和（或）ebselen 治疗。

同样，PL^pro-CoV2 对 COVID-19 患者病情的进展至关重要，也可以作为抗新冠感染药物开发的关键靶标。与以 M^pro 为靶标类似，Węglarz-

Tomczak 等以 PL^{pro}-CoV2 为靶标，筛选出了 4 种 ebselen 的类似有机化合物，它们能够与 PL^{pro}-CoV2 紧密结合，从而起到对抗 SARS-CoV-2 的作用。

由此可见，缺硒环境有利于病毒的突变、复制和毒力。补硒能够诱导抗氧化硒酶活性、抑制病毒诱导的细胞凋亡、恢复宿主的硒库存、保护血管内皮细胞以及抑制血小板凝聚。此外，硒蛋白和 ebselen 类似药物还能特异性干扰 SARS-CoV-2 的 M^{pro} 和 PL^{pro}。因此在新冠病毒流行期间，在人群（特别是在老年人）中进行预防性硒补充是一项保护健康且安全可行的战略。

第十一节　硒与重金属拮抗

重金属是指密度大于 $4.5g/cm^3$ 的金属，随着现代文明发展，大量化学品的工业应用和广泛的采矿活动，重金属在环境中无处不在。重金属在生态系统中具有生物累积性、生物放大性和强致毒作用，在环境污染方面，主要是指汞、镉、铅、铬以及类金属砷等生物毒性显著的重元素，并被证实是造成某些癌症和神经障碍在内的疾病的病因。

重金属非常难以被生物降解，相反却能在食物链的生物放大作用下成千百倍地富集。重金属在人体内能和蛋白质及酶等发生强烈的相互作用，使它们失去活性，也可能在人体的某些器官中累积，造成慢性中毒。因此，从环境、生态和营养的角度来看，缓解重金属污染对人体健康至关重要。

硒能拮抗环境中多种有害物质，如铅、镉、砷、汞和一些真菌毒素的毒性，尽管硒与这些物质之间的相互作用机制目前还不是十分清楚，但大量实验事实证明，有望利用硒解决上述有害物质造成的环境污染。本节将重点阐述硒对主要重金属的作用及机制。

一、硒对镉毒性的影响

1. 镉暴露和毒理作用

镉（Cd）被国际癌症研究机构（IARC）列为人类第一类致癌物。镉暴露的来源包括自然活动，如火山活动、风化和侵蚀以及河流运输，以及人为活动，如吸烟、采矿、有色金属冶炼、化石燃料燃烧、焚烧城市废物（含镉电池和塑料）、磷肥制造、回收镀镉废钢和电子电气废物等。镉的暴露途径包括摄入、吸入和皮肤吸收。镉污染土壤中种植的农产品是普通人群接触镉的主要来源。

镉在肠黏膜中可以高度积累，通过扩散转移到生物体中，其在体内的主要储存部位是肝脏和肾脏，尤其是肾皮质。镉最敏感的毒理学终点是口服接触后的肾脏和骨骼，以及吸入接触后的肾脏和肺。镉积累可导致肺水肿、呼吸道刺激、肾功能障碍、贫血、骨质疏松、癌症、先天缺陷、神经障碍和认知障碍。此外，帕金森病和阿尔茨海默病的发生也被认为与镉暴露有关。

镉诱导的组织损伤的主要包括通过线粒体与 ER 介导的途径和 p53 依赖途径引起的炎症反应及细胞凋亡。研究表明镉过量可通过调节 NF-κB/JNK 和内质网应激/IRE-1/JNK 信号通路促进组织的吞噬。镉暴露还可以导致 ROS 的产生、遗传毒性和细胞生长信号的损伤。镉是一种氧化还原惰性金属，其本身不能直接诱导 ROS 的产生，但它能抑制抗氧化酶如铜/锌超氧化物歧化酶和过氧化氢酶的活性（可能通过直接的镉/酶相互作用），从而降低细胞内的抗氧化防御；镉也可以取代金属蛋白如铁蛋白中的铁和铜，导致无毒的铁和铜含量升高，并通过 Cd-GSH 复合物的形成和（或）使 GSH 氧化而消耗 GSH 水平；最后，镉干扰线粒体电子传递链，特别是复合体 I 和复合体 III，并抑制它们的活性。所有这些干扰最终会提高细胞中的 ROS 水平，导致氧化应激。此外，镉可以通过氧化应激的诱导和 DNA 修复蛋白如人 8-氧鸟嘌呤-DNA-糖基化酶（负责修复 7,8-二氢-8-氧鸟嘌呤、氧化性 DNA 损伤的酶）的失活，进而引起 DNA 损伤。此外，镉诱导的表观遗传变化，如 DNA 甲基化的改变，也可以导致镉相关的疾病，包括肿瘤的诱发。

2. 硒在镉毒性中的保护机制

硒对镉引起的多种病理损害具有普遍的解毒效果。硒可以防止或拮抗镉引起的损害，包括睾丸损伤、卵巢出血性坏死、乳腺损伤、畸胎、胎盘坏死、肺损伤、肾损伤、高血压、高血糖和贫血等；而缺硒会加重镉中毒的敏感性。根据动物和细胞培养模型中观察到的硒对镉诱导中毒可能的影响，可能存在以下两种基本作用。

作用一是硒与镉可形成 Se-Cd 复合物，进而降低了这两种元素的生物活性和毒性。Se-Cd 复合物最早在大鼠血浆中被发现。据报道，红细胞将亚硒酸盐（SeO_3^{2-}）还原为硒化物（H_2Se），释放到血浆中，这种硒化物形式的硒与蛋白质的巯基结合，继而结合 Cd^{2+}，形成一种生物惰性的、稳定的 Cd-Se 复合物。血浆中 Cd-Se 复合物的形成可降低器官或组织中游离镉的浓度，从而降低了镉的毒性。近年来，在化学实验中发现，毒性剂量（$50\mu mol/L$）的硒化钠（Na_2Se）能与包括 Cd^{2+} 在内的多种金属离子形成配合物。在该报告中，Cd-Se 复合物（含有等摩尔的 Cd 和 Se）在氧化条件下稳定，且对酿酒酵母细胞无毒。目前，对于 Cd-Se 复合物的命运和分布途径尚未阐明。在另一项研究中，硒镉共暴露下大鼠睾丸中增加的镉在细胞内可进行重新分布，镉从与低分子量蛋白质（LMW）结合转移到与高分子量蛋白质（HMW）结合，使镉结合蛋白从参与重要代谢的蛋白质向非重要的、仅参与特殊代谢的蛋白质转移，从而抑制了镉对器官的损害作用。

作用二是硒可清除 ROS 和提高机体抗氧化酶的活性，进而拮抗镉引起的细胞凋亡和炎症反应。Cd 诱导的氧化应激被认为是几种人类疾病的病理生理学和发展病因学的关键因素之一。硒通过增强抗氧化防御、降低脂质过氧化、保护线粒体损伤、调节细胞凋亡的信号转导途径等机制对镉毒性具有细胞保护作用。在一项大鼠模型研究中，硒和镉的联合暴露使大鼠血清 IL-1β、IL-6、TNF-α、IL-10 和丙二醛（MDA）水平显著升高，GSH、CAT、GPx 和 SOD 等抗氧化酶活性上调。报道称，硒通过增加 GPx、总 GSH 和 CAT 来降低 Cd 诱导的红细胞氧化应激。此外，硒可与另一种微量元素锌对缓解镉损伤具有协同作用。$ZnCl_2$ 和 Na_2SeO_3 联合治疗在预防镉诱导的大鼠肾脏氧化应激升高方面的有益作用。在该研究中，暴露于 $CdCl_2$ 的动物表现出肾组织中 MDA 水平和 SOD 活性升高，CAT 和 GPx 活性降低。亚硒酸钠形式的硒可恢复 $CdCl_2$ 处理大鼠的 SOD 和过氧化氢酶活性。然而，补充亚硒酸盐对 GPx 活性和 MDA 水平的影响并不显著。亚硒酸钠和氯化锌的组合在防止 $CdCl_2$ 引起的酶活性和 MDA 浓度方面的生化变化方面更为有效。

二、硒对砷毒性的影响

1. 砷暴露和毒理作用

砷（As）是一种天然存在的非金属，以无机形式（亚砷酸盐、砷酸盐）和有机形式（甲基砷如 DMA）存在，包括四种价态形式（+5、+3、0、−3）。无机砷包括亚砷酸盐（As^{III}）和砷酸盐（As^V），具有高毒性，是一种严重威胁人类健康的环境污染物。砷的职业暴露来自工业生产，包括采矿、农药、制药、玻璃和微电子制造，以及含砷煤的燃烧和含砷农药的使用等人类活动造成的环境砷污染。被天然岩层中砷污染的饮用水和食物（包括海产品）是普通人群砷暴露的主要来源。砷暴露主要是通过摄入、吸入、皮肤接触和肠胃外等途径。

与 As 暴露相关的健康影响包括心血管和外周血管疾病、发育异常、神经和神经行为障碍、糖尿病、听力损失、门静脉纤维化、血液病（贫血、白细胞减少和嗜酸性粒细胞增多）和多种癌症。急性砷中毒的临床特征包括腹痛、呕吐、腹泻、皮疹和中毒性心肌病。慢性砷中毒的表现因个体、人群和地理区域而异。主要症状包括皮肤问题（色素沉着过度、手掌和日光性角化病）、皮肤癌、膀胱癌、肾癌、肺癌、腿部和足部血管疾病，可能还有糖尿病和高血压。角化病或皮肤损伤是与慢性砷暴露相关的一些最常见和最早的非恶性影响，甚至在饮用水中的砷暴露水平为 $5\sim10\mu g/L$ 时也观察到了这种影响。

As 毒性的基本机制包括产生 ROS、抑制多种酶（如参与 GSH 产生的酶）的活性、干扰蛋白质的基因表达以及促进炎症介质的产生。DNA 氧化损伤和 DNA 修复抑制是 As 基因毒性的主要潜在机制。此外，As 摄入过量引起机体 DNA 甲基化、非整倍染色体变异和基因扩增的变化也是砷中毒的重要原因。

2. 硒在砷毒性中的保护机制

无机砷可在人体内经代谢产生不同形式的砷，并具有不同的毒性和靶器官。研究表明硒缺乏可能加剧砷中毒的临床症状，补充适当剂量的硒可以拮抗砷的抗氧化抑制作用，显著改善人体免疫系统的功能。生活在高砷污染地区的居民虽然暴露在高水平的砷环境中，但砷中毒的发生率相对较低，可能与外界环境中硒含量高和体内硒含量高有关。最近的一项动物研究也表明，高硒饮食可增加尿液和粪便中的 As 排泄，减少肾中的 As 残留物，提高机体抗氧化水平，并逆转 As 诱导的免疫抑制。由此可见，硒在缓解 As^{III} 诱导的机体组织损伤时发挥了重要作用。

硒介导的组织中砷含量的减少是通过形成无毒的砷-硒结合物来实现的，即硒-双（S-谷胱甘肽）砷离子 $[(GS)_2AsSe]^-$。同时饲喂亚硒酸盐（或硒酸盐）和亚砷酸盐后，在实验动物兔子和老鼠的胆汁中鉴定到这种化合物的存在。在红细胞和肝细胞中硒化物（在 GSH 存在下由亚硒酸盐产生的 HSe^-）与 $[(GS)_2As\text{-}OH]$（在亚砷酸盐和 GSH 反应中产生）发生反应，形成无毒的复合硒-双（S-谷胱甘肽）砷离子 $[(GS)_2AsSe]^-$。一旦形成，$[(GS)_2AsSe]^-$ 从细胞中清除，随后通过肝脏和胆汁快速排泄到肠道中。复合物 $[(GS)_2AsSe]^-$ 被认为是一种解毒产物，可保护机体免受亚砷酸盐的毒害。

通过激活 Nrf2 因子进而刺激 GPx 和 TrxR 等抗氧化酶的活性，降低 As 诱导的氧化应激，稳定线粒体结构，阻断细胞凋亡，也是硒拮抗砷毒性的重要机制。Nrf2 是一种在氧化和亲电应激条件下在细胞核中积累的转录因子，它能激活 ARE（抗氧化反应元件）响应的抗氧化酶和解毒酶基因（如 TrxR、NAPDH 脱氢酶 NQO-1、血红素加氧酶 HO-1）的转录，改善细胞氧化还原状态，增加对细胞的保护能力，促进细胞存活，从而增强机体的适应性反应能力。在实验中人们发现，亚砷酸盐处理下调了大鼠肝脏中 Nrf2 途径和 TrxR 的活性；相反，亚硒酸盐对亚砷酸盐暴露大鼠的联合给药可以部分逆转 Nrf2 表达的减少，并增加了 TrxR 活性，从而对于砷诱导的肝毒性提供保护作用。

此外，硒可以增加机体砷的甲基化能力，通过这种作用方式，硒可以减少砷的组织积累及其毒性作用。例如，无机砷（As^{III} 或 As^V）在摄入后转化为甲基化物质，即甲基胂酸（MMA^V）和二甲基胂酸（DMA^V），然后通过尿液排出。由于上述甲基化的砷化合物形式（MMA^V 和 DMA^V）的毒性小于无机形式，砷的甲基化通常被视为一种解毒机制。前人研究表明，无机 As 完全甲基化成 DMA^V 能力较低的人患砷中毒相关疾病的风险较高，如皮肤癌、尿路上皮癌以及外周血管疾病。硒增强砷甲基化的机制涉及 Trx 系统。Trx 系统由 TrxR、Trx 和 NADPH 组成。已经证明，人体 As^{III} 甲基化途径中的关键酶 AS3MT（亚砷酸盐甲基转移酶，以 SAM 作为甲基供体催化 As^{III} 甲基化）主要以 Trx 为还原剂，而硒缺乏会降低 TrxR 的活性，从而影响还原型 Trx 的产生，并削弱 AS3MT 催化 As^{III} 甲基化的能力。需要注意的是，硒过量时反而可以通过抑制砷甲基化来增强无机砷的有害作用。其原因可能是，亚硒酸盐和亚砷酸盐具有相似的代谢途径，需要 GSH 和 SAM（甲基供体）的存在，较高浓度的亚硒酸盐可以与亚砷酸盐竞争 GSH 和 SAM 的可用性，从而抑制甲基化代谢产物的形成，进而增加了毒性更大的无机和单甲基化砷形态的细胞滞留量。

三、硒对铅毒性的影响

1. 铅暴露和毒理作用

铅（Pb）是一种普遍存在于环境中的有毒重金属元素，被世卫组织确定为 10 种主要公共健康关注的化学物质之一。环境铅污染的主要来源包括采矿、冶炼、制造和回收活动，以及含铅涂料、含铅汽油和含铅航空燃料的使用。由于其工业应用广泛，铅的污染已经成为一个全球性问题，引起了广泛关注。铅能够污染空气、水、土壤和食物，通过呼吸、摄入和皮肤接触途径进入人体内，并在体内长期蓄存，进而对人体产生长期或潜在危害。目前尚未确定人体血铅的安全浓度，研究显示即使很少量的铅对人体也是有害的。

铅几乎对人体的各个系统均产生毒性，尤其是神经系统和造血系统，对消化系统、生殖系统等也能造成损害。神经系统是铅毒性作用的主要靶系统。铅在脑部能抑制神经元增殖和海马神经细胞的分化，损伤星形胶质细胞，影响突触形成。儿童比成人更容易接触铅，铅中毒会对认知能力、智力迟钝和行为障碍造成不可逆的影响，即使血铅浓度低至 $5\mu g/dL$，也可能导致儿童智力下降、行为困难和学习问题。

铅在人体内无任何生理功能，但铅通过与酶和蛋白质分子中的巯基结合，破坏其正常结构和功能，干扰细胞及机体正常的生理生化活动。铅类污染物对维护人体健康的两大屏障——抗氧化防御体系和免疫系统均能造成损伤。叶琳环代谢紊乱是铅中毒机制中重要的和较早的变化之一。此外，铅对 δ-氨基乙酰丙酸脱水酶（ALAD）和铁螯合酶有抑制作用，并在细胞黏附、细胞内和细胞间信号传递、蛋白质折叠和成熟、蛋白激酶 C 作用、细胞凋亡、离子转运、酶调节和神经递质释放等方面引起显著变化，即使在低浓度下也是如此。

2. 硒在铅毒性中的保护机制

氧化应激被认为是铅中毒的核心机制之一，硒能够拮抗铅对机体抗氧化系统的影响。动物实验表明，铅毒能够抑制受试动物肾脏、肌肉、外周血淋巴细胞、卵巢、睾丸、心脏、肝脏等组织的总抗氧化能力（total antioxidant capacity，T-AOC）、SOD、GST、GSH-Px、GSH 和过氧化氢酶（catalase，CAT）活性，增加 MDA 和脂质过氧化物（lipid hydroperoxide，LPO）含量。硒和铅作为一对拮抗元素，能够抑制铅的吸收和蓄积，促进铅的排泄。大量动物实验证实，不论是有机硒化合物、还是富硒黑木耳或是硒酵母，均能够使动物体内硒含量增高并降低动物组织中铅的含量，并干扰铅的吸收和蓄积。

硒还能干扰铅的蓄积和分布，硒和铅形成的复合物主要蓄积在肝脏中，补硒后肝中硒和铅含量明显升高，而铅在血、肾、脾组织中的含量降低。

有机体中铅积累表现出细胞毒性作用，并导致器官在细胞和分子水平上发生病理改变。生殖器官睾丸对铅的毒性很敏感，GPx 是精子发生过程中重要的硒酶，也是铅的潜在靶标；通过补充硒可以抑制铅引起的精原细胞和睾丸间质细胞死亡，提高睾酮水平，缓解生殖毒性。同样，硒干预不仅能降低孕期铅暴露大鼠血铅水平，还可降低仔鼠血铅水平。临床研究也证实，人体血清铅和硒的含量呈明显负相关，硒的干预能降低体内铅含量。用有机硒对高血铅孕妇进行全程干预，孕妇至 38 周分娩前，干预组血铅的增加明显低于对照组。

β-淀粉样蛋白前体蛋白（β-amyloid precursor protein，APP）曾报道与阿尔茨海默病的发病机制有密切关系，而 Bcl-2 蛋白家族则通过细胞凋亡参与神经元存活和死亡相关活动的调控。有研究表明，低浓度铅能增加 APP 和 β-淀粉样蛋白（β-amyloid，Aβ）产生，造成 β-淀粉样蛋白积累增加，而硒能够减轻铅暴露导致的 APP、Aβ 和 Bcl-2 家族蛋白表达水平的改变，并且这种改变具有剂量-效应关系。

长期暴露于铅的工人，背景血清硒浓度高的工人其血铅水平明显低于血清硒浓度低的工人的血铅水平。这主要是因为，硒与铅有很强的亲和力，可在体内与铅结合形成低毒或无毒金属硒蛋白复合物，经肾脏排出，从而可降低铅的毒性作用。一项针对波兰铅厂区 324 名职业铅暴露人群的调查中，与低硒组相比，高硒组人群的血铅水平显著降低了 6%，8-羟基脱氧鸟苷（8-OHdG）和脂褐质 LPS 水平分别降低 17% 和 19%，而 GSH、GPx 和 CAT 活性分别提高了 9%、23% 和 3%，表明硒能明显改善铅中毒诱发的脂质过氧化反应，减轻铅的危害。

硒还能够拮抗铅对机体 HSP 和炎症因子的影响。HSP 作为一种应激蛋白，存在于人类和动物的各种细胞中，是细胞应激生理的重要调节因子，尤其在抑制金属对细胞的毒性方面发挥着至关重要的作用。铅作为外源化学物质能够刺激机体产生 HSP 和 ROS 等物质，从而引起一系列转录因子、炎症相关因子（如 IL-6、IL-8、TNF-α 等）表达增加，从而释放炎性因子并且造成炎性损伤。而硒能够拮抗铅的这种毒性效应。研究表明，铅能够诱导动物机体多种组织中 HSP（HSP 27、40、60、70 和 90）的表达，激活 NF-κB 通路，增加炎症因子血红素加氧酶-1、NF-κB、TNF-α、COX-2 和诱导型一氧化氮合酶（inducible nitric oxide synthase，iNOS）、前列腺素 E 合酶基因、IL-4、IL-6、IL-10、IL-12β 和 IL-17 的表达，而补充硒能通过降低炎症因子和热激蛋白的表达，改善铅引起的炎症损伤。

硒对铅导致的自噬和细胞凋亡也具有缓解作用。富硒大米的含硒蛋白水解物是一种低分子质量（229.4～534.9Da）的肽，其主要成分是 Se-Met，可通过恢复抗凋亡蛋白和减少铅诱导的促凋亡蛋白来保护 PC12 和 RAW264.7 细胞免受铅的影响。铅毒性诱导海马组织神经损伤，导致运动细胞凋亡，硒能拮抗铅的神经毒性导致的细胞凋亡，但具体的分子机制仍需要进一步研究。

四、硒对汞毒性的影响

1. 汞暴露和毒理作用

汞在自然界以各种形式存在：元素汞（或金属汞）、无机汞（如氯化汞）和有机汞（如甲基汞和乙基汞），这些形式都有不同的毒性。燃烧化石燃料（煤）、发电站、黄金和汞矿开采、制造水泥、杀虫剂、镜子和医疗设备、工业泄漏、消化、废物和尸体焚烧、电池、温度计和气压计、电气开关、灯具（灯泡）、化妆品和药品都会将汞释放到环境中。人们日常容易导致汞暴露的来源主要有牙科汞合金、海鲜、疫苗以及节能灯。在空气中，汞主要以无机形式存在，但在生物系统中，主要形式是有机汞。例如，人体内 80%～90% 的有机汞主要来自鱼类和贝类的摄入，而其中甲基汞占 75%～90%。甲基汞经过代谢转化成为二价汞，并发生氧化还原。这一过程释放出对细胞有害的氧物质，并可能诱导细胞膜的脂质过氧化。另外，甲基汞极易溶于脂肪，因此对中枢神经系统（高脂肪含量）有严重影响。

汞暴露途径包括摄入、吸入和皮肤接触。接触汞会对人体健康造成有害影响，包括心血管和中枢神经系统疾病、行为障碍、记忆丧失、神经肌肉影响、运动功能障碍、肾脏和免疫影响、智力迟钝和死亡。它还会导致胎儿发育中的神经发育问题和智力迟钝、周围神经病变、脑瘫等。汞引起的这些变化被称为水俣病或拉塞尔-亨特综合征。

2. 硒在汞毒性中的保护机制

有研究表明，大量哺乳动物体内积累了高浓度的汞和硒，但动物本身并未表现出明显的中毒现象。此外，同时补给硒和汞两种元素能够减缓或抑制硒或汞单独元素中毒时大鼠的病理损害、体重降低、死亡、染色体突变、代谢分布改变等不良现象，说明硒和汞存在明显的相互作用。1967年，Parizek 等最早研究了硒和汞的拮抗作用，在大鼠体内同时注射 $HgCl_2$ 和亚硒酸钠，发现 $HgCl_2$ 暴露导致的汞中毒症状可以显著减轻。

SeCys 与甲基汞的共同暴露可以增强 HepG2 细胞对甲基汞的摄取，同时降低了甲基汞的细胞毒性。通过在 HepG2 细胞中形成小分子复合物

（如 MeHg-GSH 和 MeHg-Cys），从肝脏细胞中分泌出来，从而降低了甲基汞的细胞毒性。补充硒蛋氨酸对 7 天龄 SD 大鼠甲基汞暴露导致的大脑神经元退化起到保护作用。Drasch 等检测了 195 例人肾上腺皮质中汞硒的浓度，结果显示，随着汞浓度的升高，硒与汞摩尔比例降低，当汞浓度达到 700~1000ng/g 时，汞与硒的摩尔比为 1:1。

对于关键的组织如大脑，毒性作用和硒与汞摩尔比直接相关，当比值小于 1:1 时急剧增强，而在生理适当范围内，增加膳食硒摄入量，中毒症状可得到明显改善。我国贵州万山汞矿区存在较严重的汞污染问题，针对长期汞暴露人群补充富硒酵母，可以促进汞从尿液排出，并减轻汞暴露所致的脂质及 DNA 损伤。目前关于硒和汞之间的拮抗作用机制已开展了大量的研究工作，尽管硒对不同形式汞毒性的作用方式不尽相同，众多研究成果均倾向支持硒对汞具有抑制作用。

汞与硒可以在体内形成不溶的、稳定的、生物利用性较低的汞硒复合物，进而降低无机汞的毒性。当硒以 SeO_3^{2-} 形式和汞以 $HgCl_2$ 形式且等摩尔浓度同时出现时，两者间反相关作用最有效。在体外实验中，亚硒酸钠与 $HgCl_2$ 同时与大鼠血浆发生反应时，会先形成等摩尔的汞硒化合物，以此为核，再与血浆中的 SelP 结合形成无活性的汞-硒-SelP 复合物 $[(HgSe)_{nm}$-SeP，其中 n 代表汞硒胶体的数量，m 代表汞硒化合物与硒蛋白结合位点数量]。$(HgSe)_{nm}$-SeP 形成的机制：亚硒酸盐一旦进入血液，就被红细胞所吸收，然后被 GSH 还原为 HSe^-，再进入血浆中与 Hg^{2+} 结合蛋白结合，形成 $(HgSe)_{nm}$-SeP 复合物（n 为 100，m 为 35）。进一步研究显示：$(Hg-Se)_n$ 与 5 分子的 GSH 结合形成可溶性的 $(Hg-Se)_n$ 化合物，当与硒蛋白结合时，2 分子的 GSH 被夺走，最终形成 $[(Hg-Se)_{100}(GS)_3]_{35}$-SeIP。

将重金属物质重新分配到较不敏感的组织是一种常见的生物防御。在硒的影响下无机汞会在生物体内各器官之间（如肝脏、肾脏）重新分配，以减少机体的损伤程度。研究人员发现，在补充硒蛋氨酸后，人体尿液中汞含量会升高，这种增长并非直接影响肾脏功能，而是由于体内汞的再分配。在大鼠发育早期阶段（数天至数周），补充硒可增加肝脏汞蓄积，降低肾脏汞含量，但随着时间的推移，这种影响逐渐恢复到正常的分布模式。在人类和动物模型中，在汞浓度升高的情况下补充硒，会导致血清中与 SelP 结合的汞硒复合物的增加，人们推测在汞-硒-蛋白复合物形成后，汞从初始靶组织进行了重新分配。硒对汞分布的影响的一个关键问题是对脑内汞含量的影响。

一些研究表明，补充硒后，脑内汞和硒含量会增加，但其神经毒性会降低。脑中汞含量的增加和毒性的降低形成对比，可能表明汞以大量惰性的汞硒复合物的形式被隔离在脑部。关于硒对汞分布影响的研究有时显示出相互矛盾的结果，可能是与所使用的动物模型的不同，以及实验中使用的硒形式、汞形式、使用剂量及持续时间的差异有关。

通过补充硒促进甲基汞的去甲基化是缓解有机硒中毒的重要方式。甲基汞（MeHg）因与含巯基的酶和蛋白具有高亲和性，可以通过血脑屏障和胎盘屏障，损害神经、免疫、心血管系统和肾脏，具有比无机汞更大的毒性。针对大量动物实验的研究表明，在饮食中增加硒的摄入剂量，可显著降低甲基汞中毒症状。体内实验显示，CH_3Hg^+ 可作为硒甲基化的供体，而形成 $(CH_3Hg)_2Se$ 是硒解甲基汞毒性时最关键的一步。在喂食小鼠 ^{14}C 标记的 CH_3HgCl 和亚硒酸钠后，研究者在小鼠体内可检测到 $^{14}CH_3\text{-}Se\text{-}^{14}CH_3$；静脉注射 CH_3HgCl 和亚硒酸钠后，CH_3Hg^+ 可促进二甲基硒醚的形成。相关机制如下：体内 Se^{2-}（HSe^-）源于硒化合物的代谢产物，随后与 CH_3Hg^+ 去甲基化的 Hg^{2+} 结合，形成 HgSe 复合物。带—SeH 基团的硒蛋白与汞结合形成更稳定的汞-硒-蛋白复合物，其毒性就会减少。这很可能是处于高级食物链哺乳动物减轻甲基汞中毒的一种重要机制。

此外，甲基汞也可与硒形成 MeHg-SeR 复合物。由于 MeHg-SeR 的结合力强于 MeHg-SR，而且硒（—SeH）的复合物 MeHg-SeH 形成常数大于硫醇（—SH）对应的复合物 MeHg-SH，—SR 和—SeR 之间的配体交换可以快速发生，从而促进了 MeHg-Se 复合物的形成。同时，由于 Hg-Se 之间更强的结合力，MeHg-SeR 复合物的生物可利用性低于 MeHg-SR，因此，MeHg-SeR 复合物的形成可以降低甲基汞的毒性，但同时也可能诱发硒缺乏症。事实也证明，在生物器官内总硒含量不变的情况下，甲基汞可抑制 GPx 的活性。硒蛋白中的硒参与形成汞硒复合物后，会导致硒缺乏从而使硒蛋白的相应功能受损，同时使细胞内氧化还原环境遭到破坏，而补硒可缓解这一症状。

五、硒对其他环境毒素的拮抗作用

毒素是一种具有生物活性的有毒物质，通常由生物体产生。它们可以通过多种途径对其他生物体产生危害，例如摄入、吸入或通过皮肤接触。毒素有很多种类，包括以下一些主要的类别：神经毒素、细胞毒素、肠道毒素、血液毒素、肺毒素、肾毒素、肝毒素、免疫毒素、生物肽毒素、真菌毒素、海洋生物毒素和植物毒素等。毒素的种类繁多，其复杂性和多样性仍在不断被发现和研究。

大骨节病作为一种典型的与硒缺乏密切相关的疾病，其病因对真菌毒素（mycotoxins）暴露的指向使得硒与真菌毒素的关联研究成为研究热点。真菌毒素是一类由真菌产生的有毒物质，通常在受污染的食品中被发现。这些毒素具有很高的稳定性，常常在烹饪和加工过程中难以被破坏。真菌毒素的摄入可能对人类和动物的健康产生严重的影响，包括急性中毒、肝脏损伤、免疫抑制和癌症等。以下是几种常见真菌毒素及其与硒之间的联系。

1. T-2 毒素

T-2 毒素是由多种镰刀菌如三线镰孢霉、枝孢镰孢霉、拟枝孢镰孢霉、梨孢镰孢霉等真菌代谢所产生的一种单端孢霉烯族（trichothecenes，TCTC）毒素，1968 年首次从三线镰孢霉的代谢产物中分离出来。T-2 毒素广泛分布于自然界，是单端孢霉烯族中毒性最强的真菌毒素之一，世界卫生组织 1973 年将其列为与黄曲霉毒素一样的存在于自然界的最危险的食物污染源之一。

T-2 毒素主要危害动物的造血组织和免疫器官，导致出血综合征、白细胞减少、贫血和胃肠功能受损。大量动物与细胞实验表明，硒能在一定程度上拮抗 T-2 毒素。硒以多种形式协助细胞清除过量的 ROS，从而保护细胞免受 T-2 毒素暴露引起的氧化损伤。硒可防止 T-2 毒素引起的红细胞膜损伤。此外，硒对 T-2 毒素诱导的 T 淋巴细胞的免疫毒性有显著影响。硒可以拮抗 T-2 毒素引起的 B 淋巴细胞亚群的减少。Dvors-ka 等发现，葡甘聚糖和有机硒的组合摄入可以保护鸡肝脏，拮抗 T-2 毒素诱导的氧化损伤和脂质过氧化，并减少 T-2 毒素引起的其他器官损伤。通过部分阻断 T-2 毒素诱导的线粒体功能障碍、氧化损伤和软骨细胞凋亡，补充硒可以促进硒对真菌毒素的毒性拮抗作用，减轻 T-2 毒素的毒性。而硒的缺乏则会触发更具侵袭性的内质网应激来加重 T-2 毒素诱导的心肌损伤。

2. 脱氧雪腐镰刀菌烯醇

脱氧雪腐镰刀菌烯醇（deoxynivalenol，DON），又名呕吐毒素（vomitoxin，VT），因其可以引起猪的呕吐而得名。DON 是一种 B 型单端孢霉烯族毒素，是镰刀菌产生的主要有毒次级代谢产物，禾谷镰刀菌是其产生的主要来源。DON 也能由其他镰刀菌产生，如尖孢镰刀菌、雪腐镰刀菌等。DON 对人类以及各种动物有着广泛的毒性效应，可引起多种细胞的凋亡，从而对机体多个系统产生毒害作用，如神经毒性、生殖毒性、免疫毒性以及"三致"作用（致畸、致癌、致突变）。对 DON 最敏感的动物是猪，其次是大鼠、兔、家禽和反刍动物如牛和绵羊。

在已有的研究中，硒对 DON 的拮抗作用集中在硒对急性中毒畜禽动物的氧化损伤和细胞因子表达障碍的调节上。硒对 DON 诱导的急性中毒有保护作用。在肉鸡日粮中添加 0.4mg/kg 的硒可以拮抗 DON 引起的鸡血淋巴细胞数量的减少，表明硒对淋巴细胞具有积极作用。硒可防止 DON 引起肉鸡十二指肠组织中 GPx 活性的变化。硒在一定程度上可以拮抗 DON 引起的猪脾脏淋巴细胞的氧化损伤，以及细胞因子分泌障碍。DON 联合玉米赤霉烯酮（zearalenone，ZEN）在断奶仔猪中诱导的氧化应激，可通过在饲料中添加硒后得到部分恢复。DON 会抑制心肌细胞的膜动作电位，干扰 Ca^{2+} 和 K^+ 的跨膜运动，而亚硒酸钠可以减少 DON 对心肌细胞的毒性作用。

3. 黄曲霉毒素 B1

黄曲霉毒素是由黄曲霉和寄生曲霉产生的有毒代谢产物。这一毒素家族包括黄曲霉毒素 B1（AFB1）、黄曲霉毒素 B2（AFB2）、黄曲霉毒素 G1

（AFG1）、黄曲霉毒素 G2（AFG2）、黄曲霉毒素 M1（AFM1）和黄曲霉毒素 M2（AFM2），其中 AFB1 是毒性和致癌性最强的。人类和动物食用被黄曲霉毒素污染的食物会对组织和器官造成损伤，尤其是损伤肝脏，还可能抑制免疫功能。

根据目前的研究，硒能拮抗 AFB1 引起的急性中毒。1974 年，Newberne 和 Connerre 首次报道，在受黄曲霉毒素污染的大鼠饮食中添加 1.0mg/kg Se 可以降低 AFB1 的急性毒性作用。在含有黄曲霉毒素的火鸡日粮中添加不同水平的硒，结果同样表明硒可以减轻 AFB1 的毒性作用。在动物的试验研究中，硒能拮抗 AFB1 引起的氧化损伤及对组织器官的损伤，尤其是肝脏损伤。与单独喂食 AFB1 饮食的大鼠相比，喂食含硒（3mg/kg）饮食的大鼠，其肝脏中显示更少、更小的病斑和结节。实验结束时，AFB1 组 61% 的大鼠形成了肝癌细胞，而 AFB1 补硒组则没有发现肝癌细胞，说明硒可以抑制 AFB1 诱导的早期和生长阶段病变及结节的形成，从而阻止肝癌细胞的形成。

硒可以拮抗 AFB1 的免疫毒性作用。在饮食中添加适量硒可以降低 AFB1 诱导的细胞凋亡和细胞周期停滞的毒性。饲喂 0.3mg/kg AFB1 的肉鸡，添加硒后 B 淋巴细胞 2（Bcl-2）基因表达增加，免疫球蛋白中 IgG 的减少得以缓解，体液免疫得到恢复。在一项关于亚硒酸钠对 AFB1 诱导的回肠黏膜免疫毒性的保护作用的研究中发现，补硒可以逆转 AFB1 引起的蛋白质抑制，IL-2、IL-6 和 TNF-α 的 mRNA 表达显著增加，T 细胞亚群数量亦增加，提高回肠的细胞免疫。硒的补充以剂量依赖的方式减弱了 AFB1 的免疫毒性，这涉及 IL-2 的分泌增加和 T 细胞的增殖。此外，Se-Met 已被证明可以通过增强 GPx1、SelS、TrxR1 的 mRNA 和蛋白表达来保护 AFB1 中毒的脾脏。

4. 赭曲霉毒素 A

赭曲霉毒素（ochratoxin）是由曲霉属和青霉属产生的一类次级代谢产物，该类物质以异香豆素交联 L-苯丙氨酸为基本结构，在此基础上可衍生出 20 多种化合物，其中以赭曲霉毒素 A（ochratoxin A，OTA）含量最高、分布最广且毒性最强。OTA 是仅次于黄曲霉毒素的第二大污染物。1993 年，国际癌症研究机构将 OTA 划为人类可能的致癌物（2B 类）。

OTA 诱导毒性机制主要包括：诱导氧化应激、破坏转录调控、抑制蛋白质合成、干扰代谢酶、干扰细胞信号转导、诱导细胞凋亡和周期停滞、激活细胞自噬以及各机制之间的相互作用，这些作用共同导致了 OTA 的毒性。

硒可以拮抗 OTA 的细胞毒性和氧化应激损伤。硒通过促进 Nrf2 的激活可提高 OTA 暴露后猪小肠上皮细胞的存活率。另外，在 OTA 诱导的肾损伤模型中，SeMet 和亚硒酸钠被证明对肾损伤具有保护作用，其机制涉及减少氧化应激、上调抗氧化酶表达和减少细胞凋亡。研究表明，SeMet 可提高人类肾细胞中 GPx1、GPx4 和 Trx1 的 mRNA 表达，并通过提高硒酶的含量来减轻 OTA 诱导的肾毒性。OTA 通过调节凋亡蛋白 caspase-3 和 Bax 的表达来增加人肾小管细胞的凋亡，而硒蛋白 SelS 过表达减轻了 OTA 诱导的细胞毒性和凋亡，表现为细胞活力、LDH 活性、膜联蛋白 V 和 caspase-3 的活性变化。补充亚硒酸钠和 SeMet 后，caspase-3、caspase-8 和 caspase-12 的表达水平下降，表明这两种形式的硒都可以通过下调凋亡相关因子的表达来发挥肾损伤的保护作用。

第十二节　硒与其他健康效应

一、硒与情绪健康

20 世纪 80 年代至今的研究已确证硒对健康的重要性。硒在维持正常的脑部功能，包括酶的活动、细胞氧化过程、脑内信号传递以及神经递质的功能方面，起着非常重要的作用。硒作为一种情绪调节剂，在情绪的调控中发挥重要的作用，它不仅可以调节人的情绪，还可以缓解抑郁症状，减轻病痛折磨，提高生活质量。

1. 硒与情绪调节概述

硒是情绪的重要调节剂，与情绪状态密切相关，低硒状态与抑郁及其他不良情绪状态如焦虑、不安和敌对等明显相关，已有研究证实，人为减少硒摄入的量可引起抑郁情绪和敌意行为。饮食中硒含量越低，情绪评分就越低，因此低硒饮食能够导致情绪恶化。与之相反，高硒饮食或补充硒则能改善情绪，研究表明，高硒饮食可明显改善人头脑清醒与不清醒、自信与不自信、安静与焦虑的比值。

新冠疫情后，全球重度抑郁症和焦虑症的病例分别增加了 28% 和 26%。抑郁症是一种发病率高、症状复杂多样的常见情绪性精神障碍，以持续的心境低落、快感缺乏为特征，常伴有睡眠异常、食欲及性欲减退等表现。在现代社会中，抑郁症的发病率越来越普遍，并且成为影响人类生活最严重的精神疾病之一，但人们对于抑郁症的成因一直没有明确的认识。国内专家研究发现，低硒可能造成脑内 5-羟色胺（5-HT）和去甲肾上腺素功能下降，且大量研究已经证实 5-HT 和去甲肾上腺素功能不足是导致抑郁情绪发生的关键所在。此外，硒对应激引起的神经元损伤和抑郁行为具有保护作用，生理剂量的硒补充可增加慢性应激的行为活动，改善抑郁症状。

2. 硒与青少年抑郁

随着社会发展和变化，生活方式愈加多种多样，青少年中的抑郁情绪也越来越常见。抑郁是具有一系列影响躯体、认知、情感和社会过程的症状，在青少年阶段，学习失败、糟糕的同伴关系、行为问题、与父母和其他权威人物的冲突以及药物滥用等都会造成抑郁症。此外，青少年的抑郁和自杀行为常与酒精和药物滥用并存，酗酒可导致微量营养素缺乏，包括必需微量元素硒。此外，一些地区硒的膳食摄入量较低，这些因素的共同作用可导致机体严重的硒缺乏。

研究表明，低硒状态与抑郁情绪、焦虑和认知记忆能力下降有关，大量的大脑结构和功能发育发生在青少年时期，在人生的第二个十年中发生许多新奇的变化，并不仅仅代表童年可塑性的残余。大量证据表明，酒精在青春期对大脑功能和行为的影响与成年期不同，且青少年更容易受到酒精滥用的长期影响，青少年的大脑可能对酒精滥用和硒缺乏的有害组合特别敏感，这种结合可能会导致青少年的抑郁和自杀行为。这些研究为含硒化合物作为精神和神经疾病的预防或治疗剂的潜在发展开辟了新的途径，也说明健康的营养和适合的硒补充应该是青少年抑郁治疗计划的一部分。

有研究显示，血清硒浓度与年轻人的抑郁症状和日常情绪状态有关。研究者采用流行病学研究中心的抑郁量表对 78 名年轻人（年龄 17～25 岁）进行调查，通过网络日记报告他们 13 天内消极和积极情绪，并测定他们血清硒的浓度。结果发现，在年轻人中，血清硒浓度在 82～85mg/L 之间的最佳范围与降低抑郁症状的风险最为相关，且这一范围接近谷胱甘肽过氧化物酶最大值，这些研究表明硒与情绪之间的关系可能与硒的抗氧化途径有关。

3. 硒与产后抑郁

产后抑郁症是一种常见的分娩并发症，其对母亲、婴儿和家庭具有较大的负面影响，困扰着无数的家庭。目前，大约有 13％的妇女受到产后抑郁症的影响，有产后抑郁史的女性未来抑郁发作的风险增加，其子女的认知、社交和情绪发展也会受到干扰，因此，对于产后抑郁症的预防是一个重要的公共卫生问题。

许多研究表明，血清硒浓度在妊娠期间会下降。硒影响产后抑郁症的机制尚不清楚，然而，有研究表明，在妊娠和哺乳期间由于硒需要输送到胎儿，导致硒的需求量增加。在一项临床研究中，有学者探究硒与产后抑郁的关系，他们让 166 名初产妇在妊娠前 3 个月随机接受每日 100mg 硒或安慰剂直到分娩，采用抑郁量表评估产后 8 周的抑郁症状，并在研究开始和研究结束时测定各组产妇的血清硒浓度。结果显示，孕期补充硒后可以有效阻止产后抑郁症的发生。

4. 硒与情绪焦虑

很少有人研究硒在焦虑中的作用。为了研究血清硒浓度与儿童焦虑障碍和症状之间的关系，研究者对中国 831 名儿童（平均年龄 12.67 岁，其中 53.9％为男性，46.1％为女性）进行研究，收集血清硒样本。结果发现，较低的血清硒浓度与较高的焦虑呈正相关，这说明儿童微量营养素硒的水平与焦虑障碍之间存在关联。因此，这项研究表明改善儿童的硒营养可能是一个有希望的策略，可以帮助减少儿童焦虑。

此外，对于成年人焦虑情绪与硒水平关系，外国学者发现在英国人群中微量元素硒与焦虑直接相关，采用双盲交叉设计，50 名受试者每天服用安慰剂或 100μg 硒，连续补硒 5 周后评估焦虑的状态。结果显示，硒的摄入与总体情绪的提升，特别是焦虑的减少有关。硒是甲状腺激素合成、活化和代谢所必需的。最近有研究提出，硒对情绪、行为和认知的影响可能部分是由缺硒或补充硒引起的甲状腺功能变化介导的。

5. 硒与恐惧情绪

恐惧情绪是人类及生物的一种心理活动状态，是指人们在面临某种危险情境，企图摆脱而又无能为力时所产生的担惊受怕的一种强烈压抑情绪体验。恐惧心理就是平常所说的"害怕"。适当的恐惧反应是可以适应的，但是正常的恐惧记忆回路被破坏则会导致焦虑和恐惧相关的疾病。

硒蛋白与恐惧情绪密切相关。有文献报道，SelP 缺失小鼠在情境恐惧消退、潜在抑制和感觉运动控制方面存在缺陷。此外，也有研究表明，SelP 缺失小鼠中，脑部杏仁核区域神经元活力下降，小鼠表现出焦虑样行为增加，恐惧记忆损伤，且这些情绪的改变在不同性别中呈现出不同的差异。以上这些报道说明硒在恐惧情绪中发挥着重要的作用，但其具体机制还需进一步研究。

二、硒与肠道调节

肠道是人体最大的消化器官，也是功能最重要的一段。肠道不仅是人体的消化器官，同时也是人体内最大的免疫器官，肠道黏膜中存在着人体最大的免疫细胞群体，以及种类丰富的肠道菌群。肠黏膜屏障主要包括物理屏障、化学屏障、免疫屏障和微生物屏障，可抵御病原微生物侵入，是机体重要的防御屏障。

1. 硒营养与肠道健康

肠道对外界刺激十分敏感，疾病、抗生素、长期不健康的高脂饮食等情况，都可能打破菌群平衡，导致肠胃越来越敏感。最常见的症状就是腹胀、腹泻、腹痛、便秘、消化不良。炎症性肠病（IBD）主要包括克罗恩病和溃疡性结肠炎，它们以慢性和复发性肠道炎症为特征，其病因尚不清楚，多见于青壮年。黏膜免疫系统功能障碍是 IBD 发病机制中最重要的发病因素，而硒缺乏会加剧肠道损伤并促进炎症反应。

早期研究表明，血浆及红细胞中硒和谷胱甘肽过氧化物酶的水平与

IBD 密切相关，溃疡性结肠炎和克罗恩病患者的血硒水平显著低于健康对照。持续的免疫反应及 Th1 细胞异常激活等释放出各种炎症介质及免疫调节因子，参与了肠黏膜屏障的免疫损伤。

有研究对初诊未用过任何药物的克罗恩病和溃疡性结肠炎患者进行了疾病特异性的免疫细胞亚群和变化代谢物分析，研究发现硒对 T 细胞的分化具有调控作用，并且通过膳食补充硒，在人体体内进行了验证。治疗药物和硒补充剂的结合可有效缓解克罗恩病患者的结肠炎症状，为克罗恩病的治疗提供了新的见解。

2. 补硒与保护肠道

在小鼠急性肠炎的模型中，通过对比四种饮食喂养（缺硒、适量硒、正常硒和高硒），结果发现正常硒和高硒喂养下增加了小鼠的存活率。巨噬细胞在炎症反应中起关键作用，在 IBD 的疾病进展和严重程度中发挥重要作用，该研究发现巨噬细胞中硒蛋白通过上调促炎基因和抗炎基因的表达，减轻了肠炎症状，从而保护小鼠的肠道。研究表明硒在 IBD 中具有治疗作用。

在高脂喂养诱导小鼠肥胖模型中，小鼠肠道黏膜发生形态学的改变，具体表现为小鼠绒毛高度下降，骨折更多，隐窝深度增加，肠道黏膜受损。而补充堇叶碎米荠来源的植物硒肽能显著改善高脂饮食引起的肠道损伤。此外，紧密连接蛋白 ZO-1 和闭塞素 Occludin 被认为是影响肠道完整性和屏障功能的重要生物标志物。与形态学一致，高脂喂养显著抑制了 ZO-1 和 Occludin 的表达，而口服补充堇叶碎米荠硒肽能显著上调了 ZO-1 和 Occludin，维持肠道黏膜的完整性。

3. 硒与肠道菌群调节

肠道菌群在维持肠道内稳态中也起着重要作用，这些微生物对防御入侵微生物和营养吸收很重要。在机体健康的情况下，动物肠道内有益菌群和有害菌群处于相对平衡状态。有害菌群增多会导致肠道内皮细胞通透性增加，伴随细菌易位，引发一系列胃肠道疾病。在高脂喂养诱导小鼠肥胖模型中，高脂喂养的小鼠肠道微生物群的丰富度和多样性较低，植物硒肽能调节喂养小鼠的肠道菌群组成，显著提高有益菌群（布劳特氏菌和乳酸菌）的占比。

另一项研究通过小鼠抗生素模型，揭示恩施葷叶碎米荠硒肽对肠道菌群的调节作用。在抗生素处理后，小鼠肠道中的潜在致病菌占比增加，而具有抗炎作用的拟杆菌门水平的降低，而在抗生素处理后补充硒肽，变形菌门相对占比有所降低，拟杆菌门数量恢复到正常水平，此外，补充高剂量硒肽还能提高有益菌群阿克曼氏菌的相对丰度。

另有研究通过严格控制饮食，比较硒缺乏、硒充足和硒超营养饮食对小鼠肠道微生物群的影响。研究发现三种饮食喂养的小鼠肠道菌群具有显著差异，硒缺乏表现出更容易被鼠伤寒沙门氏菌感染，被葡聚糖硫酸钠诱导后表现出更严重的结肠炎症状；而充足和超营养的硒摄入可以优化肠道微生物群，具体表现为螺杆菌和阿克曼氏菌水平的升高。螺杆菌在肠道中显示出潜在的抗炎活性，阿克曼氏菌在宿主的肠道屏障保护、免疫调节和代谢调节中发挥着重要作用，研究表明膳食硒的摄入可以优化肠道微生物群，防止肠道功能障碍。

不规律的饮食方式或抗生素滥用会导致肠道内菌群失衡，引发腹泻。腹泻是一种常见的肠道感染，可能由一种或多种细菌、病毒或寄生虫引起，是 5 岁以下儿童的第二大死因。轮状病毒和大肠埃希菌是腹泻的最常见病原体。营养不良增加儿童患腹泻的风险，腹泻又会加剧营养不良。

硒能通过增强机体免疫预防腹泻病原体的入侵，硒对肠道的保护功能已在动物研究中被充分验证。缺乏硒的奶牛会腹泻，而补充硒可以预防和治疗这种腹泻。与饮食缺乏硒的猪相比，富硒饮食喂养的猪腹泻天数更少。此外，缺硒饮食喂养的猪的结肠上皮细胞会发生退行性变化。硒缺乏导致了鸡小肠黏膜免疫屏障和物理屏障的损伤，降低了鸡的生长性能和抗氧化能力。

三、硒与肌肉健康

缺硒会导致各种器官的功能障碍。SelN 是一种与遗传疾病有关的蛋白，涉及多种先天性肌营养不良。SelW 也与肌肉疾病有关。了解与缺硒或 SelN、SelW 功能障碍有关的肌肉疾病，有助于确定肌肉疾病的病因，可更好地理解肌肉的形成和维持机制。

人类多种疾病与缺硒有关，但肌肉疾病却未被单独列出。本节整理了肌肉相关疾病的临床资料和硒营养相关性，旨在阐明硒在肌肉生理和病理中的作用。

1. 硒在肌肉生理中的重要性

肌肉疾病表现为不同的肌肉生理缺陷类型。以往的观察和最近的研究表明，硒和某些硒蛋白在肌肉生理学中具有明确的作用，并影响肌肉疾病的发展（表 5-6）。

表 5-6　硒或硒蛋白缺乏引起的人和动物肌肉疾病

类群	疾病	诱因	症状
人类	克山病	低硒摄入和柯萨奇病毒	心肌病:坏死病变、炎性区域、心肌钙化
	强直性肌营养不良	低硒摄入	肌肉疼痛和无力
	强直性肌营养不良	肠外和肠内营养	肌肉疼痛和无力
	与氧化应激相关的慢性肌肉疾病	酒精、艾滋病病毒感染	肌肉疼痛和无力
	强直性脊柱炎		肌张力减退、轴性肌无力、脊柱侧凸、肌节紊乱等
	多微小核空病	*SEPN1* 基因突变	
	马洛体样肌间线蛋白相关疾病		
	低头综合征		
动物	营养性肌营养萎缩症（鸡肉、火鸡、鲑鱼等）	低硒摄入	心脏和骨骼肌病变
	白肌病	低硒饮食诱发疾病（小牛）、低浓度硒蛋白 W	心脏和骨骼肌病变，广泛钙化
	僵硬羔羊综合征	硒和维生素 E 共同缺乏	四肢和脊柱僵硬
	致命性肌病（豚鼠）	硒和维生素 E 共同缺乏	肌肉损伤、脂质过氧化、低谷胱甘肽过氧化物酶

在牛和人类中都观察到，缺硒造成了几种心脏和骨骼肌的肌肉疾病，定义为营养性肌肉萎缩症。奶牛、小牛和绵羊的白肌病（white muscle disease，WMD）或僵硬羔羊综合征（rigid lamb syndrome，RL）就是以心肌和骨骼肌纤维病变为特征的肌病，常伴有广泛的钙化特征。这些疾病

的发生受到饮食的影响，食物中的硒含量与这些疾病的发病率存在直接联系。补硒能够干预 WMD 或 RL，进一步证明硒元素与疾病发生的关系。

中国东北至西南的狭长地带属于典型的土壤低硒区。克山病是发生在这一地带的一种与低硒相关的地方病。该病属于心肌病，其特征是整个心肌的坏死病变，并发生炎症和钙化。小鼠实验表明该疾病具有双重病因，即膳食微量元素缺乏和肠道内柯萨奇非毒性株感染。该病毒经由缺硒宿主传代后变得具有毒性，其中涉及非毒性病毒株基因组的突变，最终转变为对心脏有毒性的病毒株。该病毒的突变株甚至能够诱发非缺硒小鼠的心脏损伤。除此之外，从谷胱甘肽过氧化物酶基因敲除小鼠中获得了相同的结果，表明谷胱甘肽过氧化物酶对于防止该病毒基因组引发的氧化突变至关重要。

长期肠外营养是诱发缺硒相关骨骼肌肉疾病的另一个重要病因。谷胱甘肽过氧化物酶活性低是细胞缺硒的重要指标，被证实是肌肉疼痛和无力的主要原因。这类疾病患者普遍对补硒反应良好。个别缺硒相关肌肉疾病患者的肌肉活检中观察到线粒体病变，可能与氧化损伤有关。Guicheney 的团队发现一种先天性肌营养不良是由编码 SelN 的基因突变所引起的，进一步明确了肌肉功能障碍与硒之间的联系。

2. 硒与维生素 E 在肌肉健康中的协同作用

维生素 E 具有抗氧化特性，参与对抗细胞的氧化应激。研究表明通过单独的缺硒或缺维生素 E，能将这两种营养缺失引发的肌肉缺陷进行区分，从而获得了临床上相关疾病的不同类型。据报道，硒和维生素 E 共同缺乏会导致豚鼠全身性的致命性肌病，而单一缺乏情况的病理学严重程度要低得多。在病变肌肉中，检测到明显的脂质过氧化以及较低的谷胱甘肽过氧化物酶活性，说明肌肉病变可能与缺硒引起的氧化应激有关。另一项研究发现，同时给母羊补充硒和维生素 E 可降低僵硬羔羊综合征的发病率。这些结果表明，维生素 E 缺乏是加剧缺硒症状的一个因素，但具体机制尚不清楚。

3. 硒代半胱氨酸 tRNA^{Sec} 基因突变与肌肉疾病

为了进一步研究硒在分子水平上的作用，将硒代半胱氨酸 tRNA^{Sec} 突变型基因的 20 个拷贝插入小鼠基因组中，获得了一种硒蛋白缺失小鼠模型，该基因的转录产物缺乏 6-异戊烯基亚皂苷，构成了其最佳活性所必需的碱基修饰。这种显性负效应突变体 tRNA^{Sec} 的过表达通过蛋白质和组织特异性的方式干扰正常硒蛋白的合成，使得几种硒蛋白在这些小鼠的不同组织中低表达。尽管与正常小鼠相比，tRNA^{Sec} 突变小鼠骨骼肌的表型正常，但在大量运动后，由于对努力的适应性反应增强，使得肌肉变得更重。

4. 硒蛋白 W 与肌肉疾病

SelW 可以结合谷胱甘肽，并在体内显示谷胱甘肽依赖性的抗氧化活性。白肌病是幼畜的一种以骨骼肌、心肌纤维变性坏死为主要特征的疾病，因病变部位肌肉色淡甚至苍白而得名，在补硒组的动物肌肉中，SelW 高水平表达，但在白肌病对照组中几乎检测不到。白肌病动物肌肉中的肌质网失去了螯合钙的能力，导致骨骼和心肌组织钙化。

5. 硒蛋白 N 与肌肉疾病

SelN 由 *SEPN1* 基因编码，是能够引起人类遗传疾病的蛋白。*SEPN1* 基因突变能够引起神经肌肉遗传疾病，统称为 *SEPN1* 相关疾病（SEPN1-relatedmyopathy，SEPN1-RM），包括 4 种不同类型：强直性脊柱肌肉萎缩症（rigid spine muscular dystrophy，RSMD1）、多微小轴空病（multiminicore disease，MmD）、马洛体样肌间线蛋白相关疾病（mallory body-like desmin-related myopathy，MB-DRM）和先天性肌纤维类型不均（myopathy with congenital fiber type disproportion，CFTD）。*SEPN1* 相关疾病发病初期全身肌肉萎缩、肌肉无力，以轴向肌肉无力尤为突出，可致脊柱强直，严重者可出现脊柱侧弯、呼吸功能不全等症状。近年来，随着对 *SEPN1* 基因突变所致疾病研究的深入，其结构与生物学功能也日益受到关注。

（1）SelN 涉及肌肉疾病的分子证据　人类 *SEPN1* 基因的定位对应于与强直性脊柱肌肉萎缩症（RSMD）相关位点。RSMD 是一种罕见的先天性肌肉疾病，其特征是早发性肌张力减退，以轴向肌肉无力为主，会导致致命的呼吸功能不全和脊柱侧凸。该基因位点限制在包含约 20 个基因的区域，其中包括 *SelN* 基因。根据硒在肌肉生理学中起作用的多个观察证据进行推测，*SEPN1* 基因可能是 RSMD 的候选基因。事实上，对受影响

患者的 *SEPN1* 基因进行测序发现了不同家族中的几种突变，进而确定了硒蛋白与人类遗传疾病之间的联系。

在显微镜下，SelN 的缺陷导致局灶性肌节紊乱、线粒体耗竭（小核）和多个丝状蛋白（包括结蛋白）在细胞质病灶内的异常聚集。因此，对 SelN 功能的进一步了解将有利于更好地理解该疾病的病因。SelN 是一种跨膜糖蛋白，位于内质网。该亚细胞室在肌肉功能方面起着多种重要作用，包括收缩期间钙的螯合和控制释放、与细胞骨架的连接、与细胞间黏附相关的膜或膜蛋白合成、折叠和糖基化。在 SelN 参与上述哪条途径目前尚不清楚。

（2）SelN 在骨骼肌形成中的作用　成熟肌肉的再生能力主要由静态肌祖细胞执行，当组织发生损伤时，肌卫星细胞可被激活，增殖分化成为新的肌组织纤维。在 *SEPN1* 敲除小鼠中，损伤的成熟肌肉中肌卫星细胞的数量降低；用环磷酰胺对 *SEPN1* 敲除小鼠骨骼肌进行二次损伤，骨骼肌的再生完全停止，而对照组小鼠肌肉损伤得到修复。在 SEPN1-RM 患者肌肉活检组织中发现，肌卫星细胞的数量较未感染和其他肌病损伤组显著降低，并且随着年龄增长肌卫星细胞数量降低更为明显，在 35 岁以上患者肌肉活检组织中仅能够检测到少量的肌卫星细胞。这些研究表明，在哺乳动物肌肉组织中，SelN 调节肌卫星细胞的增殖与分化，对损伤肌肉组织的再生起到重要的作用。

在其他动物模型中，SelN 对肌肉生长发育影响的研究也取得了一些成果。研究发现，*SEPN1* 缺失的斑马鱼出现了体节组织破坏和全身肌肉结构明显改变的特征。同时慢肌纤维生长发生缺陷，近轴细胞中肌源性基因表达降低。

（3）SelN 的抗氧化功能　SelN 也是一种具有抗氧化功能的硒酶。*SEPN1* 突变患者的肌管和 *SEPN1* 敲除的成纤维细胞的氧化水平升高，被氧化的蛋白数量增加。用 H_2O_2 刺激 *SEPN1* 敲除的成纤维细胞，细胞死亡率显著升高，表明敲除 *SEPN1* 的成纤维细胞对 H_2O_2 诱导的氧化应激更为敏感。同时，他们还发现，敲除 *SEPN1* 的成纤维细胞对氧化应激的敏感性可通过用抗氧化剂 N-乙酰半胱氨酸进行预处理而逆转。

内质网氧化还原蛋白 1（ER oxidoreductin 1，ERO1）是内质网中主要的蛋白二硫化氧化酶，促使内质网中 H_2O_2 生成，导致 ER 氧化应激。研究发现，SelN 在 ER 腔中可作为一种还原酶，保护 ER 免受 ERO1 诱导的过氧化损伤，*SEPN1* 表达水平与 ERO1 水平具有相关性。这些研究都表明 SelN 参与维持体内氧化还原平衡。

（4）SelN 参与肌肉钙稳态的调控　钙稳态对维持肌肉组织正常生理功能发挥重要作用。研究发现，在缺乏 SelN 的人类肌管中，静息胞质 Ca^{2+} 浓度升高，同时，肌浆网中 Ca^{2+} 负载和咖啡因诱导的 Ca^{2+} 释放减少。

肌质网 Ca^{2+}-ATP 酶（sarco endoplasmic reticulumcalcium adenosine triphosphatase，SERCA）是一种内质网钙处理蛋白，对从胞质中清除的 Ca^{2+} 有高度亲和性，调节静息胞质中 Ca^{2+} 的浓度，在兴奋-收缩耦联中起到非常重要的作用。Marino 等研究发现，SEPN1-RM 患者肌肉组织功能障碍的程度取决于氧自由基和 Ca^{2+} 的浓度。在氧化还原反应中，*SEPN1* 氧化还原活性的缺失抑制了 SERCA 的活性，通过不断减弱兴奋-收缩耦联机制影响肌肉组织正常活动，并且确定 *SEPN1* 的作用靶点是 SERCA2 亚型。SERCA2a 主要表达于骨骼肌慢肌纤维和心肌。SERCA2b 广泛表达于各组织中，是一种管家基因，主要参与维持细胞钙稳态。SEPN1 对 SERCA2a 和 SERCA2b 都有调控作用，但只有 SERCA2a 缺失会导致机体出现明显的肌肉疾病表型。在骨骼肌中，SERCA 通过调控兴奋-收缩耦联调节肌浆网中 Ca^{2+} 的摄入，SERCA 活性不足易导致肌营养不良。

兰尼碱受体（Ryanodine receptor，RyR），一种肌浆网 Ca^{2+} 释放通道，对维持细胞内钙平衡起重要作用。Arbogast 等指出，SEPN1 可通过与肌肉中 Ca^{2+} 释放通道相互作用，使 RyR 活化，从而调节肌浆网中 Ca^{2+} 的释放。SEPN1 通过分别与 SERCA 和 RyR 作用而成为钙代谢中的一个关键组成部分。此外，研究发现在骨骼肌发挥作用时，钙稳态与内质网还原功能调节是必不可少的互联通路，SEPN1 异常导致此互联通路异常是先天性肌肉疾病发生的主要原因。

长期积累的临床数据为硒在肌肉疾病中的重要作用提供了大量证据。然而硒蛋白在肌肉形成、功能和维持中的确切作用和功能尚不清楚。由于部分信息或分析的患者数量有限，一些观察结果和结论相互矛盾，使得临床结果的解释变得更为复杂。未来，在分子和生理水平上对 SelN、SelW 功能以及其他未知功能硒蛋白的继续深入研究，将为确定肌肉疾病的病因提供新的基础。

四、硒与辐射

辐射对生物体健康造成的影响主要是由高能辐射，也就是电离辐射引起的。目前认为，电离辐射引起的 DNA 损伤是其主要生物学效应，其作用方式为通过生成大量自由基，直接损伤生物大分子，包括细胞内靶目标 DNA，同时也造成蛋白质、脂质等大分子损伤，毁坏细胞的正常功能。

1. 辐射与健康相关性

美国国家科学院的国家研究委员会总结了五种与辐射相关的健康风险：增加癌症风险神经系统损伤（主要表现为脑部病变）、退行性病变（主要表现为白内障）、辐射综合征（主要表现为对消化系统产生的影响）、异常免疫反应。

空间辐射所带来的 DNA 和中枢神经受损、可能的癌症风险升高和其他安全相关的不确定性是不可避免的。在执行 3～6 个月的太空任务后，通过对宇航员的淋巴细胞进行遗传学分析，提供了太空辐射对人体损伤的直接证据，研究检测到的淋巴细胞染色体畸变大多是一种稳定的类型，并且可以在血液中积累。

2. 补硒对辐射损伤的保护

辐射产生的大量自由基明显增加了体内抗氧化的消耗。硒元素对抗电子辐射的保护作用主要通过其抗氧化实现，帮助清除细胞内因辐射引发产生的自由基，从而保护、修复细胞。

动物实验表明：天然抗氧化剂组合物，包括硒代蛋氨酸、N-乙酰半胱氨酸、α-硫辛酸、抗坏血酸钠、辅酶 Q10 和 α-生育酚琥珀酸，对辐射具有缓解作用。在不补充抗氧化剂的情况下，全身辐照（8Gy）是致命的，但在照射后给予抗氧化饮食治疗，小鼠的存活率提高 70%。

对大鼠进行了电离辐射的全身辐照，可导致大鼠出现严重肾功能衰竭，通过饮用水补充硒的大鼠，血尿氮素（肾功能损伤的指标）的升高明显低于未补充大鼠，组织病理学分析证实了硒对于辐射损伤有明显缓解作用，该剂量未表现出硒中毒的迹象。

另一项实验表明：实验组大鼠在接受全身电离辐照前 7 天用富硒麦芽灌胃，富硒组可以减轻肺充血、出血、组织液渗出及肺泡壁增厚，调节肺内吞噬细胞的免疫功能，并对大鼠放射性肺损伤有一定的防护作用。

通过对比无机硒和硒蛋白对小鼠的抗辐射损伤作用，发现硒蛋白和无机硒均可显著抑制辐射所诱导的小鼠染色体畸变，二者相比，硒蛋白的作用更为突出，在缓解辐射对小鼠血液谷胱甘肽过氧化物酶活性及血液脂质过氧化物含量带来的影响中，仍然以硒蛋白效果更为显著。

放射治疗利用电离辐射是治疗恶性肿瘤最有效的手段之一。放疗在杀伤肿瘤细胞的同时，不可避免会损伤周围正常细胞。脑肿瘤患者在放疗过程中补硒能提高患者的一般情况和生活质量，预防或降低氧化应激引起的组织损伤和减轻头昏头痛、恶心呕吐、偏瘫、言语不利等不良反应。脑肿瘤患者补硒后 76% 的患者颅内高压症状缓解。此外，补硒既不干扰电离辐射的生物效应，又能减弱放疗后的不良反应，还能减轻放疗引起的淋巴结水肿，提高头颈部、肢体和喉水肿患者的生活质量，对单独放疗或术后放疗引起的继发性淋巴水肿具有积极作用。

对接受放射治疗的宫颈癌和子宫癌患者补硒，不仅能提高治疗的有效性，还能减少放射治疗引起的腹泻的发作次数和严重程度，并且不会对患者的长期生存产生负面影响，对接受盆腔放射治疗的缺硒宫颈癌和子宫癌患者来说是一种有意义且有益的辅助治疗。氧化应激与口腔癌的发生有关，并且已发现在放射治疗期间会加重，对口腔鳞癌患者补充 $400\mu g/d$ 的硒，为期 6 个月，结果表明，硒补充剂可减轻放疗所致的氧化损伤，并提高血清中抗氧化酶和抗氧化剂的水平。

此外有研究评估了放疗中补充硒的益处和风险，综合了 16 项临床研究，发现补充高剂量的硒（$200\sim500\mu g/d$）能够减少放疗的不良反应。一项综述汇总了 6 项放疗中补充硒的临床研究，探讨了放疗中补充硒的好处和风险，结果显示，在放疗过程中，补充硒 $300\sim500\mu g/d$，持续时间为 10 天至 6 个月，可改善患者的硒营养状况，减少放疗的不良反应，提高生活质量，对于硒缺乏人群更为有效。在放疗过程中高剂量补充硒，没有发现明显毒性。

由此可见，硒通过有效清除辐射引发产生的自由基，并且保护细胞、修复细胞，减少染色体畸变，具有抗辐射的作用，并能缓解放射治疗的副作用，且具有辅助治疗的作用。

总结与展望

本章通过硒对于克山病、大骨节病、癌症、心脑血管疾病、眼部疾病、肌肉疾病等的作用，以及保护肝脏、抗病毒、调节情绪、拮抗重金属、保护生殖健康、保护肠道健康、抵抗辐射等的阐述，大多数研究支持硒营养缺乏会增加疾病和健康风险，同时硒对于这些疾病或健康保护作用具有较多的研究证据。

从未来发展和深入建议角度，评价硒营养或功能与疾病和健康的关系，应该严格遵循医学中病因研究判定原则：①研究结论要有一致性，不能因人、因时间、因地而异；②研究结论要有可重复性；③研究的原因要有特异性；④原因必须在疾病之前，要有因果关系，要排除伴随现象；⑤研究结论的时间、空间分布要一致；⑥要有剂量-效应关系；⑦研究结论不能违背已有的科学结论，除非该科学结论被推翻；⑧研究结论要有可靠动物模型证实；⑨研究结论在动物模型证实的基础上，需经人体证实。

硒与克山病、大骨节病的研究表明，一级病因消灭，该病停止发生；条件病因消灭，该病停止发生或者被控制或减轻。用以上条件衡量，硒与克山病、大骨节病研究比较深入。目前硒与疾病和健康的关系研究已经取得许多可喜的成果。但是由于疾病与人体生理和组织及器官的复杂性，以及硒营养作用的两面性，加上部分研究还处于早期，或者研究工作不够全面深入，因此硒对一些重大疾病防治及健康保护的明确证据还有待进一步探寻。

◇ 参考文献

[1] 李广生，王凡，杨同书，等.克山病的病理、病因与发病机制研究［J］.医学研究通讯，2000（05）：16-17.

[2] 杨进生.急性克山病患者的临床经过［J］.中国地方病学杂志，2001（03）：67-70.

[3] 周扬，翟俊民，王治伦，等.克山病病因研究进展［J］.中国地方病学杂志，2004（05）：104-106.

[4] 熊咏民，王治伦，代晓霞，等.人微小病毒B19及硒与大骨节病关系的研究［J］.西安交通大学学报（医学版），2004，25（1）：45-47.

[5] 谢冬梅，王荣海，廖玉麟，等.补硒治疗大骨节病疗效的网状Meta分析［J］.中国循证医学杂志，2016，16（11）：1284-1290

[6] 张荣强，韩莉欣，刘启玲，等.血清硒水平与乙型肝炎和丙型肝炎关系的meta分析［J］.职业与健康，2017，33（01）：34-37.

[7] 龙翠英，郑春玲，黄刚，等.补硒治疗对缺血性脑卒中患者抗氧化能力的影响［J］.中国地方病防治杂志，2016，31（9）：1079.

[8] 王祖光，崔丽巍，赵甲亭，等.硒对汞毒性的拮抗作用及机理［J］.中国科学：化学，2016，46（07）：677-687.

[9] Cong L，Niu X，Jin W，et al. Interaction of glutathione peroxidase-1 and selenium in endemic dilated cardiomyopathy［J］. Clinica Chimica Acta，2009，399（1-2）：102-108.

[10] Yang L，Zhao G H，Yu F F，et al. Selenium and iodine levels in subjects with Kashin-Beck disease：a Meta-analysis［J］. Biological Trace Element Research，2016，170（1）：43-54.

[11] Zou K，Liu G，Wu T，et al. Selenium for preventing Kashin-Beck osteoarthropathy in children：a meta-analysis. Osteoarthritis Cartilage［J］. 2009，17（2）：144-151.

[12] Jirong Y，Huiyun P，Zhongzhe Y，et al. Sodium selenite for treatment of Kashin-Beck disease in children：a systematic review of randomised controlled trials［J］. Osteoarthritis Cartilage，2012，20（7）：605-613.

[13] Li Q，Liu M，Hou J，et al. The prevalence of Keshan disease in China［J］. Int J Cardiol，2013，168：1121-1126.

[14] González-Reimers E，Monedero-Prieto M J，González-Pérez J M，et al. Relative and combined effects of Selenium，protein deficiency and ethanol on hepatocyte ballooning and liver steatosis［J］. Biological Trace Element Research，2013，154（2）：281-287.

[15] Goda K，Muta K，Yasui Y，et al. Selenium and Glutathione-Depleted Rats as a Sensitive Animal Model to Predict Drug-Induced Liver Injury in Humans［J］. International Jour-

nal of Molecular Sciences, 2019, 20: 31-41.

[16] Tichati L, Trea F, Ouali K. Potential Role of Selenium Against Hepatotoxicity Induced by 2,4-Dichlorophenoxyacetic Acid in Albino Wistar Rats [J]. Biological Trace Element Research, 2020, 194 (1): 228-236.

[17] Yunhuan L, Qing L, John H. Protective effects of selenium-glutathione-enriched probiotics on CCl4-induced liver fibrosis [J]. Journal of Nutritional Biochemistry, 2018, 58: 138-149.

[18] GBD 2013 Mortality and Causes of Death Collaborators. Global, regional, and national age-sex specific all-cause and cause-specific mortality for 240 causes of death, 1990-2013: a systematic analysis for the Global Burden of Disease Study 2013 [J]. Lancet, 2015, 385 (9963): 117-171.

[19] Cheng Z, Zhi X, Sun G, et al. Sodium selenite suppresses hepatitis B virus transcription and replication in human hepatoma cell lines [J]. Journal of Medical Virology, 2016, 88 (4): 653-663.

[20] Lee Y, Kim S, Park R, et al. Hepatitis B Virus-X Downregulates Expression of Selenium Binding Protein 1. [J]. Viruses, 2020, 12 (5).

[21] Moli Z, Qianqian N, Jie Z, et al. Amorphous selenium nanodots alleviate non-alcoholic fatty liver disease via activating VEGF receptor 1 to further inhibit phosphorylation of JNK/p38 MAPK pathways [J]. European Journal of Pharmacology, 2022, 932: 175-235.

[22] Mishal R, Michael M, Aayush V, et al. Increased serum selenium levels are associated with reduced risk of advanced liver fibrosis and all-cause mortality in NAFLD patients: National Health and Nutrition Examination Survey (NHANES) Ⅲ [J]. Annals of Hepatology, 2020, 19: 635-640.

[23] Bleys J, Navas-Acien A, Guallar E. Serum selenium levels and allcause, cancer, and cardiovascular mortality among US adults [J]. Arch Intern Med, 2008, 168 (4): 404-410.

[24] Carlson B A, Yoo H M, Tobe R, et al. Thioredoxin reductase 1 protects against chemically induced hepatocarcinogenesis via control of cellular redox homeostasis. Carcinogenesis. 2012, 33: 1806-1813.

[25] Huang C, Ding G, Gu C, et al. Decreased selenium-binding protein 1 enhances glutathione peroxidase 1 activity and downregulates hif-1alpha to promote hepatocellular carcinoma invasiveness. Clin. Cancer Res, 2012, 18: 3042-3053.

[26] Carlisle A E, Lee N, Matthew-Onabanjo A N, et al. Selenium detoxification is required for cancer-cell survival [J]. Nature Metabolism, 2020, 2 (7): 1-9.

[27] Pietrzak S, Wójcik J, Scott R J, et al. Influence of the selenium level on overall survival in lung cancer [J]. Journal of Trace Elements in Medicine and Biology, 2019, 56: 46-51.

[28] Holly R Harris, et al. Selenium intake and breast cancer mortality in a cohort of Swedish women [J]. Breast Cancer Research & Treatment, 2012, 134 (3): 1269-1277.

[29] Lubinski J, Marciniak W, Muszynska M, et al. Serum selenium levels predict survival after breast cancer [J]. Breast Cancer Research and Treatment, 2018, 167 (2): 591-598.

[30] Szwiec M, Marciniak W, Huzarski T, et al. Serum Selenium Level Predicts 10-Year Survival after Breast Cancer [J]. Nutrients, 2021, 13 (3): 953.

[31] Han H W, Yang E J, Lee S M. Sodium Selenite Alleviates Breast Cancer-Related Lymphedema Independent of Antioxidant Defense System. Nutrients, 2019, 11 (5): 1021.

[32] Luo H, Fang Y J, Zhang X, et al. Association between Dietary Zinc and Selenium Intake, Oxidative Stress-Related Gene Polymorphism, and Colorectal Cancer Risk in Chinese Population-A Case-Control Study [J]. Nutr Cancer. 2021, 73 (9): 1621-1630.

[33] Hughes D J, Fedirko V, Jenab M, et al. Selenium status is associated with colorectal cancer risk in the European prospective investigation of cancer and nutrition cohort [J]. International Journal of Cancer, 2014, 136 (5): 1149-1161.

[34] Peters U, Chatterjee N, Church T R, et al. High serum selenium and reduced risk of advanced colorectal adenoma in a colorectal cancer early detection program [J]. Cancer epidemiology, biomarkers & prevention : a publication of the American Association for Cancer Research, cosponsored by the American Society of Preventive Oncology, 2015, 15 (2): 315-320.

[35] Reid M E, Duffield-Lillico A J, Sunga A, et al. Selenium supplementation and colorectal adenomas: An analysis of the nutritional prevention of cancer trial [J]. International Journal of Cancer, 2006, 118 (7): 1777-1781.

[36] Üstündag Y, Boyacioglu S. Plasma and Gastric Tissue Selenium Levels in Patients with Helicobacter Pylori Infection [J]. J Clin Gastroenterol, 2001, 35 (5): 405-408.

[37] Mark S D, Qiao Y L, Dawsey S M, et al. Prospective Study of Serum Selenium Levels and Incident Esophageal and Gastric Cancers [J]. Journal of the National Cancer Institute, 2000, 92 (21): 1753-1763.

[38] Steevens J, Brandt P, Goldbohm R A, et al. Selenium Status and the Risk of Esophageal and Gastric Cancer Subtypes: The Netherlands Cohort Study [J]. Gastroenterology, 2010, 138 (5): 1704-1713.

[39] Gong H Y，He J G，Li B S. Meta-analysis of the association between selenium and gastric cancer risk [J]. Oncotarget，2016，7 (13)：15600-15605.

[40] Khan M S，Dilawar S，Ali I，et al. The possible role of selenium concentration in hepatitis B and C patients [J]. Saudi J Gastroenterol，2012，18 (2)：106-110.

[41] Hurst R. Hooper L. Norat T，et al. Selenium and prostate cancer：systematic review and meta-analysis. Am J Clin Nutr，2012，96 (1)：111-122.

[42] Kourosh S，Milad A，Younes M，et al. The association between Selenium and Prostate Cancer：a Systematic Review and Meta-Analysis [J]. Asian Pacific journal of cancer prevention，2018，19 (6).

[43] Subramanyam D，Subbaiah K V，Rajendra W，et al. Serum selenium concentration and antioxidant activity in cervical cancer patients before and after treatment [J]. Exp Oncol，2013，35 (2)：97-100.

[44] Muecke R，Schomburg L，Glatzel M，et al. Multicenter，phase 3 trial comparing selenium supplementation with observation in gynecologic radiation oncology. Int J Radiat Oncol，2010，78 (3)：828-835.

[45] Cheng Z，Yu S，He W，et al. Selenite Induces Cell Cycle Arrest and Apoptosis via Reactive Oxygen Species-Dependent Inhibition of the AKT/mTOR Pathway in Thyroid Cancer. Front Oncol，2021，11：668424.

[46] Stevens J，Waters R，Sieniawska C，et al. Serum selenium concentration at diagnosis and outcome in patients with haematological malignancies [J]. Brit J Haematol，2011，154 (4)：448-456.

[47] Soumya M，Devi K S，Santhiya R，et al. Selenium nanoparticles：A potent chemotherapeutic agent and an elucidation of its mechanism [J]. Colloids & Surfaces B Biointerfaces，2018，170：280.

[48] Gunes S，Sahinturk V，Uslu S，et al. Protective Effects of Selenium on Cyclophosphamide-Induced Oxidative Stress and Kidney Injury [J]. Biological Trace Element Research，2018，185 (1)：116-123.

[49] Fan C D，Chen J J，Wang Y，et al. Selenocystine potentiates cancer cell apoptosis induced by 5-fluorouracil by triggering ROS-mediated DNA damage and inactivation of ERK pathway [J]. Free Radical Bio Med，2013，65：305-316.

[50] Yang Y，Xie Q，Zhao Z，et al. Functionalized selenium nanosystem as radiationsensitizer of 125 I seeds for precise cancer therapy [J]. ACS Appl Mater Interfaces，2017，9 (31)：25857-25869.

[51] Mix M，Ramnath N，Gomez J，et al. Effects of selenomethionine on acute toxicities from concurrent chemoradiation for inoperable stage III non-small cell lung cancer [J].

World J Clin Oncol, 2015, 6: 156-165.

[52] Muecke R, Schomburg L, Glatzel M, et al. Multicenter, phase 3 trial comparing selenium supplementation with observation in gynecologic radiation oncology [J]. Int J Radiat Oncol Biol Phys, 2010, 78: 828-835.

[53] Munguti C M, Al Rifai M, Shaheen W A. Rare cause of cardiomyopathy: A case of selenium deficiency causing severe cardiomyopathy that improved on supplementation [J]. Cureus, 2017, 9: e1627.

[54] Zhang L, Gao Y, Feng H, et al. Effects of selenium deficiency and low protein intake on the apoptosis through a mitochondria-dependent pathway [J]. J Trace Elem Med Biol, 2019, 56: 21-30.

[55] Shalihat A, Hasanah A N, Mutakin, et al. The role of selenium in cell survival and its correlation with protective effects against cardiovascular disease: A literature review [J]. Biomed Pharmacother, 2021, 134: 111-125.

[56] Seale L A, Ha H Y, Hashimoto A C, et al. Relationship between selenoprotein P and selenocysteine lyase: Insights into selenium metabolism [J]. Free Radic Biol Med, 2018, 127: 182-189.

[57] Seale L A. Selenocysteine beta-Lyase: Biochemistry, regulation and physiological role of the selenocysteine decomposition enzyme [J]. Antioxidants, 2019, 8: 357.

[58] Whanger P D. Selenoprotein expression and function-selenoprotein W [J]. Biochim Biophys Acta, 2009, 1790: 1448-1452.

[59] Fraczek-Jucha M, Szlosarczyk B, Kabat M, et al. Low triiodothyronine syndrome and serum selenium status in the course of acute myocardial infarction [J]. Pol Merkur Lekarski, 2019, 47: 45-51.

[60] Hu X F, Eccles K M, Chan H M. High selenium exposure lowers the odds ratios for hypertension, stroke, and myocardial infarction associated with mercury exposure among Inuit in Canada [J]. Environ Int, 2017, 102: 200-206.

[61] Ferreira R L U, Sena-Evangelista K C M, de Azevedo E P, et al. Selenium in human health and gut microflora: bioavailability of selenocompounds and relationship with diseases [J]. Front Nutr, 2021, 8: 685317.

[62] Zhang Y, Cartland S P, Henriquez R, et al. Selenomethionine supplementation reduces lesion burden, improves vessel function and modulates the inflammatory response within the setting of atherosclerosis [J]. Redox Biol, 2020, 29: 101409.

[63] Steinbrenner H, Bilgic E, Pinto A, et al. Selenium pretreatment for mitigation of ischemia/reperfusion injury in cardiovascular surgery: Influence on acute organ damage and inflammatory response [J]. Inflammation, 2016, 39: 1363-1376.

[64] Ju W, Li X, Li Z, et al. The effect of selenium supplementation on coronary heart disease: A systematic review and meta-analysis of randomized controlled trials [J]. J Trace Elem Med Biol, 2017, 44: 8-16.

[65] Wirth E K, Conrad M, Winterer J, et al. Neuronal selenoprotein expression is required for interneuron development and prevents seizures and neurodegeneration [J]. Faseb Journal, 2010, 24 (3): 844-852.

[66] Eva K, Wirth B, Suman, et al. Cerebellar hypoplasia in mice lacking selenoprotein biosynthesis in neurons [J]. Biological Trace Element Research, 2014, 158 (2): 203-210.

[67] Seiler A, Schneider M F, Rster H, et al. Glutathione peroxidase 4 senses and translates oxidative stress into 12/15-lipoxygenase dependent- and AIF-mediated cell death [J]. Cell Metabolism, 2008, 8 (3): 237-248.

[68] Soerensen J, Jakupoglu C, Beck H, et al. The role of thioredoxin reductases in brain development [J]. PLoS ONE, 2008, 3 (3): e1813.

[69] Peters M M, Hill K E, Burk R F, et al. Altered hippocampus synaptic function in selenoprotein P deficient mice [J]. Molecular Neurodegeneration, 2006, 1: 12.

[70] Castex M T, Arabo A, Bénard M, et al. Selenoprotein T deficiency leads to neurodevelopmental ab-normalities and hyperactive behavior in mice [J]. Molecular Neurobiology, 2016, 53 (9): 5818-5832.

[71] Alrifai M F, Moustafa M E. Analysis of conserved structural features of selenoprotein K [J]. Egyptian Journal of Biochemistry & Molecular Biology, 2012, 30 (1): 1-18.

[72] Shi T, Yang Y, Zhang Z, et al. Loss of MsrB1 perturbs spatial learning and long-term potentiation/long-term depression in mice [J]. Neurobiology of Learning and Memory, 2019, 166: 107104.

[73] Situ J, Huang X, Zuo M, et al. Comparative proteomic analysis reveals the effect of selenoprotein W deficiency on oligodendrogenesis in fear memory [J]. Antioxidants (Basel), 2022, 11 (5): 999.

[74] Ren B, Liu M, Ni J, et al. Role of selenoprotein F in protein folding and secretion: Potential involvement in human disease [J]. Nutrients, 2018, 10 (11): 1619.

[75] Polanska K, Hanke W, Krol A, et al. Micronutrients during pregnancy and child psychomotor development: Opposite effects of zinc and selenium [J]. Environmental Research, 2017, 158: 583-589.

[76] Tinkov A A, Skalnaya M G, Simashkova N V, et al. Association between catatonia and levels of hair and serum trace elements and minerals in autism spectrum disorder [J]. Biomed Pharmacother, 2019, 109: 174-180.

[77] Skalny A V, Simashkova N V, Klyushnik T P, et al. Assessment of serum trace elements and electrolytes in children with childhood and atypical autism [J]. Journal of Trace Elements in Medicine and Biology, 2017, 43: 9-14.

[78] Chau E J, Mostaid M S, Cropley V, et al. Downregulation of plasma SELENBP1 protein in patients with recent-onset schizophrenia [J]. Progress in Neuro-Psychopharmacology and Biological Psychiatry, 2018, 85: 1-6.

[79] Jia W, Song Y, Yang L, et al. The changes of serum zinc, copper, and selenium levels in epileptic patients: a systematic review and meta-analysis [J]. Expert Review of Clinical Pharmacology, 2020, 13 (9): 1047-1058.

[80] He Z, Zheng L, Zhao X, et al. An adequate supply of bis (ethylmaltolato) oxidovanadium (Ⅳ) remarkably reversed the pathological hallmarks of Alzheimer's disease in triple-transgenic middle-aged mice [J]. Biological Trace Element Research, 2022, 208: 111073.

[81] Corcoran N M, Martin D, Hutter-Paier B, et al. Sodium selenate specifically activates PP2A phosphatase, dephos-phorylates tau and reverses memory deficits in an Alzheimer's disease model [J]. Journal of Clinical Neuroscience, 2010, 17 (8): 1025-1033.

[82] Li X, Shi Q, Xu H, et al. Ebselen interferes with Alzheimer's disease by regulating mitochondrial function [J]. Antioxidants, 2022, 11 (7): 1350.

[83] Zhang Z, Chen C, Jia S, et al. Selenium restores synaptic deficits by modulating NMDA receptors and selenoprotein K in an Alzheimer's disease model [J]. Antioxidants and Redox Signaling, 2021, 35 (11): 863-884.

[84] Na J, Zhu H, Xiao L, et al. Sodium selenate activated Wnt/β-catenin signaling and repressed amyloid-β formation in a triple transgenic mouse model of Alzheimer's disease [J]. Experimental Neurology, 2017, 297.

[85] Dottore G R, Casini G, Franceschini S S, et al. Action of several bioavailable antioxidants in orbital fibroblasts from patients with Graves' Orbitopathy (GO): a new frontier in GO treatment? [J]. J Endocrinol Invest, 2017, 41 (2): 193-201.

[86] Leo M, Bartalena L, Rotondo D G, et al. Effects of selenium on short-term control of hyperthyroidism due to Graves' disease treated with methimazole: results of a randomized clinical trial [J]. Journal of Endocrinological Investigation, 2017, 40 (3): 1-7.

[87] Heesterbeek T J, Rouhi-Parkouhi M, Church S J, et al. Association of plasma trace element levels with neovascular age-related macular degeneration [J]. Experimental Eye Research, 2020, 201: 108324.

[88] Fedor M, Socha K, Urban B, et al. Serum Concentration of Zinc, Copper, Selenium, Manganese, and Cu/Zn Ratio in Children and Adolescents with Myopia [J]. Biological

Trace Element Research，2017，176（1）：1-9.

[89]　Fedor M，Urban B，Socha K，et al. Concentration of Zinc，Copper，Selenium，Manganese，and Cu/Zn Ratio in Hair of Children and Adolescents with Myopia [J]. Journal of Ophthalmology，2019，2019：1-7.

[90]　Higuchi A，Takahashi K，Hirashima M，et al. Selenoprotein P Controls Oxidative Stress in Cornea [J]. PLoS ONE，2010，5（3）：e9911.

[91]　Mathews S M，Spallholz J E，Grimson M J，et al. Prevention of bacterial colonization of contact lenses with covalently attached selenium and effects on the rabbit cornea. [J]. Cornea，2006，25（7）：806-814.

[92]　Leopold Flohé. Selenium，selenoproteins and vision. [J]. Developments in Ophthalmology，2005，38：89.

[93]　Birhan Y S，Tsai H C. Recent developments in selenium-containing polymeric micelles：prospective stimuli，drug-release behaviors，and intrinsic anticancer activity [J]. Journal of Materials Chemistry B，2021，9：6670-6801.

[94]　Marcocci C，Kahaly G J，Krassas G E，et al. Selenium and the Course of Mild Graves' Orbitopathy [J]. L'Endocrinologo，2011，364（20）2：1920-1931.

[95]　Kehr S，Malinouski M，Finney L，et al. X-ray fluorescence microscopy reveals the role of selenium in spermatogenesis [J]. J Mol Biol，2009，389：808-818.

[96]　Ahsan U，Kamran Z，Raza I，et al. Role of selenium in male reproduction—A review [J]. Anim Repro Sci，2014，144：56-62.

[97]　Noblanc A，Kocer A，Chabory E，et al. Glutathione peroxidases at work on epididymal spermatozoa：an example of the dual effect of reactive oxygen species on mammalian male fertilizing ability [J]. J Androl，2011，32：665-671.

[98]　Hawkes W C，Turek P J. Effects of dietary selenium on sperm motility in healthy men [J]. J Androl，2001，22：764-772.

[99]　Ceko M J，Hummitzsch K，Hatzirodos N，et al. X-Ray fluorescence imaging and other analyses identify selenium and GPX1 as important in female reproductive function. Metallomics，2015，7：71-82.

[100]　Qazi I H，Angel C，Yang H，et al. Selenium，selenoproteins，and female reproduction：a review [J]. Molecules，2018，23：3053.

[101]　Perkins A，Khera A，Holland O，et al. Trophoblast mitochondrial biogenesis and functionality is increased with selenium supplementation [J]. Placenta，2016，45：118.

[102]　Rayman M P. Multiple nutritional factors and thyroid disease，with particular reference to autoimmune thyroid disease [J]. Proc Nutr Soci，2018：1-11.

[103] Agnani D, Camacho-Vanegas O, Camacho C, et al. Decreased levels of serum glutathione peroxidase 3 are associated with papillary serous ovarian cancer and disease progression [J]. J Ovarian Res, 2011, 4: 18

[104] Kohler LN, Foote J, Kelley CP, et al. Selenium and type 2 diabetes: systematic review [J]. Nutrients, 2018, 10: 1924.

[105] Bleys J, A Navas-Acien, Guallar E. Serum selenium and diabetes in U. S. adults [J]. Diabetes Care, 2007, 30: 829-834.

[106] Wang Y, Lin M, Gao X, et al. High dietary selenium intake is associated with less insulin resistance in the Newfoundland population [J]. PLoS One, 2017, 12: e0174149.

[107] Park K, Rimm E B, Siscovick D S, et al. Toenail selenium and incidence of type 2 diabetes in U. S. men and women [J]. Diabetes Care, 2012, 35: 1544-1551.

[108] Kim J, Chung H S, Choi M K, et al. Association between serum selenium level and the presence of diabetes mellitus: a meta-analysis of observational studies [J]. Diabetes Metab J, 2019, 43: 447-460.

[109] Vinceti M, Grioni S, Alber D, et al. Toenail selenium and risk of type 2 diabetes: the ORDET cohort study [J]. J Trace Elem Med Biol, 2015, 29: 145-150.

[110] Yu S S, Du J L. Selenoprotein S: a therapeutic target for diabetes and macroangiopathy? [J]. Cardiovasc Diabetol, 2017, 16: 101.

[111] Cardoso B R, Braat S, Graham R M. Selenium status is associated with insulin resistance markers in adults: findings from the 2013 to 2018 national health and nutrition examination survey (NHANES) [J]. Front Nutr, 2021, 8: 696024.

[112] Jacobs E T, Lance P, Mandarino L J, et al. Selenium supplementation and insulin resistance in a randomized, clinical trial [J]. BMJ Open Diabetes Res Care, 2019, 7: e000613.

[113] Ojeda M L, Nogales F, Membrilla A, et al. Maternal selenium status is profoundly involved in metabolic fetal programming by modulating insulin resistance, oxidative balance and energy homeostasis [J]. Eur J Nutr, 2019, 58: 3171-3181.

[114] Mita Y, Nakayama K, Inari S, et al. Selenoprotein P-neutralizing antibodies improve insulin secretion and glucose sensitivity in type 2 diabetes mouse models [J]. Nat Commun, 2017, 8: 1658.

[115] Merry T L, Tran M, Dodd G T, et al. Hepatocyte glutathione peroxidase-1 deficiency improves hepatic glucose metabolism and decreases steatohepatitis in mice [J]. Diabetologia, 2016, 59: 2632-2644.

[116] Misu H, Takayama H, Saito Y, et al. Deficiency of the hepatokine selenoprotein P increases responsiveness to exercise in mice through upregulation of reactive oxygen spe-

cies and AMP-activated protein kinase in muscle [J]. Nat Med，2017，23：508-516.

[117] Xia Y，Hill K E，Li P，et al. Optimization of selenoprotein P and other plasma selenium biomarkers for the assessment of the selenium nutritional requirement：a placebo-controlled，double-blind study of selenomethionine supplementation in selenium-deficient Chinese subjects [J]. Am J Clin Nutr，2010，92：525-531.

[118] Steinbrenner H，Duntas L H，Rayman M P. The role of selenium in type-2 diabetes mellitus and its metabolic comorbidities [J]. Redox Biol，2022，50：102236.

[119] Brigelius-Flohe R，Flohe L. Selenium and redox signaling [J]. Arch Biochem Biophys，2017，617：48-59.

[120] Miyata M，Matsushita K，Shindo R，et al. Selenoneine ameliorates hepatocellular injury and hepatic steatosis in a mouse model of NAFLD [J]. Nutrients，2020，12：1898.

[121] Jedrychowski M P，Lu G Z，Szpyt J，et al. Facultative protein selenation regulates redox sensitivity，adipose tissue thermogenesis，and obesity [J]. Proc Natl Acad Sci USA，2020，117：10789-10796.

[122] Yatmaz S，Seow H J，Gualano R C，et al. Glutathione peroxidase-1 reduces influenza A virus-induced lung inflammation [J]. Am J Respir Cell Mol Biol，2013，48：17-26.

[123] Fang L Q，Goeijenbier M，Zuo S Q，et al. The Association between Hantavirus infection and selenium deficiency in Mainland China [J]. Viruses，2015，7：333-351.

[124] Yu L，Sun L，Nan Y，et al. Protection from H1N1 influenza virus infections in mice by supplementation with selenium：a comparison with selenium-deficient mice [J]. Biol Trace Elem Res，2011，141：254-261.

[125] Zhang J，Taylor E W，Bennett K，et al. Association between regional selenium status and reported outcome of COVID-19 cases in China [J]. Am J Clin Nutr，2020，11：1297-1299.

[126] Moghaddam A，Heller R A，Sun Q，et al. Selenium deficiency is associated with mortality risk from COVID-19 [J]. Nutrients，2020，12：2098.

[127] Verity R，Okell L C，Dorigatti I，et al. Estimates of the severity of coronavirus disease 2019：a model-based analysis [J]. Lancet Infect Dis，2020，20：669-677.

[128] Taylor E W，Ruzicka J A，Premadasa L，et al. Cellular selenoprotein mRNA tethering via antisense interactions with ebola and HIV-1 mRNAs may impact host selenium biochemistry [J]. Curr Top Med Chem，2016，16：1530-1535.

[129] Rayman M P. Selenium and human health [J]. Lancet，2012，379：1256-1268.

[130] Ackermann M，Verleden S E，Kuehnel M，et al. Pulmonary vascular endothelialitis，thrombosis，and angiogenesis in Covid-19 [J]. N Engl J Med，2020，383：120-128.

[131] Taylor E W, Radding W. Understanding selenium and glutathione as antiviral factors in COVID-19: Does the viral Mpro protease target host selenoproteins and glutathione synthesis? [J]. Front Nutr, 2020, 7: 143.

[132] Seale L A, Torres D J, Berry M J, et al. A role for selenium-dependent GPX1 in SARS-CoV-2 virulence [J]. Am J Clin Nutr, 2020, 112 (2): 447-448.

[133] Bjørklund G. Selenium as an antidote in the treatment of mercury intoxication [J]. Biometals, 2015, 28 (4): 605-614.

[134] Dauplais M, Lazard M, Blanquet S, et al. Neutralization by metal ions of the toxicity of sodium selenide [J]. PLoS One, 2013, 8 (1): e54353.

[135] Deng Z Q, Fu H J, Xiao Y M, et al. Effects of selenium on lead-induced alterations in Aβ production and Bcl-2 family proteins [J]. Environ Toxicol Pharamacol, 2015, 39: 221-228.

[136] Khan M A, Wang F. Mercury-selenium compounds and their toxicological significance: toward a molecular understanding of the mercury-selenium antagonism [J]. Environ Toxicol Chem, 2009, 28 (8): 1567-1577.

[137] Li Y F, Dong Z, Chen C, et al. Organic selenium supplementation increases mercury excretion and decreases oxidative damage in long-term mercury-exposed residents from Wanshan, China [J]. Environ Sci Technol, 2012, 46 (20): 11313-11318.

[138] Rahman M M, Hossain K F B, Banik S, et al. Selenium and zinc protections against metal-(loids)-induced toxicity and disease manifestations: A review [J]. Ecotoxicol Environ Saf, 2019, 168: 146-163.

[139] Rahman M M, Uson-Lopez R A, et al. Ameliorative effects of selenium on arsenic-induced cytotoxicity in PC12 cells via modulating autophagy/apoptosis [J]. Chemosphere, 2018, 196: 453-466.

[140] Ralston N V, Ralston C R, Blackwell J L, et al. Dietary and tissue selenium in relation to methylmercury toxicity [J]. Neurotoxicology, 2008, 29 (5): 802-811.

[141] Spiller H A. Rethinking mercury: the role of selenium in the pathophysiology of mercury toxicity [J]. Clin Toxicol (Phila), 2018, 56 (5): 313-326.

[142] Sun H J, Rathinasabapathi B, Wu B, et al. Arsenic and selenium toxicity and their interactive effects in humans [J]. Environ Int, 2014, 69: 148-158.

[143] Zwolak I. The Role of Selenium in Arsenic and Cadmium Toxicity: an Updated Review of Scientific Literature [J]. Biol Trace Elem Res, 2020, 193 (1): 44-63.

[144] Pitts M W, Reeves M A, Hashimoto A C, et al. Deletion of Selenoprotein M Leads to Obesity without Cognitive Deficits [J]. Journal of Biological Chemistry, 2013, 288 (36): 26121-26134.

[145] Prevost G，Arabo A，Jian L，et al. The PACAP-Regulated Gene Selenoprotein T Is A-bundantly Expressed in Mouse and Human beta-Cells and Its Targeted Inactivation Impairs Glucose Tolerance [J]. Endocrinology 2013，154 (10)：3796-3806.

[146] De-Castro J P W，Fonseca T L，Ueta C B，et al. Differences in hypothalamic type 2 deiodinase ubiquitination explain localized sensitivity to thyroxine [J]. Journal of Clinical Investigation，2015，125 (2)：769-781.

[147] Wu Q，Rayman M P，Lv H，et al. Low Population Selenium Status Is Associated With Increased Prevalence of Thyroid Disease [J]. Journal of Clinical Endocrinology & Metabolism 2015，100 (11)：4037-4047.

[148] Chiu-Ugalde J，Wirth E K，Klein M O，et al. Thyroid Function Is Maintained Despite Increased Oxidative Stress in Mice Lacking Selenoprotein Biosynthesis in Thyroid Epithelial Cells [J]. Antioxidants & Redox Signaling，2012，17 (6)：902-913.

[149] Rasmussen L B，Schomburg L，Kohrle J，et al. Selenium status，thyroid volume，and multiple nodule formation in an area with mild iodine deficiency [J]. European Journal of Endocrinology，2011，164 (4)：585-590.

[150] Van-Zuuren E J，Albusta A Y，et al. Selenium Supplementation for Hashimoto′s Thyroiditis：Summary of a Cochrane Systematic Review [J]. European thyroid journal，2014，3 (1)：25-31.

[151] Leoni S G，Sastre-Perona A，De-la-Vieja A，et al. Selenium Increases Thyroid-Stimulating Hormone-Induced Sodium/Iodide Symporter Expression Through Thioredoxin/Apurinic/Apyrimidinic Endonuclease 1-Dependent Regulation of Paired Box 8 Binding Activity [J]. Antioxidants & Redox Signaling，2016，24 (15)：855-866.

[152] Martitz J，Becker N P，Renko K，et al. Gene-specific regulation of hepatic selenoprotein expression by interleukin-6 [J]. Metallomics，2015，7 (11)：1515-1521.

[153] Wajner S M，Rohenkohl H C，Serrano T，et al. Sodium selenite supplementation does not fully restore oxidative stress-induced deiodinase dysfunction：Implications for the nonthyroidal illness syndrome [J]. Redox Biology，2015，6：436-445.

[154] Santos L R，Duraes C，Mendes A，et al. A Polymorphism in the Promoter Region of the Selenoprotein S Gene (SEPS1) Contributes to Hashimoto′s Thyroiditis Susceptibility [J]. Journal of Clinical Endocrinology & Metabolism，2014，99 (4)：719-723.

[155] Karunasinghe N，Han D Y，Zhu S，et al. Serum selenium and single-nucleotide polymorphisms in genes for selenoproteins：relationship to markers of oxidative stress in men from Auckland，New Zealand [J]. Genes and Nutrition，2012，7 (2)：179-190.

[156] Pilli T，Cantara S，Schomburg L，et al. IFNγ-Inducible Chemokines Decrease upon Selenomethionine Supplementation in Women with Euthyroid Autoimmune Thyroiditis：

Comparison between Two Doses of Selenomethionine (80 or 160μg) versus Placebo [J]. European thyroid journal, 2015, 4 (4): 226-33.

[157] Tan L, Sang Z N, Shen J, et al. Selenium Supplementation Alleviates Autoimmune Thyroiditis by Regulating Expression of Th1/Th2 Cytokines [J]. Biomedical and Environmental Sciences, 2013, 26 (11): 920-925.

[158] Reinhardt W, Dolff S, Benson S, et al. Chronic Kidney Disease Distinctly Affects Relationship Between Selenoprotein P Status and Serum Thyroid Hormone Parameters [J]. Thyroid, 2015, 25 (10): 1091-1096.

[159] Parshukova O, Potolitsyna N, Shadrina V, et al. Features of selenium metabolism in humans living under the conditions of North European Russia [J]. International Archives of Occupational and Environmental Health, 2014, 87 (6): 607-614.

[160] Arikan T A. Plasma Selenium Levels in First Trimester Pregnant Women with Hyperthyroidism and the Relationship with Thyroid Hormone Status [J]. Biological Trace Element Research, 2015, 167 (2): 194-199.

[161] Kohrle J, Jakob F, Contempre B, et al. Selenium, the thyroid, and the endocrine system [J]. Endocrine Reviews, 2005, 26 (7): 944-984.

[162] Prasad R, Chan L F, Hughes C R, et al. Thioredoxin Reductase 2 (TXNRD2) Mutation Associated With Familial Glucocorticoid Deficiency (FGD) [J]. Journal of Clinical Endocrinology & Metabolism, 2014, 99 (8): E1556-E1563.

[163] Kuruppu D, Hendrie H C, Yang L, et al. Selenium levels and hypertension: a systematic review of the literature [J]. Public Health Nutrition, 2014, 17 (6): 1342-1352.

[164] Rayman M P, Bath S C, Westaway J, et al. Selenium status in UK pregnant women and its relationship with hypertensive conditions of pregnancy [J]. British Journal of Nutrition, 2015, 113 (2): 249-258.

[165] Pietschmann N, Rijntjes E, Hoeg A, et al. Selenoprotein P is the essential selenium transporter for bones [J]. Metallomics, 2014, 6 (5): 1043-1049.

[166] Al-Daghri N M, Alkharfy K M, Khan N, et al. Vitamin D Supplementation and Serum Levels of Magnesium and Selenium in Type 2 Diabetes Mellitus Patients: Gender Dimorphic Changes [J]. International Journal for Vitamin and Nutrition Research, 2014, 84 (1-2): 27-34.

[167] Hoeg A, Gogakos A, Murphy E, et al. Bone Turnover and Bone Mineral Density Are Independently Related to Selenium Status in Healthy Euthyroid Postmenopausal Women [J]. Journal of Clinical Endocrinology & Metabolism, 2012, 97 (11): 4061-4070.

[168] Steinbrenner H. Interference of selenium and selenoproteins with the insulin-regulated carbohydrate and lipid metabolism [J]. Free Radical Biology and Medicine, 2013, 65:

1538-1547.

[169] Steinbrenner H, Hotze A L, Speckmann B, et al. Localization and regulation of pancreatic selenoprotein P [J]. Journal of Molecular Endocrinology, 2013, 50 (1): 31-42.

[170] Mao J, Teng W. The Relationship between Selenoprotein P and Glucose Metabolism in Experimental Studies [J]. Nutrients 2013, 5 (6): 1937-1948.

[171] Hellwege J N, Palmer N D, Ziegler J T, et al. Genetic variants in selenoprotein P plasma 1 gene (SEPP1) are associated with fasting insulin and first phase insulin response in Hispanics [J]. Gene 2014, 534 (1): 33-39.

[172] Christensen K, Werner M, Malecki K. Serum selenium and lipid levels: Associations observed in the National Health and Nutrition Examination Survey (NHANES) 2011-2012 [J]. Environmental Research, 2015, 140: 76-84.

[173] Gao H, Hagg S, Sjogren P, et al. Serum selenium in relation to measures of glucose metabolism and incidence of Type 2 diabetes in an older Swedish population [J]. Diabetic Medicine, 2014, 31 (7): 787-793.

[174] Zhou J, Xu G, Bai Z, et al. Selenite exacerbates hepatic insulin resistance in mouse model of type 2 diabetes through oxidative stress-mediated JNK pathway [J]. Toxicology and Applied Pharmacology, 2015, 289 (3): 409-418.

[175] Wang X, Zhang W, Chen H, et al. High selenium impairs hepatic insulin sensitivity through opposite regulation of ROS [J]. Toxicology Letters, 2014, 224 (1): 16-23.

[176] Mao J, Bath S C, Vanderlelie J J, et al. No effect of modest selenium supplementation on insulin resistance in UK pregnant women, as assessed by plasma adiponectin concentration [J]. British Journal of Nutrition, 2016, 115 (1): 32-38.

[177] Bragg F, Li L, Smith M, et al. Associations of blood glucose and prevalent diabetes with risk of cardiovascular disease in 500 000 adult Chinese: the China Kadoorie Biobank [J]. Diabetic Medicine, 2014, 31 (5): 540-551.

[178] Sher L. Depression and suicidal behavior in alcohol abusing adolescents: possible role of selenium deficiency. [J]. Minerva Pediatrica, 2008, 60 (2): 201-209.

[179] Conner T S, Richardson A C, Miller J C. Optimal serum selenium concentrations are associated with lower depressive symptoms and negative mood among young adults. [J]. Journal of Nutrition, 2015, 145 (1): 59-65.

[180] Mihailović M, Cvetkovi M, Ljubi A, et al. Selenium and malondialdehyde content and glutathione peroxidase activity in maternal and umbilical cord blood and amniotic fluid [J]. Biological trace element research, 73 (1): 47-54.

[181] Mokhber N, Namjoo M, Tara F, et al. Effect of supplementation with selenium on

postpartum depression: a randomized double-blind placebo-controlled trial [J]. Journal of Maternal-Fetal Medicine, 2011, 24 (1): 104-108.

[182] Benton D, Cook R. The impact of selenium supplementation on mood [J]. Biological psychiatry, 29 (11): 1092-1098.

[183] Rayman M P. The importance of selenium to human health [J]. The Lancet, 2000, 356 (9225): 233-241.

[184] Sher L. Role of thyroid hormones in the effects of selenium on mood, behavior, and cognitive function [J]. Medical Hypotheses, 2001, 57 (4): 480-483.

[185] Pitts M W, Raman A V, Hashimoto A C, et al. Deletion of selenoprotein P results in impaired function of parvalbumin interneurons and alterations in fear learning and sensorimotor gating [J]. Neuroscience, 2012, 208: 58-68.

[186] Situ J, Huang X, Zuo M, et al. Comparative Proteomic Analysis Reveals the Effect of Selenoprotein W Deficiency on Oligodendrogenesis in Fear Memory [J]. Antioxidants (Basel), 2022, 11 (5): 999.

[187] Rannem T, Ladefoged K, Hylander E, et al. Selenium status in patients with Crohn's disease. [J]. American Journal of Clinical Nutrition, 1992 (5): 933-937.

[188] Huang L J, Mao X T, Li Y Y, et al. Multiomics analyses reveal a critical role of selenium in controlling T cell differentiation in Crohn's disease [J]. Immunity, 2021, 10, 54 (8): 1728-1744.

[189] Kaushal N, Kudva A K, Patterson A D, et al. Crucial role of macrophage selenoproteins in experimental colitis [J]. Journal of Immunology, 2014, 193 (7): 3683.

[190] Zhai Q, Cen S, Li P, et al. Effects of dietary selenium supplementation on intestinal barrier and immune responses associated with its modulation of gut microbiota [J]. Environ Sci Technol Lett, 2018, 5: 724-730.

[191] Moghadaszadeh B, Petit N, Jaillard C, et al. Mutations in SEPN1 cause congenital muscular dystrophy with spinal rigidity and restrictive respiratory syndrome [J]. Nat Genet, 2001, 29: 17-18.

[192] Marino M, Stoilova T, Giorgi C, et al. SEPN1, an endoplasmic reticulum-localized selenoprotein linked to skeletal muscle pathology, counteracts hyper-oxidation by means of redox-regulating SERCA2 pump activity [J]. Hum Mol Genet, 2015, 24: 1843-1855.

[193] Puspitasari I M, Abdulah R, Yamazaki C, et al. Updates on clinical studies of selenium supplementation in radiotherapy [J]. Radiation Oncology, 2014, 9 (1): 125.

[194] Handa E, Puspitasari I M, Abdulah R, et al. Recent advances in clinical studies of selenium supplementation in radiotherapy [J]. Journal of Trace Elements in Medicine and Biology, 2020, 62: 126653.

［195］ Micke O，Bruns F，Mücke R，et al. Selenium in the treatment of radiation-associated secondary lymphedema ［J］. Int J Radiat Oncol Biol Phys，2003，56（1）：40-49.

［196］ Muecke R，Micke O，Schomburg L，et al. Multicenter，phase 3 trial comparing selenium supplementation with observation in gynecologic radiation oncology：follow-up analysis of the survival data 6 years after cessation of randomization ［J］. Integr Cancer Ther，2014，13（6）：463-467.

［197］ Elango N，Samuel S，Chinnakkannu P. Enzymatic and nonenzymatic antioxidant status in stage（Ⅲ）human oral squamous cell carcinoma and treated with radical radio therapy：influence of selenium supplementation ［J］. Clin Chim Acta，2006，373：92-98.

［198］ Ren Z，He H，Fan Y，et al. Research Progress on the Toxic Antagonism of Selenium Against Mycotoxins ［J］. Biological Trace Element Research，2019，190（1）：273-280.

［199］ Wang J，Luo M，Li J，et al. Effect of T-2 toxin on integrins expression and antagonistic role of selenium ［J］. Journal of Xi'an Jiaotong University Medical Sciences，2012，33（3）：271-275.

［200］ Wu B，Mughal M，Fang J，et al. The Protective Role of Selenium Against AFB（1）-Induced Liver Apoptosis by Death Receptor Pathway in Broilers ［J］. Biological Trace Element Research，2019，191（2）：453-463.

第六章　硒膳食补充与营养评价

目前已被确认的人体必需营养素有 42 种，这些维系人体生命健康的营养素可分为宏量营养素（蛋白质、脂类和碳水化合物）和微量营养素（矿物质和维生素），其中矿物质可分为常量元素和微量元素。硒元素作为人体必需营养素中非常重要的一种，作为酶的活性中心，起到多种生物功能。

硒元素是一种"年轻"的必需微量元素，直到 1990 年，FAO/IAEA/WHO（FAO 全称"联合国粮食及农业组织"，Food and Agriculture Organization；IAEA 全称"国际原子能机构"，International Atomic Energy Agency）联合组织人体营养专家委员会才明确将硒列入"人体所必需的微量元素"，并于 1996 年正式公布。

硒元素作为必需微量元素也相应满足人体必需营养素的相关标准：①该成分为机体存活、生长和健康所必需；②该成分在食物中缺乏或比例不当可造成人体特异性缺乏病甚至死亡；③因缺乏引起的生长不良或缺乏病只有该成分可以预防；④低于该成分摄入标准时，生长或缺乏病与摄入量密切相关；⑤该食物成分人体不能合成，且生理功能在一生中都需要。因此自然界通过食物链中硒元素传递直至人体摄入，对硒营养功能影响巨大。

第一节　硒膳食来源及形态

硒不能通过人体自身合成，必须通过外源性补充。硒的摄入通道主要是土壤—植物—大气—水体系，其来源主要包括遗传、空气、水、食物四个途径，其中水和食物是最重要的两种途径，食物及水中的硒又主要通过自然循环而来，如土壤。因此，了解不同环境介质中硒的形态、分布、迁移和生物有效性，对于制定环境硒营养水平调控措施，对环境质量和人类健康有着重要的理论和现实意义。

一、土壤和水中硒的分布与形态

硒在地球自然环境中的最大特点是资源分布极其不均并呈"点状分布"。我国从东北向西南形成一条明显的带状缺硒区域，涉及约 15 个省（市）和自治区，同时我国也已发现两个天然富硒区，分别位于湖北恩施和陕西安康，特别是恩施市鱼塘坝地区已被探明有目前全球唯一独立成矿的硒矿床。因此我国硒自然环境资源的分布极其不均。

土壤中硒主要来自岩石风化，再经过农作物生物转移到动植物中去，经过食物链传导被人体吸收利用。土壤中硒的形态主要包括元素态硒（Se^0）、硒化物（Se^{2-}）、亚硒酸盐（SeO_3^{2-}）、硒酸盐（SeO_4^{2-}）、有机态硒以及挥发态硒。其中，亚硒酸盐（SeO_3^{2-}）易溶于水，是土壤中硒的主要赋存形态，也是植物可利用的主要形态，广泛存在于温带湿润森林或草地、中性和酸性土壤中。硒酸盐（SeO_4^{2-}）在自然土壤的氧化还原条件下含量很少，故其植物有效利用量也十分有限。有机态硒在土壤全硒含量中通常也占有相当大的比例，主要来自生物体的分解及其合成产物，含量与有机质多少有关，也是土壤有效硒的来源之一。

水是地球上硒存在和迁移的主要场所，水体中的硒主要来自对岩石风化物中硒的萃取、对土壤的淋溶、对大气降雨降尘的接收、生物体的腐解以及工农业的硒排放。这部分硒可以进入沉积物或形成沉积岩，也可为动植物和微生物所吸收利用并进入食物链。水体中的硒主要以溶解态无机硒、溶解态有机硒和颗粒态有机硒等三种形态存在。

谭见安等根据硒含量分布，结合生物地球化学，对生态景观硒界限值做了分类，见表 6-1。研究表明硒含量分级在缺乏和边缘部分区域生活的人群会出现亚健康状况，这也是环境硒含量通过食物链影响人体硒摄入量的直接证据。

表 6-1　生态景观硒界限值　　　　　　　　　　　　mg/kg

硒含量分级	表生土总硒	表生土水溶性硒	粮食硒	人发硒	硒效应
缺乏	≤0.125	≤0.003	≤0.025	≤0.200	硒缺乏病
边缘	0.125～0.175	0.003～0.006	0.025～0.040	0.200～0.250	潜在硒不足

续表

硒含量分级	表生土总硒	表生土水溶性硒	粮食硒	人发硒	硒效应
中等	0.175～0.400	0.006～0.008	0.040～0.070	0.250～0.500	足硒
高	0.400～3.000	0.008～0.020	0.070～1.000	0.500～3.000	富硒
过剩	≥3.000	≥0.020	≥1.000	≥3.000	硒中毒

二、可食用农产品中硒的含量及形态

我国是农业大国，可食用农产品是日常百姓最主要的能量和营养素来源。由于农作物生长环境中土壤、水等营养结构和成分差别很大，导致可食用农产品中的硒含量测定值变化也很大（表 6-2）。影响植物性食物中硒含量的主要因素是栽种土壤中的硒含量和可被吸收利用的硒形态，影响动物性食物中硒含量的主要因素是饲料和饮用水中硒的含量及可吸收形态等。

表 6-2　不同食物中硒含量

食物	硒含量/(μg/100g)	食物	硒含量/(μg/100g)	食物	硒含量/(μg/100g)
小麦	6.4	菠菜	1.5	螃蟹	51.0
玉米	2.9	猪肉	9.0	黄鱼	66.6
大米	2.5	猪肝	53.0	带鱼	39.7
小米	5.3	猪心	24.0	牡蛎	54.1
黄豆	5.7	猪腰	217.3	墨鱼	42.0
豌豆	3.1	牛肉	3.0	苹果	2.0
蚕豆	3.5	羊肉	3.0	香蕉	1.0
花生	8.3	兔肉	14.0	菠萝	0.8
青椒	0.6	鸡腿	12.1	橙子	1.4
马铃薯	0.3	鸡蛋	21.0	梨	0.6
白薯	0.7	蛋清	9.0	核桃	1.7
蘑菇	12.2	蛋黄	42.0	栗子	0.8
大蒜	27.6	鸭蛋	48.0	人参	15.0
大葱	1.0	牛奶	5.0	黄芪	7.0
洋葱	1.5	鲤鱼	35.4	白糖	0.3
萝卜	0.6	鲢鱼	24.6	食盐	0.05
白菜	3.0	鳝鱼	20.1	奶油	0.5
包菜	2.2	河虾	27.2		
芹菜	0.7	对虾	57.2		

　　即使是同一品种谷物或蔬菜，也会由于产地的不同而硒含量不同。例如：土壤低硒地区大米硒含量检测值可小于 0.02mg/kg，土壤高硒地区大米硒含量检测值可高达 20.0mg/kg，湖北恩施多数果蔬硒含量检测值都要比低硒地区含量高出数十乃至数百倍。此外，不同植物性品种对硒元素的吸收效率差异也很大，同一土壤硒环境生长出的蔬菜，硒含量也可能千差万别，如十字花科堇叶碎米荠、百合科大蒜等的硒富集能力明显高于其他植物。

　　动物性食物的硒含量也受产地及饲养环境影响，但由于动物自身具有"缓和作用"，两端值相差没有那么大，即在硒缺乏时趋于潴留硒，过量时又趋于排出硒。此外不同饲喂食物中硒的生物利用率也有很大不同，这主要取决于食物中硒的化学形式以及影响机体吸收利用等各种因素。

　　随着硒营养研究深入，膳食中硒的形态及在生物体内代谢开始受到重视，其中在谷物、豆类、酵母和肉禽蛋中，以硒代蛋氨酸为主要形式存在，在百合科大蒜和洋葱中，硒主要以硒代甲基半胱氨酸形式存在；而以十字花科堇叶碎米荠为代表的蔬菜中，硒主要以硒代半胱氨酸的形式存在。

三、硒膳食营养补充形态及变迁

　　均衡营养摄入是维持人体健康的基本条件，2013 年中国营养学会发布了《中国居民膳食营养素参考摄入量》（Dietary Reference Intake，DRI），即平均每日膳食营养素摄入量的参考值。但在实际生活中，由于生活环境、饮食结构、生活习惯、个体差异等多种因素，多数个体营养条件并不能达到 DRI 的要求。我国是缺硒大国，加上硒资源分布不均，农产品和天然食物硒的含量受其生长条件和环境影响很大且普遍缺乏硒，因此，硒营养及补充就显得尤为重要。早在 1994 年，原国家卫生部卫生监督所在原食品添加剂营养强化剂国家标准部分内容基础上，单独发布了《食品营养强化剂使用卫生标准》（GB 14880—1994，现已废止），旨在通过对日常膳食进行营养强化，以满足人体营养摄入达到 DRI 的要求。

　　从硒的膳食营养补充发展历史进程来看，经历了从关注总硒含量到有机硒，直至硒形态的过程。以 2012 年 3 月 15 日发布的《食品安全国家标准　食品营养强化剂使用标准》（GB 14880—2012）为例，该标准规定了食品营养强化的主要目的、使用营养强化剂的要求、可强化食品类别的选择要求以及营养强化剂的使用规定等，在代替《食品营养强化剂使用卫生标准》（GB 14880—1994）的同时，将原标准中硒营养强化剂亚硒酸钠、富硒酵母、硒化卡拉胶这三种拓展增加至亚硒酸钠、硒酸钠、富硒酵母、硒化卡拉胶、硒蛋白、富硒食用菌粉、L-硒-甲基硒代半胱氨酸共七种，按照其规定的要求和添加量使用到相应品类普通食品和特殊食品中，以改善缺硒地区和特定亚健康人群硒营养状况。

目前根据膳食硒营养强化的类型，主要有以下几种形态类型。

1. 无机化合物类

（1）亚硒酸钠　分子式为 Na_2SeO_3，是以亚硒酸和氢氧化钠为原料制得，为白色或微显红色结晶或结晶性粉末，相对分子质量为 172.94，熔点＞350℃，纯度为 96.4%～100.8%，硒含量为 44%～46%。在空气中稳定，易溶于水，不溶于乙醇。不燃，受高热加热分解放出有毒的气体。LD_{50}（大鼠经口）7mg/kg。人经口摄取过量能引起中毒死亡。

目前有效执行标准为《食品安全国家标准　食品营养强化剂　亚硒酸钠》（GB 1903.9—2015）。可根据相关国家标准使用限量要求，应用于普通食品［仅限于普通食品调制乳粉（儿童用乳粉除外）、调制乳粉（仅限儿童用乳粉）、大米及其制品、小麦粉及其制品、杂粮粉及其制品、面包、饼干、含乳饮料］、保健食品、特殊膳食（特殊医学用途配方食品、婴幼儿配方食品、婴幼儿辅助食品、辅食营养补充品、运动营养食品以及其他具有相应国家标准的特殊膳食用食品）。

（2）硒酸钠　分子式为 Na_2SeO_4，是以亚硒酸和氢氧化钠为原料制得亚硒酸钠，再用过氧化氢将亚硒酸钠氧化制得硒酸钠，为白色或无色结晶性粉末。相对分子质量为 188.94，熔点＞32℃，硒酸钠纯度≥99.0%，亚硒酸钠含量≤0.1%。在空气中稳定，易溶于水，有剧毒，LD_{50}（大鼠经口）1.6mg/kg。

目前有效执行标准为《食品安全国家标准　食品营养强化剂　硒酸钠》（GB 1903.56—2022）。可根据相关国家标准使用限量要求，应用于

普通食品 [仅限于普通食品调制乳粉 （儿童用乳粉除外）、调制乳粉 （仅限儿童用乳粉）、大米及其制品、小麦粉及其制品、杂粮粉及其制品、面包、饼干、含乳饮料]、特殊膳食 （特殊医学用途配方食品、婴幼儿配方食品、婴幼儿辅助食品、辅食营养补充品、运动营养食品以及其他具有相应国家标准的特殊膳食用食品）。

2. 化学合成类

（1）L-硒-甲基硒代半胱氨酸 （L-Se-methylselenocysteine，L-SeMC）分子式为 $C_4H_9NO_2Se$，是以 α-乙酰氨基丙烯酸甲酯和甲硒醇钠为主要原料，经加成、酶法拆分、精制而得，白色粉末或颗粒，蒜样气味，相对分子质量为 182.08，熔点 167～170℃ （分解），含量≥96.0%。2002 年，美国 FDA 首次认可了 PharmaSe 公司把硒-甲基硒代半胱氨酸作为硒元素的膳食补充剂使用。

目前有效执行标准为《食品安全国家标准　食品营养强化剂　L-硒-甲基硒代半胱氨酸》（GB 1903.12—2015）。可根据相关国家标准使用限量要求，应用于普通食品 [仅限于普通食品调制乳粉 （儿童用乳粉除外）、调制乳粉 （仅限儿童用乳粉）、大米及其制品、小麦粉及其制品、杂粮粉及其制品、面包、饼干、含乳饮料]、保健食品。

（2）硒化卡拉胶　别名 KAPPA-硒化卡拉胶、硒酸酯多糖，分子式 $(C_{12}H_{18}O_{11}Se)_n$，其中 n 为 1～50，是以卡拉胶、亚硒酸等为原料，经反应并精制而得的，为类白色、淡黄色至棕黄色粉末，在水中形成黄色澄清溶液。硒化卡拉胶的总硒含量在 2%，有机硒大于 90%，水溶液呈酸性，在甲醇、乙醇等有机溶剂中几乎不溶。硒化卡拉胶的 LD_{50} （大鼠口服）为 0.575g/kg （雌性）、0.703g/kg （雄性）。

目前有效执行标准为《食品安全国家标准　食品营养强化剂　硒化卡拉胶》（GB 1903.23—2016）。可根据相关国家标准使用限量要求，应用于普通食品 [仅限于普通食品调制乳粉 （儿童用乳粉除外）、调制乳粉 （仅限儿童用乳粉）、大米及其制品、小麦粉及其制品、杂粮粉及其制品、面包、饼干、含乳饮料]、保健食品。

3. 微生物转化类

（1）富硒酵母　以适宜的发酵用营养物质接种未经基因修饰的酵母菌

种，经发酵将培养基中含有的亚硒酸钠转化为有机态硒，再经分离、干燥制得，为淡黄色至棕黄色粉末。总硒含量在 $1000\sim2500$mg/kg，有机硒大于 97%，且蛋白质含量大于 40%。早在 1994 年我国相关部门就将富硒酵母纳入营养强化剂作为硒源。富硒酵母的 LD_{50}（大鼠口服）大于 10g/kg。

目前有效执行标准为《食品安全国家标准 食品营养强化剂 富硒酵母》（GB 1903.21—2016）。可根据相关国家标准使用限量要求，应用于普通食品［仅限于普通食品调制乳粉（儿童用乳粉除外）、调制乳粉（仅限儿童用乳粉）、大米及其制品、小麦粉及其制品、杂粮粉及其制品、面包、饼干、含乳饮料］、保健食品、特殊膳食（特殊医学用途配方食品、婴幼儿配方食品、婴幼儿辅助食品、辅食营养补充品、运动营养食品，以及其他具有相应国家标准的特殊膳食用食品）。

（2）富硒食用菌粉 是以食用菌为载体，经发酵培养将培养基中含有的亚硒酸钠转化为有机态硒，再经粉碎、干燥制得，为黄色至棕黄色粉末，具有天然食用菌香味和滋味、无异味。富硒食用菌粉的总硒含量为 $180\sim400$mg/kg，有机硒≥98%，且蛋白质含量≥14%。

目前有效执行标准为《食品安全国家标准 食品营养强化剂 富硒食用菌粉》（GB 1903.22—2016）。可根据相关国家标准使用限量要求，应用于普通食品［仅限于普通食品调制乳粉（儿童用乳粉除外）、调制乳粉（仅限儿童用乳粉）、大米及其制品、小麦粉及其制品、杂粮粉及其制品、面包、饼干、含乳饮料］。

4. 植物转化类

硒蛋白是以硒含量较高的大豆等可食性植物为原料，经去脂、水提、乙醇沉淀、干燥的工艺制得含硒代蛋氨酸的食品营养强化剂，为浅黄色至黄绿色粉末，具有硒化物特有的类大蒜气味。要求硒代蛋氨酸含量（以硒计）在 $1000\sim2500$mg/kg，有机硒占总硒质量百分比以硒代蛋氨酸（以硒计）含量/总硒含量百分比计大于 80%，蛋白质含量大于 40%。该标准发布后由于起始原料、生产工艺及检测技术等因素，于 2022 年已立项启动修订。

目前有效执行标准为《食品安全国家标准 食品营养强化剂 硒蛋

白》（GB 1903.28—2018）。可根据相关国家标准使用限量要求，应用于普通食品［仅限于普通食品调制乳粉（儿童用乳粉除外）、调制乳粉（仅限儿童用乳粉）、大米及其制品、小麦粉及其制品、杂粮粉及其制品、面包、饼干、含乳饮料］、保健食品。特别说明的是，在该教材出版编写阶段，该标准正在修订，内容以最新版本为准。

近年来随着多组学分析、高效分离、有机硒鉴定、合成生物学等技术不断突破，新型超聚有机硒物种不断被发现，植物有机硒源正在成为热点。以湖北恩施特色超聚硒植物恩施堇叶碎米荠为例，该植物属于十字花科碎米荠属，不仅聚硒能力强总硒含量高，且有机硒转化能力强，富含植物蛋白及多种人体有益营养元素，并在 2021 年 3 月被批准成为全新的食品原料，并成为 2022 年《食品安全国家标准　食品营养强化剂　硒蛋白》（GB 1903.28）修订的重要硒源与核心依据。

恩施堇叶碎米荠具有悠久的可食用历史，被称为"荠中上品"，更收录于四库全书子部第 38 册的农家类、医家类之中。在明代中医经典古籍《食物本草》中有记载。

以野转家标准化种植获得的超聚硒堇叶碎米荠，不仅硒含量高，有机硒占比高，且以硒代半胱氨酸（以硒代胱氨酸计）为有机硒特征形态，经国硒中心和江南大学专利复合生物酶工程技术获得的堇叶碎米荠硒肽，不仅抗氧化比较效果优势明显，更具有显著的抗疲劳、抑制肿瘤、免疫增强、调节脂质代谢、改善肠道紊乱、改善认知记忆、保护脑神经和预防退行性疾病等生理功能，已经成为新一代植物高有机硒功能因子。

第二节　硒膳食营养补充标准

我国由原卫生部和国家标准化管理委员会制定颁布的《生活饮用水卫生标准》（GB 5749—2006），将饮用水中硒的限制为 $10\mu g/L$。《食品安全国家标准　食品中污染物限量》（GB 2762—2005），不仅对食物中硒含量做了限量要求，更把硒作为食物中污染物进行定义（表 6-3）。

表 6-3   食物中污染物硒含量限制（GB 2762—2005）

食品	限量（MLs）/（mg/kg）
粮食（成品粮）	0.3
豆类及制品	0.3
蔬菜	0.1
水果	0.05
禽畜肉类	0.5
肾	3.0
鱼类	1.0
蛋类	0.5
鲜乳	0.03
乳粉	0.15

随着营养学、临床和实践研究不断深入，硒元素的营养必需性、生理功能及健康效应逐渐被发现。2011 年，卫生部发布公告取消 GB 2762—2005 中硒指标（2011 年第 3 号公告），不再将硒作为食品污染物控制（后该标准于 2013 年 6 月废止）。

在 2012 年修订发布的《食品安全国家标准　食品中污染物限量》（GB 2762—2012）中，去除了硒作为食品中污染物的相关指标（后该标准于 2017 年 9 月废止）。2021 年，国家食品风险评估中心发布的《食品安全国家标准预包装食品营养标签通则》（征求意见稿），不仅将硒元素营养成分 NRV 值由 $50\mu g$ 上调为 $60\mu g$，更在能量和营养成分功能声称标准用语中将硒元素列入 D.28 硒：硒有抗氧化作用，硒有助于维持免疫系统的正常生理功能。

我国标准体系在 2018 年新标准化法公布后，已经基本形成了国家标准、行业标准（部颁标准）、地方标准、团体标准和企业标准的标准体系格局。但由于富硒产业作为一个新兴产业，涉硒标准在定义、规范等方面还不完善，甚至存在一定的矛盾，因此本章节列举的标准主要以国家标准或行业标准（部颁标准）为主。

一、硒营养摄入量及标准

由于土壤等环境中硒分布的地域差异，直接影响到食物中硒含量的差异，从而影响不同国家和地区居民日常饮食中硒的摄入量。据不完全统计，全世界有 42 个国家和地区缺硒。在很多欧洲国家如法国、英国、德国等，部分亚洲国家如尼泊尔、中国以及部分非洲国家，人们从食物中摄入的硒并不能达到每日推荐的基础补硒量，不同国家居民从日常饮食中补充硒的量如表 6-4 所示。

表 6-4 世界各国日常饮食硒摄入量

国家	摄入硒/(μg/d)	国家	摄入硒/(μg/d)
澳大利亚	57～87	巴布亚新几内亚	20
比利时	28～61	新西兰	55-80
巴西	28～37	波兰	30～40[2]
捷克	10～25[1]	葡萄牙	37
中国	7～4990	奥地利	48
丹麦	38～47	沙特阿拉伯	15
埃及	29	斯洛伐克	38
法国	29～43	斯洛文尼亚	30
克罗地亚	27	塞尔维亚	30
印度	27～48	西班牙	35
爱尔兰	50	瑞典	31～38
意大利	43	瑞士	70
日本	104～199	土耳其	30-36
加拿大	98～224	美国	106
德国	35	英国	29～39
尼泊尔	23	委内瑞拉	200～350
荷兰	39～54	希腊	39.3

① 以成人尿中硒含量表示。

② 表示由计算得出。

表 6-5　硒的推荐摄入量（RNI）和最大安全剂量（UL）

μg/d

年龄		WHO RNI	WHO UL	德国、奥地利 RNI	德国、奥地利 UL	北欧国家 RNI	北欧国家 UL	新西兰、澳大利亚 RNI	新西兰、澳大利亚 UL	美国 RNI	美国 UL	英国 RNI	英国 UL	日本 RNI	日本 UL	中国 RNI	中国 UL
幼儿	0～3月	6		10						15	45	10				15	55
	4～6月	6		15						15	45	13				15	55
	约7～12月	10		15		15				20	60	10				20	80
儿童	1～2岁	17	90	15		20		25	90	20	90	15		10	50	25	100
	2～4岁	17	90	15		25		25	90	20	90	15		15	75	25	100
	4～8岁	21	150	20		30		30	150	30	150	20		15	100	30	150
	8～10岁	21	280	30		30		50	280	40	280	30		20	120	55	200
	10～13岁	34	280	43	400	40		50	280	40	280	45		25	160	55	300
	13～15岁	34		60	400	60		70	400	55	400	45		30	210	55	300
	15～18岁	34	400	70	400			70	400	55	400	70		35	260	60	350
男性	18～70岁	34		70	400	60	300	70	400	55	400	75	450	30	300	60	400
	＞70岁	34	400	60	400	60	300	70	400	55	400	75	450	30	260	60	400
女性	15～18岁	26		60		50	300	60	400	55	400	60		25	220	60	350
	18～70岁	26	400	60	400	50		60	400	55	400	60	450	25	230	60	400
	＞70岁	26		60	400	50		60	400	55	400	60	450	25	210	60	400
孕妇		28		60		60		65	400	70	400			30		65	400
哺乳期女性		35	400	75	400	60		75	400	70	400	75		45		78	400

基于各个国家和地区食物中硒含量和居民实际硒摄入量的不同，世界各国根据本国的国情分别制定了推荐成人膳食硒参考摄入量和最大安全剂量（表6-5），但FAO/WHO/IAEA认可的补硒日摄入量主要参考我国相关标准制定。推荐摄入量［RNI，相当于传统使用的膳食营养素参考摄入量（RDA）］指可以满足某一特定性别、年龄及生理状况群体中绝大多数（97%～98%）个体需要的摄入水平。长期摄入RNI水平，可以保证组织中有适当的储备。最大安全剂量（UL）是平均每日可以摄入营养素的最高限量，这个量对一般人群中几乎所有的个体不至于损害健康。

2017年，由卫生与计划生育委员会颁布的行业标准《中国居民膳食营养素参考摄入量 第3部分：微量元素》（WS/T 578.3—2017），对中国居民膳食微量元素参考摄入量进行了明确的规定（表6-6），该标准由行业主管部门颁布，因此也成为我国居民硒摄入量范围的主要基础标准。

表6-6　中国居民膳食微量元素参考摄入量（WS/T 578.3—2017）

年龄（岁）/生理	EAR	RNI	UL
0～	—	15[①]	55
0.5～	—	20[①]	80
1～	20	25	100
4～	25	30	150
7～	35	40	200
11～	45	55	300
14～	50	60	350
18～	50	60	400
50～	50	60	400
孕妇	54	65	400
乳母	65	78	400

① AI值。

注："—"表示未指定。

从目前各国已公布的标准可见，硒元素推荐摄入量（RNI）和最大安全剂量（UL）的范围很窄，因此食物中硒含量要求在标准制定及执行过程中就显得尤为重要。

二、富硒可食用农产品硒含量及标准

食用农产品指在农业活动中获得的供人食用的植物、动物、微生物及其产品。我国大部分富硒地区都以农业为主要产业。为了发展特色新型农产品产业，解决人们的补硒难题、提高生活质量和健康水平，国家和行业对食用量较大、与老百姓密切相关的特色可食用农产品都制定了相应国家标准或行业标准。

目前，国家标准体系中涉及农业领域的标准多以检测方法为主，涵盖可食用农产品及硒含量的标准主要为推荐性标准，有国家标准《富硒稻谷》（GB/T 22499—2008），行业标准《富硒茶》（NY/T 600—2002）、《富硒大蒜》（NY/T 3115—2017）、《富硒马铃薯》（NY/T 3116—2017）、《富硒茶》（GH/T 1090—2014）、《富硒农产品》（GH/T 1135—2017）等。

1.《富硒稻谷》（GB/T 22499—2008）

国家标准，是指通过生长过程自然富集而非收获后添加硒、加工成符合《大米》（GB/T 1354—2018）规定的三级大米且硒含量在 0.04～0.30mg/kg 之间的稻谷。该标准明确规定硒含量＞0.30μg/g 即判断为硒超标，不得食用。以最新膳食宝塔要求，谷物、薯类和杂豆每日摄入量为250～400g，即使全部为富硒稻谷，每日硒摄入量在 10～120μg，中位值基本满足《食品安全国家标准 预包装食品营养标签通则》（GB 28050—2011）中硒营养素参考值（NRV）50μg 的规定。

2.《富硒茶》（NY/T 600—2002）和《富硒茶》（GH/T 1090—2014）

由原农业部和全国供销合作总社分别颁布的富硒茶的行业标准。

（1）《富硒茶》（NY/T 600—2002） 中华人民共和国农业行业标准，是指在富硒区土壤上生长的茶树新梢的芽、叶、嫩茎，经过加工制成的，可供直接饮用的，含硒量符合本标准规定范围内的茶叶，要求硒含量为0.25～4.00mg/kg。通过富硒茶叶摄入的硒，受茶叶添加量、茶叶品种、浸泡条件等多因素影响，以硒含量上限且最大摄入条件计，每日摄入量12.5g，才能达到 50μg/d 的 NRV 值要求。

（2）**《富硒茶》（GH/T 1090—2014）** 中华人民共和国供销合作行业标准，是指在富硒区土壤上生长的茶树新梢的芽、叶、嫩茎，经过加工制成的，硒含量范围 0.2～4.0mg/kg，其上限和原农业部富硒茶标准一致。

3. 《富硒大蒜》（NY/T 3115—2017） 中华人民共和国农业行业标准，规定符合 SB/T 10348 标准的大蒜，硒含量范围为 30～300μg/kg 时可称为富硒大蒜。根据该标准富硒大蒜的总硒含量，每日摄入量 0.16～1.60kg 符合该标准的富硒大蒜，才能达到 50μg/d NRV 值要求。

4. 《富硒马铃薯》（NY/T 3116—2017） 中华人民共和国农业行业标准，规定符合 NY/T 1066 标准的马铃薯，硒含量范围为 15～150μg/kg 时可称为富硒马铃薯。每日摄入量 0.33～3.30kg 符合该标准的富硒马铃薯，才能达到 50μg/d NRV 值要求。

5. 《富硒农产品》（GH/T 1135—2017） 中华人民共和国供销合作行业标准，该标准规定了富硒农产品的术语和定义、品质要求、试验方法、包装、标签标识、运输和贮存等，适用于种植在富硒土壤和种植/养殖过程中通过硒生物营养强化技术措施生产的富硒农产品，不适用于通过收获、屠宰或捕捞后添加硒所获得的农产品。此外该标准还规定了富硒农产品的硒含量和硒代氨基酸含量（占比）指标（表 6-7）。

表 6-7 富硒农产品的硒含量和硒代氨基酸含量（占比）指标

项目	指标	
	总硒含量/(mg/kg)	硒代氨基酸含量[①]占总硒含量的百分比/%
谷物类	0.10～0.50	>65
豆类	0.10～1.00	>65
薯类(以干重计)	0.10～1.00	>65
蔬菜类(以干重计)	0.10～1.00	>65
食用菌类(以干重计)	0.10～5.00	>65
肉类	0.15～0.50	>70
蛋类	0.15～0.50	>70
茶叶	0.25～4.00	>60

① 硒代氨基酸含量是硒代蛋氨酸、硒代胱氨酸和硒甲基硒代半胱氨酸含量之和。

三、预包装富硒食品硒含量及标准

富硒农产品的发展，对我国贫硒地区的居民改善硒营养健康状况起到了一定作用，但由于硒资源点状分布特性，土壤中硒含量分布不均匀，且富硒地区多为老少边穷区域，种养殖规范不易统一，导致富硒农产品很难标准化、规模化。因此建立更易标准化的预包装硒食品营养强化标准就显得尤为重要，也可弥补因食物硒摄入低无法满足自身健康需求的问题。

1. 营养强化剂及普通预包装食品类

1977 年，国家标准计量局批准了我国第一版《食品添加剂使用卫生标准》（GBn50—77），在 1996 年第三次修订版中，将硒酸钠和亚硒酸钠列入营养强化剂管理。1994 年，颁布第一版食品营养强化剂使用卫生标准（GB 14880—94），将亚硒酸钠、富硒酵母、硒化卡拉胶列入营养强化剂，并可按照规定的添加量运用到食盐、乳制品及饮料、片剂、胶囊剂等部分食品中。2012 年卫生部颁布的《食品安全国家标准 食品营养强化剂使用标准》（GB 14880—2012），增加了包括硒蛋白、硒酸钠、富硒食用菌粉、L-硒-甲基硒代半胱氨酸四种硒营养强化剂种类，使用范围变更为调制乳粉、大米及其制品、小麦粉及其制品、杂粮粉及其制品、面包、饼干、含乳饮料等产品类别（表 6-8）。

表 6-8　GB 14880—2012 硒营养强化使用范围

营养强化剂	食品分类号	食品类别（名称）	使用量/(μg/kg)
亚硒酸钠	01.03.02	调制乳粉（儿童用乳粉除外）	140～280
		调制乳粉（仅限儿童用乳粉）	60～130
硒酸钠	06.02	大米及其制品	140～280
富硒酵母	06.03	小麦粉及其制品	140～280
硒化卡拉胶	06.04	杂粮粉及其制品	140～280
硒蛋白	07.01	面包	140～280
富硒食用菌粉	07.03	饼干	30～110
L-硒-甲基硒代半胱氨酸	14.03.01	含乳饮料	50～200

2. 保健食品类

保健食品指声称并具有特定保健功能或者以补充维生素、矿物质为目的的食品。即适用于特定人群食用，具有调节机体功能，不以治疗疾病为目的，并且对人体不产生任何急性、亚急性或慢性危害的食品（GB 16740—2014）。由于《食品营养强化剂使用卫生标准》（GB 14880—2012）考虑的是人体最基本的硒平均摄入量，对于有特定营养需求的人群来说，$50\mu g/d$ 的硒摄入量无法满足其健康需求。

2021 年，国家市场监督管理总局发布营养素补充剂保健食品备案原料目录，可以使用的硒原料种类和对应年龄、食用量作详细规定，成人最高可达 $100\mu g/d$（表 6-9）；国家卫生行业标准中国居民膳食营养素参考摄入量第 3 部分：微量元素（WS/T 578.3—2017）明确了人体硒平均需要量（EAR）、推荐摄入量（RNI）和可耐受最高摄入量（UL）分别为 $50\mu g/d$、$60\mu g/d$ 和 $400\mu g/d$。

表 6-9　保健食品中硒的种类和添加量范围　　　　　　　　$\mu g/d$

化合物名称	标准依据	适用范围	功效成分	适宜人群	最低值	最高值
亚硒酸钠	GB 1903.9—2015	所有人群	Se（以 Se 计，μg）	4～6	5	30
富硒酵母	国家药品标准 WS1-(x-005)-99Z—2015	4 岁以上人群		7～10	8	40
				11～13	10	50
				14～17	10	60
L-硒-甲基硒代半胱氨酸	GB 1903.12—2015	4 岁以上人群		成人	10	100
				孕妇	10	60
				乳母	15	80

3. 特殊膳食用食品类

特殊膳食用食品，指为满足特殊的身体或生理状况和（或）满足疾病、紊乱等状态下的特殊膳食需求，专门加工或配方的食品。这类食品的营养素和（或）其他营养成分的含量与普通食品的标准及法规监管显著不同。

根据《食品安全国家标准　预包装特殊膳食用食品标签》（GB 13432—2013），特殊膳食用食品的类别主要包括婴幼儿配方食品、婴幼儿辅助食品、特殊医学用途配方食品（特殊医学用途婴儿配方食品涉及的品种除外）及除上述类别外的其他特殊膳食用食品（包括辅食营养补充品、运动营养食品以及其他具有相应国家标准的特殊膳食用食品）。其中对硒添加及硒含量作出明确要求的主要有以下几种。

(1) 婴幼儿配方食品　指适用于正常婴儿、较大婴儿和幼儿食用，其能量和营养成分能满足 0～6 月龄、6～12 月龄和较大婴幼儿正常营养需要的配方食品。硒元素为我国婴儿配方食品必须添加营养元素，《食品安全国家标准　婴儿配方食品》（GB 10765—2021）明确硒添加量为 0.72～2.06μg/100kJ。2021 年 3 月 18 日，国家食品安全标准与检测评估司发布 2021 年第 3 号公告明确表示，《食品安全国家标准　较大婴儿配方食品》（GB 10766—2021）把硒由可选成分调整为必须添加成分，添加量为 0.48～2.06μg/100kJ，《食品安全国家标准　幼儿配方食品》（GB 10767—2021）把硒纳入可添加成分，添加量为 0.48～2.06μg/100kJ，意味着硒作为营养素，其使用范围和认知程度正在逐步增加，覆盖了全年龄段人群。

(2) 特殊医学用途婴儿配方食品　指针对患有特殊紊乱、疾病或医疗状况等特殊医学状况婴儿的营养需求而设计制成的粉状或液态配方食品。在医生或临床营养师的指导下，单独食用或与其他食物配合食用时，其能量和营养成分能够满足 0～6 月龄特殊医学状况婴儿的生长发育需求。根据《食品安全国家标准　特殊医学用途婴儿配方食品通则》（GB 25596—2010），标准要求硒作为必需营养成分，添加量为 0.48～1.90μg/100kJ。

(3) 特殊医学用途配方食品（特殊医学用途婴儿配方食品涉及的品种除外）　根据《食品安全国家标准　特殊医学用途配方食品通则》（GB 29922—2013），指为了满足进食受限、消化吸收障碍、代谢紊乱或特定疾病状态人群对营养素或膳食的特殊需要，专门加工配制而成的配方食品。该类产品必须在医生或临床营养师指导下，单独食用或与其他食品配合食用，包括以下几种。

① 全营养配方食品：可作为单一营养来源满足目标人群营养需求。

② 特定全营养配方食品：可作为单一营养来源能够满足目标人群在特定疾病或医学状况下的营养需求。

③ 非全营养配方食品：可满足目标人群部分营养需求，不适用于作为单一营养来源。

在特殊医学用途配方食品中，硒添加量指标根据年龄分别为 0.5～

2.9µg/100kJ（1～10 岁）和 0.8～5.3µg/100kJ（10 岁以上）。

（4）运动营养食品　指为满足运动人群（指每周参加体育锻炼 3 次及以上、每次持续时间 30 分钟及以上，每次运动强度达到中等及以上的人群）的生理代谢状态、运动能力及对某些营养成分的特殊需求而专门加工的食品。运动营养食品是近年来快速发展的一类特殊食品。2015 年发布的《食品安全国家标准　运动营养食品通则》（GB 24154—2015），将硒列为可添加的营养素类别，摄入量标准为 7.5～52µg/d。

四、硒食品地方及团体标准

2018 年颁布的《中华人民共和国标准化法》规定：推荐性国家标准、行业标准、地方标准、团体标准、企业标准的技术要求不得低于强制性国家标准相关技术要求。国家鼓励各级地方政府、社会团体、企业制定高于强制性标准相关技术要求的地方标准、团体标准、企业标准。为促进富硒产业健康有序发展，引导和规范硒营养科学补充，各级地方政府和社会团体也制定发布了一系列涉硒标准。

1. 硒食品省级地方标准

（1）湖北省地方标准《食品安全地方标准　富有机硒食品硒含量要求》（DBS 42/002—2022）　该标准于 2014 年首次发布，是我国首个以食品安全地方标准形式定义富有机硒食品的省级地方标准，界定了不同品类硒含量要求和有机硒含量要求，在最新发布的 2022 版中，对谷物及其制品（15～30µg/100g）、蔬菜及其制品（15～200µg/100g）、水果及其制品（15～30µg/100g）、食用菌及其制品（15～100µg/100g）、豆类及其制品（15～100µg/100g）、茶叶和代用茶（15～500µg/100g）、肉及肉制品（15～200µg/100g）、蛋及蛋制品（15～50µg/100g）、水产动物及其制品（15～50µg/100g）都做了硒含量要求，同时要求有机硒占比不小于 80%。

2018 年湖北省还发布《食品安全地方标准　富硒食品中无机硒的测定方法》（DBS 42/010—2018），该标准包括原子荧光形态分析法和固相萃取原子荧光光谱法两种方法，主要用于测定富硒食品中无机硒形态 Se(Ⅳ) 和 Se(Ⅵ) 的含量，将试样中的四价和六价的硒形态定义为无机硒，并以差减法计算有机硒占比。

（2）宁夏回族自治区《食品安全地方标准　富硒食品硒含量要求》（DBS 64/007—2021）　该标准适用于：通过生长过程自然富集或通过硒生物营养强化技术，而非收获后或加工中添加硒，所获得的富含微量元素硒，其可食部分硒含量符合本标准规定的范围的富硒食品，和通过施用（或使用）富硒（或含硒）微量元素调理剂（或肥料），经生物自然生长转化，提高其可食部分的硒含量的食品，具体要求见表6-10。

表 6-10　DBS 64/007—2021 富硒食品硒含量要求

项目	总硒含量（以 Se 计）/（mg/kg）	项目	总硒含量（以 Se 计）/（mg/kg）
粮食类		食用菌	≥0.02
大米	≥0.04	黄花菜（干）	≥0.01
小麦粉及其加工制品	≥0.04	马铃薯	≥0.015
小杂粮（小米、黄米等）	≥0.04	瓜果类	
肉类		硒沙瓜	≥0.01
畜肉	≥0.04	苹果	≥0.01
禽肉	≥0.1	葡萄	≥0.01
肉制品	≥0.15	其他瓜果类	≥0.01
蛋类		乳制品	
鲜蛋	≥0.15	液体乳	≥0.02
再制蛋	≥0.15	乳粉	≥0.1
蔬菜类		其他类	
鲜蔬菜	≥0.01	枸杞干果	≥0.01
脱水蔬菜	≥0.02	枸杞叶茶	≥0.05

（3）陕西省地方标准《富硒含硒食品与相关产品硒含量标准》（DB 61/T 556—2018 系列　陕西省省级地方涉硒标准体系比较完整，但没有以食品安全地方标准发布，其中《富硒含硒食品与相关产品硒含量标准》（DB 61/T 556—2018）中对产品类型进行了系统的分类，包括了富硒及含硒预包装食品、富硒及含硒食用农产品、富硒相关产品，其中富硒及含硒预包装食品、富硒及含硒食用农产品分别做了含硒和富硒分类，富

硒相关产品包括动物饲料、专用肥、食用菌用培养基、烤烟等。在明确了富硒含硒食品及相关产品中硒含量指标及检验方法同时，分别定义了富硒及含硒预包装食品为：利用动物、植物、微生物和水资源中自然存在的硒元素生产加工的符合富硒及含硒含量指标的预包装食品；富硒及含硒食用农产品为：利用动物、植物、微生物和水资源中自然存在的、供人食用的，硒元素达到富硒及含硒含量指标的农产品；富硒相关产品为：该标准中富硒及含硒预包装食品、富硒及含硒食用农产品之外的产品。

结合 DB 61/T 556—2018，陕西省还出台了系列涉硒地方标准 DB 61/T 557.11~16—2012，公布了猪肉、腊肉、牛肉、羊肉、鸡肉和鸡蛋富硒标准，并制定了相应的生产技术规程（表 6-11）。

表 6-11　陕西省富硒含硒食品与相关产品硒含量标准

标准名称	标准号	品种	富硒含量要求/(mg/kg)
富硒含硒食品与相关产品硒含量标准	DB 61/T 556—2018	大米、小麦粉、食用菌（干基）等；蔬菜、水果及坚果、蛋类	粮食加工等≥0.15 蔬菜等≥0.02
富硒猪肉	DB 61/T 557.11—2012	猪肉	0.02~0.50
富硒腊肉	DB 61/T 557.12—2012	腊肉	0.15~0.50
富硒牛肉	DB 61/T 557.13—2012	牛肉	0.02~0.50
富硒羊肉	DB 61/T 557.14—2012	羊肉	0.02~0.50
富硒鸡肉	DB 61/T 557.15—2012	鸡肉	0.02~0.50
富硒鸡蛋	DB 61/T 557.16—2012	鸡蛋	0.02~0.50

（4）江西省地方标准《富硒食品硒含量分类标准》（DB 36/T 566—2017）　该标准要求动（植）物自然含硒且硒含量达到本标准规定要求的食品原料及其制品才可以称为富硒食品。硒含量要求分别为：稻米及制品 0.07~0.30mg/kg、豆类及制品 0.07~0.30mg/kg、花生及制品 0.07~0.30mg/kg、笋类及制品 0.04~1.00mg/kg、蔬菜（包括薯类）及制品 0.01~0.10mg/kg、水果 0.01~0.05mg/kg、畜禽肉 0.20~0.50mg/kg、水产制品 0.05~1.00mg/kg、蛋类及制品 0.20~0.50mg/kg、茶叶 0.50~3.00mg/kg、矿泉水 0.01~0.05mg/kg。

（5）广西壮族自治区地方标准《富硒农产品硒含量分类要求》

（DB 45/T 1061—2014） 该标准规定了富硒农产品的硒含量指标要求，富硒农产品指非经外源添加，产品本身硒元素含量达到本标准规定的农产品及其初级加工品；农产品指来源于农业的初级产品，即在农业活动中获得的植物、动物、微生物、水及其产物。硒含量要求较高的是茶叶类为 $0.25\sim4.00\,\mathrm{mg/kg}$、中草药为 $0.15\sim2.00\,\mathrm{mg/kg}$，新鲜水果蔬菜、鲜奶、蜂蜜硒含量要求较低，为 $0.01\sim0.10\,\mathrm{mg/kg}$，其他类产品硒含量要求基本在此区间。

此外，还有如重庆市地方标准《富硒农产品》（DB 50/T 705—2016），富硒农产品是指符合本标准要求，且通过生长过程自然富集而非收获后人工添加硒的农产品，其硒含量要求与其他省级地方标准类似，其中茶叶类硒含量最高可达 $5.00\,\mathrm{mg/kg}$。在这些涉硒含量省级地方标准出台同时，一些拥有丰富硒资源省份或地市也相继出台了一批富硒生产技术规程或富硒地理标志产品，如陕西、河北、贵州、新疆、山东、青海、江苏、广西、安徽等。

2. 涉硒食品团体标准

随着富硒产业快速发展，涉硒食品团体标准也发展迅速。目前发布的涉硒食品及硒含量的团体标准多以产品类、规程类及检测类为主，公开可见省级以上社团的涉硒团体标准部分示例如下。

（1）国家级社团团体标准示例

中国农业国际合作促进会《硒农业通用术语》（T/CAI 015—2022）。

中国肉类协会《富硒猪肉》（T/CMATB 1003—2021）。

中国保健协会《植物源高有机硒食品原料》（T/CHC 1001—2019）。

中国产学研合作促进会系列团体标准：《富硒农产品中硒代氨酸的测定［高效液相色谱-电感耦合等离子体质谱法（HPLC-ICP-MS)]》（T/CAB CASA 0002—2018）；《富硒小麦粉生产技术规范》（T/CAB CASA 0003—2018 ）；《富硒小麦粉》（T/CAB CASA 0013—2018）等。

（2）省级社团团体标准示例

湖北省硒产业协会系列团体标准：《硒元素科普规范用语指南》（T/HBSE 0001—2019）、《植物源高有机硒饮料》（T/HBSE 0002—2019）、《植物硒肽粉》（T/HBSE 0008—2021）等。

湖北省粮食行业协会《荆楚大地　硒大米》（T/HBLS 0002—2018）等。

湖南省富硒生物产业协会《富硒农产品硒含量要求》（T/HNFX 001—2017）等。

青海省标准化协会《青海省农产品硒含量分类标准》（T/QAS 011—2020）等。

山西省粮食行业协会系列团体标准：《山西好粮油　富硒小麦粉》（T/SXAGS 0013—2020）、《山西好粮油 富硒小麦》（T/SXAGS 0020—2020）等。

山东标准化协会《富硒食用农产品及其制品硒含量》（T/SDAS 84—2019）等。

重庆市粮油行业协会《重庆好粮油　富硒大米》（T/CQAGS 3202—2019）等。

陕西省粮食行业协会《陕西好粮油　安康富硒大米》（T/SAGS 013—2021）等。

五、硒营养补充及标准趋势

硒的有益或毒性作用不仅是剂量依赖性的，并且与其生物化学形式及生物利用度有关，不同硒形态的安全性和功效作用差别很大。无机硒具有较强的毒副作用，而 SeCys、SeMet 和 SeMC 等有机硒化合物的毒性比无机硒的毒性小，且生物利用度要优于无机硒化合物，对环境更友好。

从农产品角度，由于产地的不同，同种食物或不同种食物硒含量差别很大，且大多没有统一有效的执行标准，各地制定的标准也不尽相同，以谷物类为例，国家标准《富硒稻谷》（GB/T 22499—2008）规定硒含量≥0.30mg/kg 即为超标，而湖南省富硒生物产业协会团体标准《富硒农产品硒含量要求》（T/HNFX 001—2017）规定的硒含量上限为 1.00mg/kg，这类矛盾也出现在多个不同类型标准中（表 6-12）。因此，对涉硒标准的统一、修订、补充、完善乃至与国际接轨是目前亟待解决的问题。

表6-12　谷物类不同标准对应的富硒含量要求

种类	标准名称或涉及的产品名称	标准号	标准类型	含量要求
谷物类	粮食及加工品	DBS 42/002—2022	地方标准	15.0～30.0μg/100g,富有机硒
	粮食及加工品	T/HNFX 001—2017	团体标准	0.18～1.00mg/kg,富硒
	谷物类	DB 13/T 2702—2018	地方标准	0.10～0.80mg/kg,富硒
	谷物类	T/OAIA 0001—2018	团体标准	0.10～0.50mg/kg,富硒
	稻谷	GB/T 22499—2008	国家标准	0.04～0.30mg/kg,富硒,≥0.30mg/kg,硒超标
	稻米及制品	DB 36/T 566—2017	地方标准	0.07～0.30mg/kg,富硒
	稻米	DB 32/T 706—2004	地方标准	0.07～0.10mg/kg,富硒
	水稻	DB 64/T 1221—2016	地方标准	0.04～0.30mg/kg,富硒
	大米	DB 46/T 239—2013	地方标准	0.06～0.30mg/kg,富硒
		DB 52/T 553—2014	地方标准	0.07～0.20mg/kg,富硒
		T/HNAGS 003—2018	团体标准	≥0.15mg/kg,富硒
	大米、玉米、小麦	DBS 42/002—2022	地方标准	15.0～30.0μg/100g,富硒
	大米、小麦粉等	DB 61/T 556—2018	地方标准	≥0.15mg/kg,富硒
	玉米	DB 64/T 1221—2016	地方标准	0.04～0.30mg/kg,富硒
	小麦	DB 64/T 1221—2016	地方标准	0.04～0.30mg/kg,富硒
	豆类	T/OAIA 0001—2018	团体标准	0.10～1.00mg/kg,富硒
	豆类及制品	DBS 42/002—2022	地方标准	15.0～100.0μg/100g,富硒
	豆类及制品	T/HNFX 001—2017	团体标准	0.2～1.2mg/kg,富硒

因此单纯通过食用农产品类食物以达到科学补硒的目的，在作为缺硒大国的中国是一个比较难以实现的策略。此外在国家标准层面虽然硒营养强化剂品类比较丰富，但由于使用品类范围窄且含量限定低等因素，基于更安全、更高效的有机硒膳食营养补充，还没有形成有效的国家标准支撑。随着基于有机硒形态功能性研究深入，植物有机硒源受到广泛重视。2019年由国硒中心主导发布的国家级社团团体标准《植物源高有机硒食

品原料》（T/CHC 1001—2019）适用于以能富集高有机硒含量的可食用植物为载体，利用天然富硒土壤或生物硒营养强化技术，将硒元素经植物自然吸收、转化、富集并采用食品生产加工工艺制得的植物源高有机硒含量的食品原料。该标准明确要求植物源高有机硒食品原料总硒含量≥200mg/kg，有机硒占比≥90％。以湖北恩施特色超聚硒植物"恩施堇叶碎米荠"为例，经标准化野专家规模种植的堇叶碎米荠，蛋白质含量可达30％（干重），总硒含量平均可达2000mg/kg，有机硒含量可占其积累硒含量95％以上，其中60％以上是SeCys（以$SeCys_2$计），将成为营养强化剂硒蛋白的全新来源。

随着硒蛋白等生物学功能及安全性研究深入，围绕硒营养素补充剂和特殊食品的开发，受到了广泛重视，不同的硒营养膳食补充类产品形式也层出不穷，包括但不限于饮料、糖果、果冻、糕点、代餐等。而随着健康消费人群年轻化，在满足科学定量补硒的同时，好吃好玩、体验新奇、健康可见已成为消费者的新追求。

第三节　硒安全性与营养评价

人体健康状况与营养素摄入量密切相关且多呈现"U形曲线"特征，对于两者之间关系的研究大致经历了三个阶段：①研究营养素需要量以预防营养缺乏病；②研究营养素的毒副作用以防止健康危害；③研究营养素摄入量与非传染性慢性病发生发展的关系以降低慢性病的发生危险，最终以膳食营养参考摄入量的建立转化为相关标准或指南。

硒元素与健康相关性也呈现典型的"U形曲线"，同时由于很少有营养元素像硒一样摄入量级差范围如此狭窄，硒的营养安全一直备受重点关注，另一方面随着安全性更高的有机硒源快速发展，不同的有机硒形态所展现出的生物有效性及安全性也逐渐成为研究热点。

一、硒元素营养安全两面性

在硒元素被发现后很长时间内，对该元素缺乏和过量的营养安全研究非常有限，无论是因硒缺乏引起的地方性疾病还是地方性硒中毒。目前已明确至少有两种地方性疾病即克山病和大骨节病与缺硒元素明显相关，学术界较一致认为人体硒缺乏是克山病发病的基本环境因素，而低硒是大骨节病发生的主要环境因素之一，对患者进行补硒后均能有"促进好转、防止恶化"的作用。杨光圻研究团队于 1982～1992 年对低硒的四川克山病区和高硒的湖北恩施地区进行了硒的需求量和安全摄入量研究，得到避免克山病发生的膳食硒最低需要量为 17μg/d。

1. 地方性硒中毒

地方性硒中毒的研究源自 1934 年美国农业部发布的高硒导致动物中毒的科研报告，美国公共卫生署对南达科他州食用高硒粮食和肉制品的农民观察到牙齿和指甲受损率较高的现象，从此硒元素被认为是一种对生物有毒有害的物质。20 世纪 30～70 年代，美国、委内瑞拉等高硒区报道和调查发现的恶心、指甲病变、脱发等临床表现，以及中国湖北恩施、陕西紫阳地区发现的原因不明的脱发脱甲症，经中国医学科学院杨光圻教授工作组调查，症状均非常类似，确定该症状由地方性硒中毒引起。

在地方性硒中毒研究过程中，杨光圻工作组通过对病区硒中毒患者临床症状分析观察，按照头发、指甲、神经系统等症状程度，将急慢性硒中毒进行了系统分类，并通过测定人体全血硒、血浆硒、尿硒、外环境硒，获得了迄今为止唯一详尽的人体硒中毒临床症状与内外硒环境的科学资料，并在此基础上确定了人体硒最大安全摄入量。地方性急性硒中毒临床表现为：潜伏期 5～30 天，一般 7～10 天发病；前驱症状有口发酸、头发麻、胃发呆、身发软；临床症状有指（趾）甲沟红肿、发炎、溃烂，严重时掉甲，脱发、脱毛，神经损害如四肢麻木、感觉迟钝、运动障碍、腱反射亢进，肝脏损害。

湖北恩施区域报道的地方性硒中毒的发病病例从 1923 年到 1963 年共 477 例，无死亡病例。发病区域涉及恩施、建始、巴东、宣恩 4 个县市 12 个村，病例中最小年龄 3 岁，最大 66 岁，其中男 247 例，女 230 例，无明显性别差异。恩施市发病病例达 388 例（1959～1963 年），占全州总病例数的 81.34%，其中双河渔塘坝村民小组（大风暴大队）23 人中有 19 人发病，发病率高达 82.6%。

随后，中国科学院贵阳地球化学研究所进一步研究表明，恩施石煤中自然形成的硒铜蓝矿、方硒铜矿、白硒铁矿、自然硒等多种硒晶体（独立矿化物），正常情况下只在矿体中出现，而在土壤环境中发现则证明是人为迁移所致。一方面独立硒矿物的发现成为恩施探明全球唯一独立硒矿床的证据之一，另一方面也成为地方性硒中毒人为因素的重要证据。

2. 有机硒安全性更高

食物链中硒形态多为有机硒，而药品及营养补充剂则包含无机硒和有机硒两大类。由于土壤硒含量的地域性差异，植物有机硒是膳食硒的主要来源。虽然不同国家和地区所种植的农作物中硒含量存在很大差异，但越来越多的研究表明有机硒安全性更高。

一项研究评估了高日粮硒水平对生长育肥猪硒中毒反应，并比较了有机硒和无机硒的毒性。研究发现同时摄入等量的无机硒和有机硒（以硒计），无机硒中毒表现更快、独立反应更严重。另一项研究通过小鼠急性毒性试验、微核试验、精子畸变试验以及30天喂养试验，对无机硒和有机硒（富硒酵母）安全性进行了评估，发现无机硒的半数致死剂量（LD_{50}）为21.17mg/kg，而有机硒为740.2mg/kg，有机硒安全性显著高于无机硒。在遗传毒性测试中，有机硒没有显示出小鼠的细胞毒性和遗传毒性，而无机硒显示出不同程度的毒理反应。在为期30天的亚慢性口腔毒性研究中，相同剂量的有机硒对小鼠的体重具有促进作用，而无机硒对小鼠的生长无促进作用，并在一定程度上导致器官损伤。通过线虫毒性和代谢模型发现，有机物的生物利用度高于无机物且毒性较小，两个有机硒（两种不同发酵时间的富硒酵母）试样的安全性相似。通过对大西洋鲑鱼喂食不同形态的硒，对有机硒和无机硒的安全性进行了对比，大剂量摄入无机硒，鲑鱼表现出摄食量减少、生长减少，并且引起脂质代谢紊乱，而同样剂量的有机硒则没有此类副作用，无机硒的毒性比有机硒更大。

一项人群研究表明：对硒缺乏人群进行了16周的硒补充试验，比较了不同形式、不同剂量（$200\mu g/d$ 和 $600\mu g/d$）在人体内的代谢，研究发现有机硒较无机硒在升高血浆硒浓度方面更显著；从尿硒排泄量来看，有机硒比无机硒吸收好，具有更高的生物利用度，实验补充有机硒 $600\mu g/d$，为期16周，未见中毒迹象。

根据不同物种的动物研究和人体研究数据发现，在同等剂量下有机硒表现出更高的生物利用度，更好的吸收率，同时毒性更低，大多数研究报告支持在相同摄入量的情况下，生物来源有机硒安全性更高。

二、人体硒营养水平评价指标

硒作为人体必需微量元素，其营养安全两面性的研究，需要评估环境化学组成，特别是土壤中的硒含量、食物中的硒含量以及人群的饮食习惯等，但由于上述因素的影响因子较多、稳定性差，难以估算硒摄入量，因此评价其在体内的状况具有重要意义，更是开展科学补硒的重要依据。人体硒营养水平一般通过检测生物样品进行评估，但合适的硒营养状态评价生物标志物仍存在一定争议。硒存在于身体的多个部位，包括血液、头发和指甲，不同部位因其生长周期的不同，其反应硒营养状态的周期也有所不同。

1. 血硒含量指标

人体血浆和血清内硒含量测定结果近似，能反映通过膳食摄入的硒营养状况，是衡量硒营养状态和摄入量的主要生物标志物，也是文献中应用最广泛的，可代表短期的硒营养状态，但这并不是最为理想的硒状态生物标志物。

全血的硒测量值较高于血浆或血清，全血中除了血浆和血清中的非细胞硒外，还有来自红细胞和血小板的硒。大规模人群研究显示，血清/血浆硒水平约为全血中测定的硒水平的 75%，并且全血硒和血清硒的相关性较差。血浆或血清中的硒，大部分存在于转运蛋白中。红细胞硒反映硒营养的长期状态，这是由于人的红细胞寿命为 120 天，细胞的合成过程中硒的掺入并储存于细胞内。血小板的代谢周期为 7～14 天，和血清/血浆硒一样，反映近期硒的硒营养状态。因此，相对于血浆/血清硒，全血硒的影响因子更多，个体间和个体内的差异均较大。

在非炎症人群中，红细胞总硒与血浆硒之间存在较强正相关关系，但在炎症人群中，血浆硒浓度与红细胞之间的相关性较弱，血浆硒受到炎症反应的影响，而红细胞硒的浓度不受全身炎症反应的影响，因此，红细胞硒可能更适用于炎症或者疾病人群评估硒的营养硒状态。但值得注意的是检测红细胞硒含量需要计算红细胞硒与血红蛋白浓度的比值，以纠正红细胞数量的干扰。

2. 硒蛋白活性指标

硒营养及功能的"真实"作用应该通过功能性硒蛋白活性体现。因此与总硒相比，测量具有代表性的硒蛋白，能提供更准确的信息。GPx 是作为硒营养评价指标应用最广泛的硒蛋白。但在早期的研究中，因不了解红细胞和血浆中的 GPx 是两种酶，因此全血也作为 GPx 的测量样本。红细胞 GPx1 活性与红细胞总硒浓度的密切关系，同样反映长期的营养状况。血浆 GPx3 活性虽然和血浆的总硒浓度密切关系，但 GPx3 活性存在一个饱和水平，当达到饱和时，不再随血硒浓度的升高而升高。硒的推荐摄入量是根据以血浆 GPx 活性达到饱和水平的需求量计算出来的，但血浆 GPx 活性作为硒营养状况的评价标准仅适用于低硒人群。

SelP 主要由肝脏合成并分泌到血液中，与 GPx3 一样在细胞外液可以起到抗氧化的作用，同时在运输硒和调节各器官硒的分配中起到主要作用。因此，与血浆 GPx3 相比，血浆 SelP 可能是更适合作为硒营养状况评价生物标志物。一项中国人群研究发现，血浆硒水平在 $50 \sim 80 \mu g/L$ 时能基本满足 GPx3 合成需要，而满足 SelP 合成需要，血浆硒需要达到 $80 \mu g/L$ 以上。一项早期基于中国人群的研究发现，血清硒在 $70 \sim 90 \mu g/L$ 时，SelP 水平达到一个平台值，当大于 $90 \mu g/L$ 时，SelP 水平不再随之升高。

3. 发硒含量指标

发硒常被用作长期硒状态的测量指标，但含硒的洗发水会影响发硒含量的测量，限制了头发样本的适用性。研究表明头发硒浓度约为血浆硒浓度的两倍，但血浆/血清硒浓度与头发硒浓度的相关性较低，这可能是由于血浆/血清硒通常反映的是较为近期的硒营养状态。由于头发硒的非入侵性、样本的采集和运输的便捷性，在地方病的防治方面具有一定的指导意义，发硒作为硒营养状况的生物标志物在克山病和大骨节病监测中起到重要作用。

4. 指（趾）甲硒含量指标

指（趾）甲硒也是常用的反映长期硒状态的测量指标，通常指（趾）甲硒浓度高于头发。与手指甲和头发相比，脚指甲通常相对远离外部环境，受外界影响较小，是更为理想的生物样本。易于收集、运输和存储，再加上反映较长的硒营养状态，使指（趾）甲成为较为理想的生物标志物，因此，在硒和慢性疾病的流行病学研究中，脚指甲比其他生物标志物更有潜力评估硒的营养状况。

5. 尿硒含量指标

尿液硒浓度也是一种潜在的可行的硒营养状态生物标志物，然而关于硒缺乏人群中尿液硒浓度的数据有限。一项人口健康调查研究，收集了741 名育龄妇女和 665 名学龄儿童随机尿液样本，测定尿液中的硒浓度，并与血浆硒状态比较。在人群水平上，尿液硒浓度是评估血浆硒浓度水平的一种可行的替代生物标志物，但存在较大的个体差异。此外，未经利用的硒大部分通过尿液排出，人体补充无机硒后，尿硒水平显著高于补充有机硒。由于血硒和尿硒易受代谢影响，发硒和脚指甲硒能够反映较长的硒营养状态，因此，在解决它们在消化过程中硒的损失问题后，应该是比其他生物标志物更有潜力评估硒的营养状况的检测方法。

三、人体硒营养功能与 U 形曲线

微量元素硒的生物效应与其浓度密切相关并呈现两面性，一项研究测量了美国第三次全国健康和营养调查中 13887 名成年参与者的血清硒水平，并通过 12 年的随访，评估了硒水平与全因和特定原因死亡率之间的关系。研究发现，血清硒水平与全因死亡率和癌症死亡率之间的关联是非线性的，在低硒水平（硒含量$<130\mu g/L$）时，随血清硒浓度增加与死亡率风险降低，在高硒水平（硒含量$>150\mu g/L$）时，血清硒浓度增加与升高死亡率风险相关。

一项病例对照研究旨在调查血清硒含量与急性冠心病和心肌梗死风险之间的关系。病例和对照均来自芬兰东部心血管疾病发病率和死亡率极高的地区，研究发现血清硒水平低于 $45\mu g/L$ 的受试者，心血管疾病发病率和死亡率增加了 2～3 倍。另一项在丹麦进行的一项大型前瞻性研究发现，血清硒低于 $80\mu g/L$ 的受试者患缺血性心脏病的风险增加了 55%。而在血清硒高于 $100\mu g/L$ 的人群中，没有观察到心血管疾病（cardiovascular

Disease，CVD）风险和血清硒之间的关联。

早期的人群调查发现，人体低硒水平增高了 2 型糖尿病的风险，此外硒具有类胰岛素作用，支持了硒对于血糖调节和糖尿病预防作用。但血硒水平与 2 型糖尿病患病率之间相关性同样也并非线性。一项横断面研究表明：基于美国健康和营养调查抽样样本，评估血清硒与糖尿病之间关系：该样本人群硒摄入量很高，研究样本平均血清硒为 $137.1\mu g/L$，并非缺硒人群，结果发现糖尿病患病率、葡萄糖和糖基化血红蛋白水平随着硒浓度增加而增加。有研究发现过高的硒摄入可能与胰岛素抵抗有关，并增加 2 型糖尿病风险，并提出硒与 2 型糖尿病之间关系可能也呈现 U 形曲线，高于或低于一个正常的生理范围都可能发生伤害。因此，基于硒与多种疾病相关性研究，有研究提出血清硒 $70\sim90\mu g/L$ 作为硒营养状态的适宜参考区间，血清硒低于 $60\mu g/L$ 可能增加多种疾病的发病率，高于 $140\mu g/L$ 也可能增加一些疾病的发病风险。

基于硒与健康效应之间可能存在的"U 形曲线"，在补硒的临床试验中，硒的基线水平尤为重要，而在低硒含量地区，也更容易看到补硒效果。欧洲国家属于土壤低硒含量地区，一项英国的研究发现，在这个硒状态相对较低的人群样本中，每天补充 $300\mu g$ 硒，对血脂水平均有调节作用，具有适度有益影响。在美国的土壤高硒含量地区，在补硒之前的基线状态下体内的硒蛋白已经处于最适状态，所以再进行补硒的效果就不明显。

总结与展望

硒作为人体必需的微量元素，不能由人体自身合成，必须通过膳食摄取补充。由于土壤等环境中硒分布的地域差异，直接影响到食物链中硒含量的差异，同时硒元素与健康相关性也呈现典型的"U 形曲线"，且很少有营养元素像硒一样摄入量级差范围如此狭窄，硒的营养安全和标准化科学补充一直备受关注。

从硒元素的膳食来源，大致可以分为天然可食用资源，可食用农产品，膳食营养补充剂，特殊食用等类型，从硒的形态上经历了从无机硒到有机硒，从关注有机硒更加安全到关注不同形态有机硒的过程和趋势。从硒的营养功能上也逐渐呈现出基础营养需求和功能性营养补充的发展趋势。

◇ 参考文献

[1] 杨月欣，葛可佑．中国营养科学全书［M］．二版．北京：人民卫生出版社，2019.

[2] World Health Organization. Trace Elements in Human Nutrition and Health［M］. Geneva. WHO，1996.

[3] Schutz D F，Turckian K K. The investigation of the geographical and vertical distribution of several trace elements in sea water using neutron activation analysis［J］. Gcochim Cosmochim Acta，1965，29：259-313.

[4] 刘嘉麒．金沙江中下游及主要支流的硒分布研究［J］．云南环保，1990，9（3）：11-16.

[5] 陆晓华，杜文涛，纪元，等．东湖水中硒的主要形态的分离和测定［J］．环境科学，1990，11（6）：7-10.

[6] 程水源．硒学导论［M］．北京：中国农业出版社，2019.

[7] 谭见安编译．环境硒与健康［M］．北京：人民卫生出版社，1989.

[8] Mar M J，Gonz E B，et al. Evaluation of Diferent Sample Extraction Strategies for Selenium Determ ination in Seleninm-enriched Plants（Allium sativum and Brassicajuncea）and Se Speciation by HPLC-ICP-MS［J］. Talanta，2006，68：1287-1293.

[9] 方勇，罗佩竹，胡勇，等．大蒜的生物富硒作用及其硒的形态分析［J］．食品科学，2012，33（17）：1-5.

[10] 冯书晓，王治伦．硒与癌症［M］．北京：化学工业出版社，2020.

[11] Hu W，Zhao C，Hu H，et al. Food Sources of Selenium and Its Relationship with Chronic Diseases［J］. Nutrients，2021，13（5）：739.

[12] 中国营养学会．中国居民膳食营养素参考摄入量［M］．北京：科学出版社，2013.

[13] 凌关庭．保健食品原料目录［M］．二版．北京：化学工业出版社，2007.

[14] 丛欣，高宴梓，于智敏．"碎米荠"的本草考证［J］．中国中医基础医学杂志．https：//doi. org/10. 19945/j. cnki. issn. 1006-3250. 20220729. 001.

[15] Wang D，Zhang Y，Chen Q L，et al. Selenium-enriched Cardamine violifolia improves growth performance with potential regulation of intestinal health and antioxidant function in weaned pigs［J］. Frontiers in Veterinary Science，2022，9：964766.

[16] Lin Y，Li Y，Cong X，et al. Selenium-enriched peptides isolated from Cardamine violifoliaare potent in suppressing proliferation and enhancing apoptosis of HepG2 cells［J］. Journal of Food Science，2022：1-13.

[17] Yu T，Guo J，Zhu，S，et al. Protective effects of selenium-enriched peptides from Cardamine violifolia against high-fat diet induced obesity and its associated metabolic disor-

ders in mice ［J］. RSC Advances，2020，10：31411-31424.

［18］ Yu T，Guo J，Zhu S，et al. Protective effects of selenium-enriched peptides from Cardamine violifolia on D-galactose-induced brain aging by alleviating oxidative stress，neuroinflammation，and neuron apoptosis ［J］. Journal of Functional Foods，2020，75：104277.

［19］ Schwarz K，Foltz C M. Selenium as an integral part of factor 3 against dietary necrotic liver degeneration ［J］. Journal of the American Chemical Society，1957，79（12）：3292-3293.

［20］ 哈特菲尔德 D L，施魏策尔 U，津路 P A，等. 硒：分子生物学与人体健康 ［M］. 雷新根，王福俤，译. 北京：科学出版社，2019.

［21］ 夏弈明. 中国人体硒营养研究回顾 ［J］. 营养学报，2011，33（4）：329-334.

［22］ Thiry C，Ruttens A，Temmerman L D，et al. Current knowledge inspecies-related bio-availability of selenium in food ［J］. Food Chemistry，2012，130（4）：767-784.

［23］ Fairweather-Tait S J，Bao Y，Broadley M R. Selenium in Human Health and Disease ［J］. Antioxidants and Redox Signaling，2011，14：1337-1383.

［24］ Kumar B S，Priyadarsini K I. Selenium nutrition：How important is it? ［J］. Biomedicine & Preventive Nutrition，2014，4：333-341.

［25］ 杨光圻，周瑞华，孙淑庄，等. 人的地方性硒中毒和环境及人体硒水平 ［J］. 营养学报，1982，4（2）：81-89.

［26］ 程静毅，梅紫青. 陕西紫阳县硒中毒区初步调查报告 ［J］. 陕西农业科学，1980，06：17-19，29.

［27］ Yang G Q，Zhou R. Further observations on the human maximum safe dietary intake in a seleniferous area of China ［J］. Journal of Trace Elements and Electrolytes in Health and Disease，1995，8（3-4）：159-165.

［28］ 朱建明，李社红，左维恩，等. 施渔塘坝富硒碳质岩中硒的赋存状态 ［J］. 地球化学，2004，33（6）：634-640.

［29］ 朱建明，左维，秦海波，等. 恩施硒中毒区土壤高硒的成因：自然硒的证据 ［J］. 矿物学报，2008，28（04）：397-400.

［30］ Kim Y Y，Mahan D C. Comparative effects of high dietary levels of organic and inorganic selenium on selenium toxicity of growing-finishing pigs ［J］. Journal of Animal Science，2001，4：942-948.

［31］ Wang X，Yang Y，Zhang H，et al. Safety Assessment and Comparison of Sodium Selenite and Bioselenium Obtained from Yeast in Mice ［J］. BioMed Research International，2017，3980972.

［32］ Rohn I，Marschall T A，Kroepfl N，et al. Selenium species dependent toxicity，bioavailability and metabolic transformations in Caenorhabditis elegans [J]. Metallomics, 2018, 10 (6): 818-827.

[33] Berntssen M H G, Sundal T K, Olsvik P A, et al. Sensitivity and toxic mode of action of dietary organic and inorganic selenium in Atlantic salmon (Salmo salar) [J]. Aquatic Toxicology, 2017, 192: 116-126.

[34] Burk R F, Norsworthy B K, Hill K E, et al. Effects of chemical form of selenium on plasma biomarkers in a high-dose human supplementation trial. [J]. Cancer Epidemiology Biomarkers & Prevention, 2006, 15 (4): 804-810.

[35] Ashton K, Hooper L, Harvey L J, et al. Methods of assessment of selenium status in humans: a systematic review [J]. The American Journal of Clinical Nutrition, 2009, 89 (6): 2025S-2039S.

[36] Stojsavljevic A, Jagodic J, Vujotic L, et al. Reference values for trace essential elements in the whole blood and serum samples of the adult Serbian population: significance of selenium deficiency [J]. Environmental Science and Pollution Research, 2019, 27 (2).

[37] Wu C C, Wang C K, Yang A M, et al. Selenium status is independently related to bone mineral density, FRAX score, and bone fracture history: NHANES, 2013 to 2014 [J]. Bone, 2020.

[38] Stefanowicz F A, Talwar D, O'Reilly D S J, et al. Erythrocyte selenium concentration as a marker of selenium status [J]. Clinical Nutrition, 2013, 32 (5): 837-842.

[39] Thomson C D. Assessment of requirements for selenium and adequacy of selenium status: a review [J]. European Journal of Clinical Nutrition, 2004, 58 (3): 391-402.

[40] 夏弈明, Hill K E, 李平, 等. 中国成人硒需要量研究 [J]. 营养学报, 2011, 33 (2): 109-113.

[41] Hill K E, Yiming X, Bjrn K, et al. Selenoprotein p concentration in plasma is an index of selenium status in selenium-deficient and selenium-supplemented Chinese subjects [J]. The Journal of Nutrition, 1996, 126: 138-145.

[42] Brodin O, Hackler J, Misra S, et al. Selenoprotein P as Biomarker of Selenium Status in Clinical Trials with Therapeutic Dosages of Selenite [J]. Nutrients, 2020, 12 (4): 1607.

[43] Sun Y, Li H Z. Determination of trace selenium in human plasma and hair with ternary inclusion compound-fluorescent spectrophotometry [J]. ANALYST, 2000, 125 (12): 2326-2329.

[44] Zou Y, Liu X, Wang T. A Spatial Ecological Study on Hair Selenium Level of Residents in Keshan Disease Endemic and Non-endemic Areas in Heilongjiang Province, China [J]. Biological Trace Element Research, 2021, 199 (12): 4546-4554.

[45]　Steven Morris J，Stampfer M J，Willett W. Dietary selenium in humans toenails as an indicator [J]. Biol Trace Elem Res，1983，5 (6)：529-537.

[46]　Slotnick M J，Nriagu J O. Validity of human nails as a biomarker of arsenic and selenium exposure：A review [J]. Environmental Research，2006，102 (1)：125-139.

[47]　Phiri B，Ela C，Rml A，et al. Urine selenium concentration is a useful biomarker for assessing population level selenium status [J]. Environment International，2020，134：105218.

[48]　Thomson C D，Robinson M. Urinary and fecal excretions and absorption of a large supplement of selenium：Superiority of selenate over selenite [J]. Am J Clin Nutr，1986，44：659-663.

[49]　Bleys J，Navas-Acien A，Guallar E. Serum selenium levels and all-cause，cancer，and cardiovascular mortality among US adults [J]. Arch Intern Med 2008，168：404-410.

[50]　Salonen J T，Alfthan G，Huttunen J K，et al. Association between cardiovascular death and myocardial infarction and serum selenium in a matched-pair longitudinal study [J]. Lancet，1982，2：175-179.

[51]　Suadicani P，Hein H O，Gyntelberg F. Serum selenium concentration and risk of ischaemic heart disease in a prospective cohort study of 3000 males [J]. Atherosclerosis，1992，96：33-42.

[52]　Huttunen J K. Selenium and cardiovascular diseaseFan update [J]. Biomed. Environ Sci，1997，10：220-226.

[53]　Navarro-Alarcón M，López-Gdela Serrana H，Pérez-Valero V，et al. Serum and urine selenium concentrations as indicators of body status in patients with diabetes mellitus [J]. Sci Total Environ，1999，228：79-85.

[54]　Stapleton S R. Selenium：an insulin mimetic [J]. Cell Mol Life Sci. 2000，57：1874-1879.

[55]　Laclaustra M，Navas-Acien A，Stranges S，et al. Serum Selenium Concentrations and Diabetes in U. S. Adults：National Health and Nutrition Examination Survey (NHANES) 2003-2004 [J]. Environmental Health Perspectives，2009，117 (9)：1409-1413.

[56]　Rayman M P，Stranges S. Epidemiology of selenium and type 2 diabetes：can we make sense of it [J]. Free Radic Biol Med，2013，65：1557-1564.

[57]　陈长兰，郇丰宁，孟雪莲，等. 硒对人体的作用机理及科学补硒方法 [J]. 辽宁大学学报（自然科学版），2016，43 (02)：155-168.

[58]　Rayman M P，Saverio S，Griffin B A，et al. Effect of supplementation with high-selenium yeast on plasma lipids：a randomized trial [J]. Annals of Internal Medicine，2011，154 (10)：656-664.

附录　现行主要涉硒膳食营养
国家标准及行业标准

1. 国家标准

GB 1903.9—2015《食品安全国家标准　食品营养强化剂　亚硒酸钠》

GB 1903.12—2015《食品安全国家标准　食品营养强化剂　L-硒-甲基硒代半胱氨酸》

GB 1903.21—2016《食品安全国家标准　食品营养强化剂　富硒酵母》

GB 1903.22—2016《食品安全国家标准　食品营养强化剂　富硒食用菌粉》

GB 1903.23—2016《食品安全国家标准　食品营养强化剂　硒化卡拉胶》

GB 1903.28—2018《食品安全国家标准　食品营养强化剂　硒蛋白》

GB 1903.56—2022《食品安全国家标准　食品营养强化剂　硒酸钠》

GB 5009.93—2017《食品安全国家标准　食品中硒的测定》

GB 5009.268—2016《食品安全国家标准　食品中多元素的测定》

GB 5749—2022《生活饮用水卫生标准》

GB 10765—2021《食品安全国家标准　婴儿配方食品》

GB 10766—2021《食品安全国家标准　较大婴儿配方食品》

GB 10767—2021《食品安全国家标准　幼儿配方食品》

GB 13432—2013《食品安全国家标准　预包装特殊膳食用食品标签》

GB 14880—2012《食品安全国家标准　食品营养强化剂使用标准》

GB/T 22499—2008《富硒稻谷》

GB 24154—2015《食品安全国家标准　运动营养食品通则》

GB 25596—2010《食品安全国家标准　特殊医学用途婴儿配方食品

通则》

GB 28050—2011《食品安全国家标准　预包装食品营养标签通则》

GB 29922—2013《食品安全国家标准　特殊医学用途配方食品通则》

GB/T 35871—2018《粮油检验　谷物及其制品中钙、钾、镁、钠、铁、磷、锌、铜、锰、硼、钡、钼、钴、铬、锂、锶、镍、硫、钒、硒、铷含量的测定　电感耦合等离子体发射光谱法》

GB/T 35876—2018《粮油检验　谷物及其制品中钠、镁、钾、钙、铬、锰、铁、铜、锌、砷、硒、镉和铅的测定　电感耦合等离子体质谱法》

2. 行业标准（含部颁标准）

WS/T 578.3—2017《中国居民膳食营养素参考摄入量　第 3 部分：微量元素》中华人民共和国卫生与计划生育委员会行业标准

GH/T 1090—2014《富硒茶》中华人民共和国供销合作行业标准

GH/T 1135—2017《富硒农产品》中华人民共和国供销合作行业标准

GH/T 1310—2020《富硒马铃薯》中华人民共和国供销合作行业标准

NY/T 600—2002《富硒茶》中华人民共和国农业行业标准

NY 861—2004《粮食（含谷物、豆类、薯类）及制品中铅、镉、铬、汞、硒、砷、铜、锌等八种元素限量》中华人民共和国农业行业标准

NY/T 3115—2017《富硒大蒜》中华人民共和国农业行业标准

NY/T 3116—2017《富硒马铃薯》中华人民共和国农业行业标准

NY/T 3556—2020《粮谷中硒代半胱氨酸和硒代蛋氨酸》中华人民共和国农业行业标准

NY/T 3870—2021《硒蛋白中硒代氨基酸的测定》中华人民共和国农业行业标准

NY/T 3947—2021《畜禽肉中硒代胱氨酸、甲基硒代半胱氨酸和硒代蛋氨酸的测定　高效液相色谱-原子荧光光谱法》中华人民共和国农业行业标准

NY/T 4353—2023《蔬菜中甲基硒代半胱氨酸、硒代蛋氨酸和硒代半胱氨酸的测定　液相色谱-串联质谱法》中华人民共和国农业行业标准

SN/T 4060—2014《出口保健品中硒酸和亚硒酸含量的测定》中华人民共和国出入境检验检疫行业标准

SN/T 4526—2016《出口水产品中有机硒和无机硒的测定　氢化物发生原子荧光光谱法》中华人民共和国出入境检验检疫行业标准

SN/T 4675.19—2016《出口葡萄酒中钠、镁、钾、钙、铬、锰、铁、铜、锌、砷、硒、银、镉、铅的测定》中华人民共和国出入境检验检疫行业标准

SN/T 4759—2017《进口食品级润滑油（脂）中锑、砷、镉、铅、汞、硒元素的测定方法　电感耦合等离子体质谱（ICP-MS）法》中华人民共和国出入境检验检疫行业标准

SN/T 0860—2016《出口食品中硒的测定方法》中华人民共和国出入境检验检疫行业标准